HILDEGARD VON BINGEN

DAS GROSSE HAUSBUCH

HILDEGARD VON BINGEN

DAS GROSSE HAUSBUCH

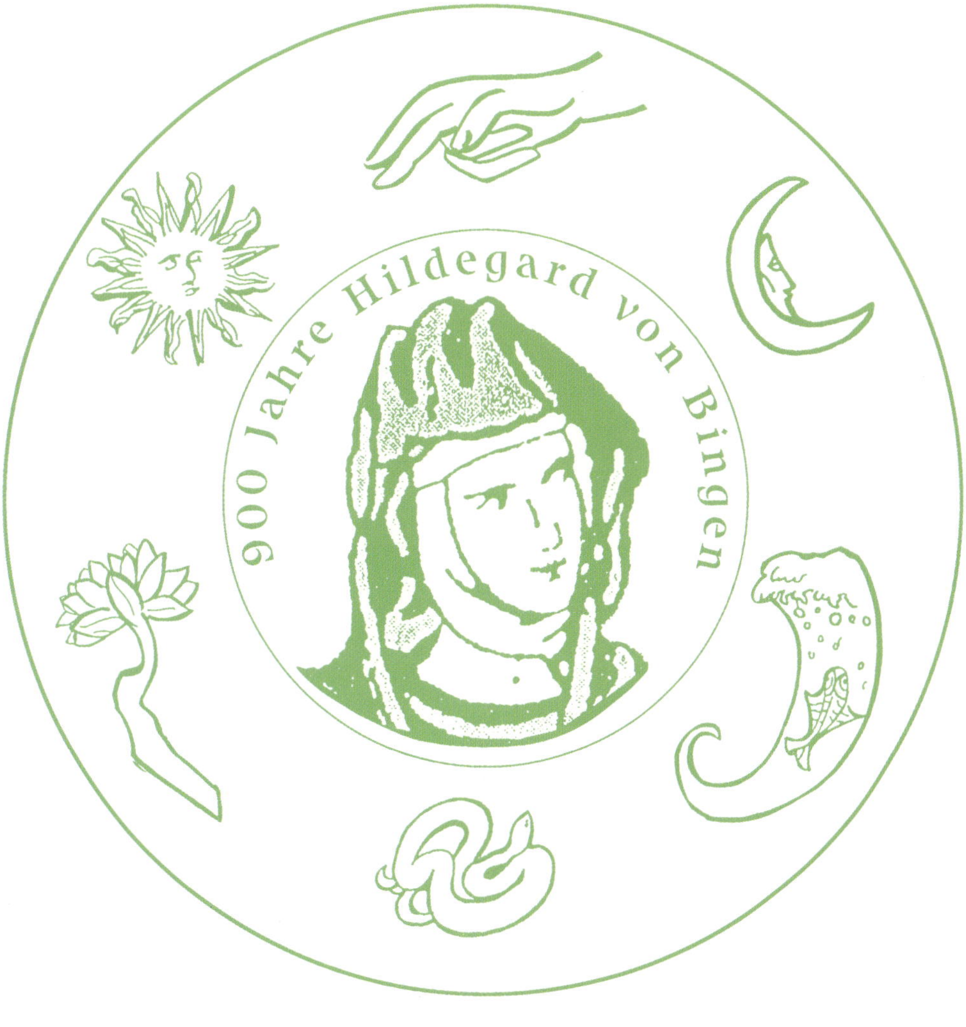

PATTLOCH

Redaktion: Pat Lauer/Gerald Drews
Dank an Robert Bagehorn und Achim Röder
für die redaktionelle und technische Mitarbeit

Bildnachweis:
Alle Fotografien von: Andreas Riedmiller, Oberzollhaus

Die Deutsche Bibliothek - CIP-Einheitsaufnahme

Hildegardis <Bingensis>:
Das große Hausbuch / Hildegard von Bingen. –
Augsburg : Pattloch, 1998
ISBN 3-629-00890-9

Pattloch Verlag, Augsburg

Gestaltung und Realisation:
Renate und Georg Lehmacher, Friedberg (Bay.)
Druck und Bindung: Appl, Wemding
Printed in Germany

ISBN 3-629-00890-9

Inhalt

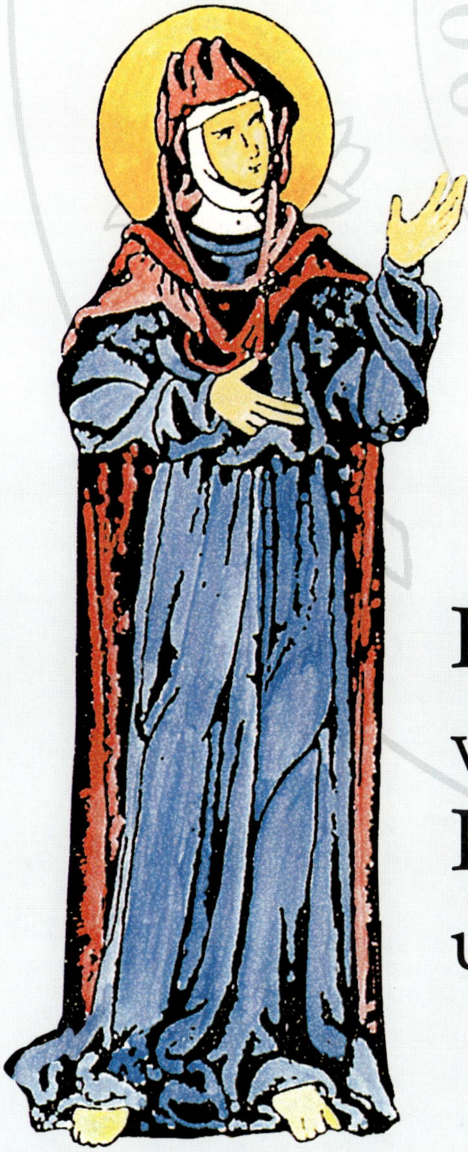

Hildegard von Bingen – Leben und Heilkunde

Hildegard von Bingen – ihr Leben und ihre Heilkunde

Zuweilen, wenn auch nicht allzu häufig, erlebt die Menschheit das Wirken einer wahrhaft großen Persönlichkeit. Ihr Ruhm bleibt unvergänglich, ihr Wissen und ihr Denken wird von Generation zu Generation überliefert und beeinflußt auch die Menschen späterer Epochen. Naturgemäß gibt es nicht allzu viele solcher epochalen Gestalten und würde man beginnen zu sondieren, abzuwägen und letztlich aufzuzählen, so käme man wohl mit den Fingern beider Hände ganz gut zurecht.

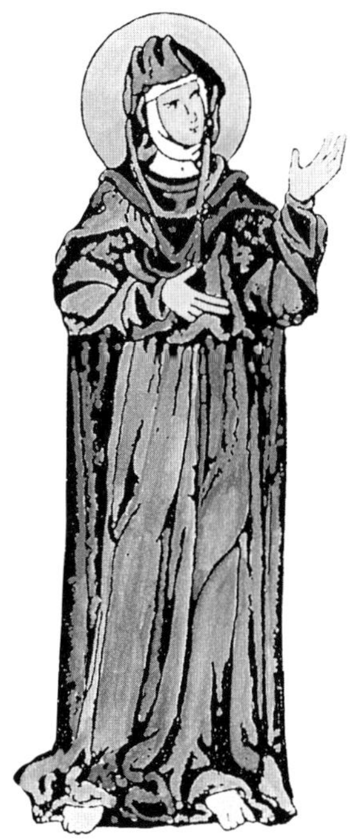

Plato und Sokrates wären da zu nennen, Aristoteles, Cicero und Seneca. Das Schweifen durch die Jahrhunderte mag uns weiterführen zum Heiligen Paulus, zu Nostradamus, zu Galileo Galilei, Leonardo da Vinci, Erasmus von Rotterdam, Albrecht Dürer und Kopernikus. Man könnte auch den deutschen Dichterfürsten Johann Wolfgang von Goethe hinzufügen, für Napoleon und Shakespeare stimmen und für eine Aufnahme Martin Luthers in diese Liste plädieren. Vermutlich sind auch George Washington, Pierre de Coubertin oder Simon Bolivar ernstzunehmende Kandidaten. Unsere moderne Zeit hingegen scheint eher arm an solchen Persönlichkeiten – außer Martin Luther King, Mahatma Ghandi, Albert Schweitzer und Mutter Teresa drängen sich nicht mehr viele auf, doch vielleicht wird die Geschichte uns eines Tages eines besseren belehren.

Natürlich: Diese Aufzählung erhebt weder Anspruch auf Objektivität noch auf Vollständigkeit. Doch schon ein erster, vielleicht widerstrebender Blick läßt eines deutlich werden: Unabhängig davon, welche Persönlichkeiten für eine derartige „Liste der Ewigkeit" vorgestellt werden – es handelt sich mit Ausnahme der Mutter Teresa ausschließlich um Männer.

Nun mag die Frauenbewegung – durchaus nicht zu Unrecht – argumentieren, daß es dem angeblich schwachen Geschlecht über Jahrhunderte schlichtweg nicht möglich war, aktiv ins Weltgeschehen einzugreifen. Je simpler der Mensch gestrickt war, je schlichter sein Weltbild, desto eher war er bereit, auf die körperliche Kraft und das aggressive Potential des männlichen Durchsetzungsvermögens zu setzen. Doch ungeachtet dieser bedauerlichen historischen Wahrheit wird in dieser fiktiven Liste doch eine Frau gern und oft vergessen, die eine solche „Unterschlagung" ihres Wirkens nicht verdient hat: Die deutsche Äbtissin Hildegard von Bingen (1098 – 1179).

Es wäre vermessen zu behaupten, das Leben und das Werk der Heiligen Hildegard wäre seit Generationen überliefertes Wissen. Erst in jüngster Zeit nämlich wurde die eigentliche Bedeutung dieser ungewöhnlichen Klosterfrau erkannt, einer Frau, die nicht nur in wissenschaftlich-theologischer Hinsicht ihrer Zeit um Lichtjahre voraus war.

Insgesamt vier umfangreiche Bücher hat Hildegard von Bingen zu ihren Lebzeiten verfaßt. Schon allein diese Tatsache ließ kundige Historiker jahrelang die Authentizität der Überlieferungen anzweifeln, denn wer hätte bis dato geglaubt, daß eine Klosterfrau des Mittelalters über derartige sprachliche Möglichkeiten, über derartiges Wissen und derart tiefe Einblicke verfügen konnte. Doch seit die Werke endlich vollständig aus dem Lateinischen übersetzt wurden – eine Aufgabe, die aufgrund der komplizierten Handschriftsituation und der verwendeten Sprache mit unglaublichen Schwierigkeiten behaftet war – sind diese Zweifel im Schwinden begriffen (siehe auch Literaturhinweise).

Das Leben der heiligen Hildegard, ihre Ansichten und Betrachtungsweisen, ihr Wissen und ihre Lehren sind aus dem Stadium der mystischen Legenden herausgetreten und halten einer wissenschaftlichen Überprüfung zweifelsfrei stand. Hildegard von Bingen hat gelebt und gelehrt – daß sich trotzdem noch viele Rätsel um ihre Herkunft und Person ranken, ist ein anderes Kapitel.

Das adelige Mädchen

Geboren wurde die spätere Klosterfrau im Sommer (wahrscheinlich im August) des Jahres 1098 als zehntes und letztes Kind eines alten Adelsgeschlechts unweit des rheinländischen Städtchens Alzey. Der Edelfreie Hildebert von Bermersheim und seine Frau Mechthild tauften das sehr zarte, schwächliche und oft kranke Kind auf den Namen Hildegard.

Schon im Alter von drei Jahren soll Hildegard erstmals durch Visionen aufgefallen sein. In Ihrer Autobiographie schreibt sie später: *„In meinem dritten Lebensjahr sah ich ein so großes Licht, daß meine Seele erbebte, doch wegen meiner Kindheit konnte ich mich nicht darüber äußern."*

Die Gabe, von manchen als „zweites Gesicht" bezeichnet, habe sich auf vielfältige Weise geäußert und selbst wenn diese Visionen nur die fiebrigen Phantasien eines kränklichen Mädchens gewesen sein sollten, so hatte die kleine Hildegard doch Glück, daß ihre Eltern sie deswegen nicht eines hexenhaften Wesens verdächtigen, sondern zu der Überzeugung gelangten, ihr Kind sei von „Gottes Hand berührt".

Mit dieser Auffassung ihrer Eltern änderte sich das Leben der kleinen Hildegard entscheidend. Frühzeitig nämlich beschloß ihr Vater, dem begabten Kind eine „angemessene Ausbildung" angedeihen zu lassen. Für eine im christlichen Glauben verwurzelte Familie bedeutete dies seinerzeit eindeutig eine religiös ausgerichtete Erziehung. So wurde die siebenjährige Hildegard als Schülerin der jungen Gräfin von Spanheim in deren Klause einquartiert. Jutta von Spanheim hatte kurz zuvor beschlossen, dem weltlichen Leben zu entsagen und sich an die Nordwand der nahegelegenen Benediktiner-Abtei Disibodenberg eine Klause anmauern zu lassen. Zusammen mit der kleinen Hildegard und einer weiteren jungen Schülerin bezog sie am 1. November 1106 ihr neues, karges Zuhause.

Der Eintritt ins Kloster

Für Hildegard begann damit ein neuer Lebensabschnitt. Laut einer Biographie wurde sie von der sanften Jutta „sorgfältig im Gewande der Demut und Unschuld erzogen". Sie lebte und arbeitete für die Klostergemeinschaft, betete mehrmals täglich, wurde im Lesen der Psalmen unterrichtet und erhielt von den wohlgesonnenen Mönchen des Disibodenberges sogar ausführlichen Bibelunterricht. Der Abt des Klosters hatte für das Trio in der Klause eigens einen Seelsorger aus der Bruderschaft bestimmt, und ihm verdankte Hildegard auch den größten Teil ihrer Bildung. Der fromme, geduldige und sehr gelehrte Volmar vermittelte ihr die Grundkenntnisse des Lateinischen, lehrte sie lesen und schreiben und beantwortete nach Kräften viele Fragen des aufgeweckten und lebhaften Kindes.

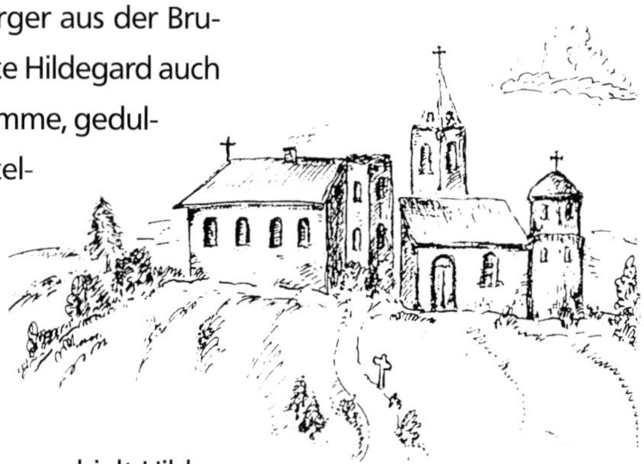

Im Gegensatz zu den Mönchen allerdings erhielt Hildegard nie eine systematische Einführung in den mittelalterlichen Wissenskanon – eine Tatsache, die ihr später durchaus zum Vorteil gereichen sollte. Ihr, dem unbefangenen Mädchen, beantwortete man nämlich auch Fragen, die ein frommer Ordensmann wohl kaum zu stellen gewagt hätte; ihr blieb eine zu frühe Berührung mit einer dogmatischen oder starren Geisteshaltung erspart.

Deutlich wird dies vor allem in ihren theologischen Werken „Liber Divinorum operum" (Das Buch vom Wirken Gottes), „Scivias" (Wisse die Wege) und „Liber Vitae Meritorum" (Das Buch der Lebensverdienste). In diesen Büchern entfernt sich Hildegard von Bingen auf eine – für damalige Verhältnisse – sehr untypische und auffällige Art von den „ausgetretenen Pfaden", formuliert eigene Gedanken und Erkenntnisse zur christlichen Lehre und scheut sich zuweilen nicht einmal, damals vorherrschenden Dogmen andeutungsweise zu widersprechen.

Interpretiert man die Andeutungen in Hildegards Büchern richtig, so scheint sie in der Gemeinschaft der Benediktiner und unter der Fürsorge Jutta von Spanheims eine ausgesprochen glückliche Kindheit verlebt zu haben. Sie war mit der Betreuung eines kleines Gartens betraut und lernte zahlreiche Handarbeiten wie Spinnen, Weben und Sticken.

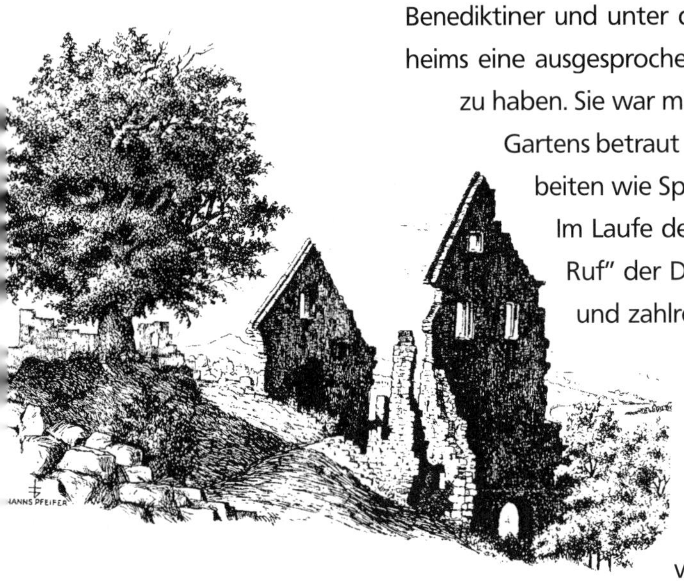

Im Laufe der Jahre sprach sich der „gute Ruf" der Disbodenberger Klause herum und zahlreiche junge Frauen und Mädchen aus adligen Häusern des Rheingaus schlossen sich der kleinen Gemeinschaft an. Weitere Klausen wurden angemauert, und schließlich verbrachten zwischen 12 und 14 junge Frauen in der Nachbarschaft der Benediktiner ihr Leben „im Dienste des Herren".

Um das Jahr 1112/13 – sie zählte damals ungefähr 15 Jahre – beschloß Hildegard, das Ordensgelübde abzulegen und sie empfing den Schleier aus der Hand Bischof Ottos von Bamberg. Das einstmals recht unbändige Mädchen war damit eine Benediktinerin geworden und führte das gewöhnliche Leben einer Nonne.

Sie galt als herausragende Persönlichkeit, wurde ob ihrer ungeheuren Auffassungsgabe und dem beständigen Ringen um seelische Vollkommenheit bewundert und offensichtlich schon in diesen frühen Jahren als Lehrmeisterin betrachtet. Offiziell jedoch war sie über 20 Jahre lang nur eine Nonne unter vielen.

Hildegards erste Berufung

Jutta von Spanheim, die lange Jahre als Hildegards Förderin und Oberin der kleinen Frauengemeinschaft gewirkt hatte, starb 1136 im Alter von 52 Jahren. Die anstehende Wahl brachte ein eindeutiges, einstimmiges Votum für Hildegard als die neue Oberin.

Als Mutter Oberin führte Hildegard ihren Biographen zufolge ein sanftes, zurückhaltendes Regime. Das kleine Kloster entwickelte sich aufgrund zahlreicher Novizinnen zu einem blühenden und recht wohlhabenden Zentrum der Schwesternschaften im Rheinland. Mit Führung und Verwaltung der kleinen Gemeinschaft schien Hildegard fortan durchaus ausgelastet und zufrieden zu sein, doch diese beschauliche Ruhe war ihr langfristig nicht vergönnt.

Hildegard zählte genau 42 Jahre, als sich ihr Leben noch einmal radikal veränderte. In einer schicksalhaften Nacht erfuhr sie eine Vision, so machtvoll und klar, daß sie sich ihrer nicht zu entziehen wagte. Ein gewisser Gottfried, der erste, der noch zu ihren Lebzeiten Hildegards Geschichte zu Papier gebracht hatte, beschrieb diese Vision folgendermaßen:

„Sie lag auf ihrem harten Lager und vernahm eine machtvolle Stimme, die sprach: Tu kund die Wunder, die du erfährst. Schreibe sie auf und sprich. (...) Sprich und schreibe nicht nach menschlicher Rede, nicht nach menschlicher Einsicht, nicht nach menschlicher Darstellungsweise, sondern so, wie du es in Gott vernimmst, so wie der Schüler die Worte des Lehrers wiedergibt".

Glaubt man Gottfried, so war Hildegard zunächst entsetzt. Hatte sie diese Worte wirklich gehört? Oder hatte sie „nur" geträumt?

Sie zog eine andere Nonne zu Rate, beriet sich mit ihrem alten Lehrer Volmar und schließlich mit Abt Kuno. Zwar war sie bettlägrig zu dieser Zeit – die Visionen schienen sie geschwächt zu haben – doch nicht zuletzt auf Anraten ihrer Freunde beschloß sie, der Stimme zu gehorchen. Sie begann mit ihrem ersten Buch, einem Werk, das noch heute als unvergleichlicher Meilenstein in der theologisch-visionären Literatur gilt: „Scivias" nannte sie es, das bedeutet „Wisse die Wege", denn: *„Es erschloß sich mir plötzlich der Sinn der Schriften, des Psalters, des Evangeliums und der übrigen Bücher des Alten und Neuen Testaments".*

Zunächst diktierte die kranke, schmale Frau ihre Eingebungen einer vertrauten Mitschwester namens Richardis, doch nach und nach kehrten ihre Kräfte zurück und sie begann mittels Wachstafel und Griffel selbst ihre Gedanken niederzuschreiben. Ihr alter Freund und Mentor Volmar half ihr, indem er die von Hildegard „ungefiltert" ausgesprochene Vision verschriftlichte ohne Sinn und Inhalt zu verändern.

Die Selbstzweifel der Sehenden

Fünf Jahre dauerte es, bis Hildegard ihr Erstlingswerk vollendet hatte – fünf Jahre, in denen die bescheidene Ordensfrau immer wieder von Selbstzweifeln geplagt wurde. „Bin ich wirklich auserwählt, derartiges zu schreiben", mag sie sich zuweilen gedacht und sich selbst gar der Anmaßung bezichtigt haben. Eine große

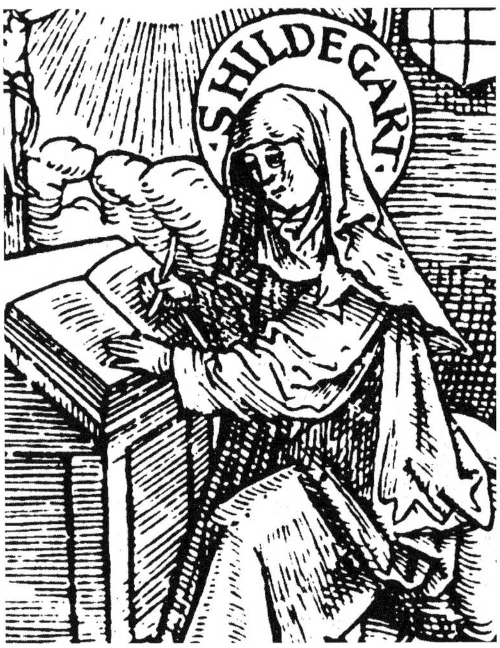

Hilfe war ihr schließlich der Besuch des großen Zisterzienserabtes Bernhard von Clairvaux im Rheinland. Zwar begegnete Hildegard dem „ungekrönten Papst" nie persönlich, doch immerhin schrieb sie ihm einen langen Brief, in dem sie ihr Werk und die innerlichen Probleme, die sie damit hatte, schilderte.

Der große Mann, der durch seine machtvolle Aura kurz zuvor sogar den Deutschen König Konrad III. zum Kreuzzug ins Heilige Land bewogen hatte, nahm sich tatsächlich die Zeit zu antworten. „Wir freuen uns mit dir über die Gnade Gottes, die in dir ist. Und was uns angeht, so ermahnen und beschwören wir dich, sie als Gnade zu erachten und ihr mit der ganzen Liebeskraft der Demut und Hingabe zu entsprechen (...)."

Ermutigt und gestärkt durch Bernhards Bestätigung vollendete sie die letzte Seite des Buches „Scivias". Wir schreiben das Jahr 1146 – aus der einfach gebildeten und bescheidenen Nonne war eine große Seherin und Gelehrte geworden.

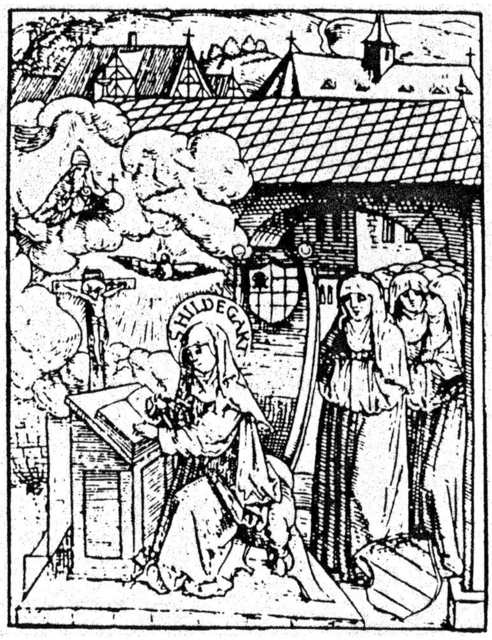

Zweifel an ihrer göttlichen Sendung nagten im Übrigen nicht nur an Hildegard. Je mehr er von ihrem Buch las, desto mehr Bedenken hatte auch Abt Kuno. Wie würden sich die Herren der Kirche, wie würde sich der Papst selbst zu den schriftlichen und teilweise geradezu revolutionären Gedanken einer einfachen Ordensschwester stellen? Die Verantwortung schien ihm zu groß für sich und sein kleines Kloster, so daß er die Schriften schließlich dem Mainzer Erzbischof Heinrich zukommen ließ.

Der staunte nicht schlecht über die unerwarteten Enthüllungen und kühnen Gedanken, doch auch er wagte es nicht, ein Urteil über den göttlichen Ursprung des Werkes zu fällen.

Eine höhere Instanz mußte zu Rate gezogen werden. Da traf es sich gut, daß Papst Eugen III. eine Synode in Trier plante. Und so geschah es, daß an einem kalten Dezembertag des Jahres 1147 plötzlich eine Delegation päpstlicher Abgesandter an die Klostertore auf dem Disibodenberg klopfte und höflich um eine Unterredung mit der Nonne Hildegard bat.

Man mag sich nun durchaus vorstellen können, daß Hildegard schier zu Tode erschrak. Niemand hatte sie vom erzbischöflichen oder gar päpstlichen Interesse unterrichtet – die Fragen der frommen Männer aus Mainz und dem fernen Rom jagten ihr Angst ein. Doch nach einem Gespräch, das sich mit Unterbrechungen über zwei Tage hinweg erstreckte, hatten die Abgesandten durchweg einen höchst positiven Eindruck von der zierlichen Frau gewonnen – einen Eindruck, den sie dem Papst in Trier umgehend mitteilten.

Der Brief des Papstes

Nur einen Tag nach der Rückkehr seiner Abgesandten verlas Eugen III. höchstpersönlich einige Textpassagen aus Hildegards Werk vor den Synodalen, den höchsten kirchlichen Würdenträgern seiner Zeit. Eindrucksvoll sollen diese Momente gewesen sein und schon nach wenigen Sätzen war der gesamten Vollversammlung eindringlich klar geworden: Vor „Teufelswerk" brauchte man sich in diesem Fall nicht zu fürchten – aus diesen Lettern sprach offensichtlich wahrhaft himmlische Eingebung.

Und wieder war es Abt Bernhard von Clairvaux, der als einer der Einflußreichsten der Synode für Hildegards Schicksal richtungweisend wurde: *„Eure Heiligkeit möge nicht dulden, daß ein solch hellstrahlendes Licht vom Schweigen überdeckt wird"*, rief er dem Heiligen Vater zu und bat diesen sogar um einen Brief an Hildegard, mit der dieser der höchste kirchliche Segen zuteil werden sollte.

Die Zustimmung zu diesem Vorschlag war einhellig – schon wenige Tage später hielt Hildegard das päpstliche Schreiben in den Händen. Ihre Visionen seien ganz offensichtlich göttlicher Natur, stand da zu lesen, und daß es offenbar ihr Auftrag sei, ihr Wissen und ihre Ahnungen an die Menschen weiter zu geben. Die höchste Instanz der Kirche hatte Hildegard damit offiziell legitimiert und zur Theologin hohen Ranges ernannt – endlich begannen auch die letzten Selbstzweifel der mittlerweile 48jährigen Nonne zu verblassen.

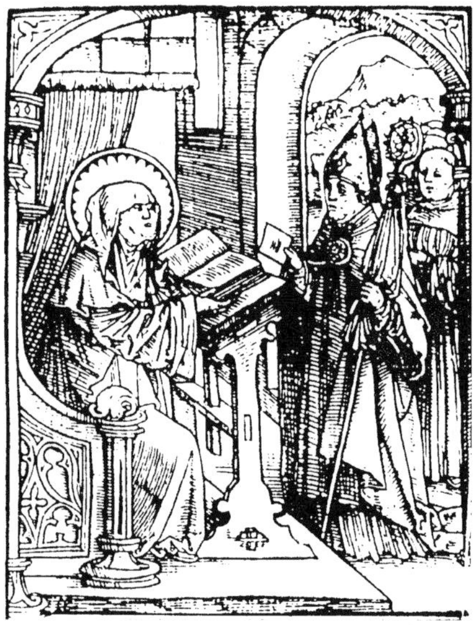

Die kommenden Jahre standen für Hildegard allerdings unter keinem allzu guten Stern. Viel zu eng waren mittlerweile die zahlreichen Klausen geworden, die am Benediktinerkloster angebaut waren. Viel zu viele junge Frauen wollten sich der berühmten Hildegard anschließen und so reifte allmählich der Plan in ihr, ein eigenes Kloster zu gründen.

Die Wahl fiel auf den Rupertsberg – eine Anhöhe unweit des Rheins – gegenüber der Stadt Bingen.
Diese Klostergründung allerdings war mit wesentlich mehr Schwierigkeiten verbunden, als Hildegard es geahnt hatte. Zwar fehlte es ihr nicht an prominenten Fürsprechern, doch der Auszug aus Disibodenberg trug ihr eine jahrelange Feindschaft mit dem alten Abt Kuno ein, der es nicht verwinden konnte, daß „seine berühmteste Tochter" ihm den Rücken kehrte. So wurden ihr viele Gelder entzogen, die dem neuen Kloster eigentlich zugestanden hätten – im Intrigenspiel um Geld und Macht hatten Kuno und seine Benediktiner wesentlich mehr Erfahrung als Hildegard und ihre Schwesternschaft.

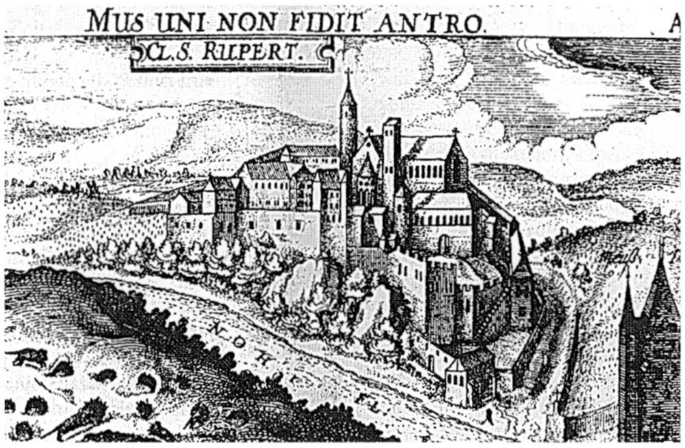

Erst 1158 erreichte Hildegard nach langwierigen und zähen Verhandlungen die vollständige wirtschaftliche Unabhängigkeit ihres Klosters – eine Unabhängigkeit, die sie sich und den Ihren bis dato teuer erkauft hatte. Während nämlich das Leben auf Disibodenberg vergleichsweise wohlhabend und beschaulich abgelaufen war, mußten die Nonnen auf dem eher unwirtlichen Rupertsberg dem Boden jede Ähre abringen – zahlreiche Schwestern, vor allem die Töcher aus besseren Häusern, waren für Frondienst und Armut nicht geschaffen. Viele von ihnen verließen Hildegards Gemeinschaft, so daß der Rupertsberg im Jahre 1158 nur noch über eine vergleichsweise kleine Schar von Schwestern wachte. Diese jedoch waren Hildegard treu ergeben, und da sie auch ihren treuen Freund und Vertrauten Volmar als Seelsorger gewonnen hatte, schien dem Blühen und Gedeihen ihrer neuen Wirkungsstätte nichts mehr im Wege zu stehen.
Hildegards geschicktester Schachzug jedoch fand weniger auf der juristischen, denn vielmehr auf der politischen Ebene statt. Durch Vermittlung von Erzbischof

Heinrich begegnete sie in Mainz 1163 dem deutschen Kaiser Friedrich Barbarossa. Auch dieser hatte von Hildegard bereits vernommen und stellte ihr persönlich den großen Schutzbrief aus. Mit kaiserlichem Siegel wurde dort jedem die Vergeltung der kaiserlichen Truppen angekündigt, der versuchen wollte, sich der Klosterschätze zu bemächtigen – Hildegards Kloster war praktisch über Nacht zu einem der sichersten Orte des Reiches geworden.

Kaum war die kleine Gemeinschaft auf dem Rupertsberg einigermaßen gefestigt, griff Hildegard wieder zu Griffel und Wachstafeln. Diesmal jedoch war ihr Thema eher weltlicher Natur, – sie verfaßte ihre berühmte Natur- und Heilkunde.

Hildegards Heilkunde

Natürlich war Hildegard von Bingen keine Medizinerin im heutigen Sinne. Ursprünglich wußte die Nonne sogar recht wenig vom menschlichen Körper und seinen Beschwerden, doch hatte sie gelernt zuzuhören und sie besaß eine überragende Auffassungsgabe. Sie kannte die Handbücher der Mönchsmedizin, die es auch auf Disibodenberg kam, denn damals waren fast alle Klöster gleichzeitig auch Hospitäler und verfügten über eines oder mehrere Krankenzimmer.

Auch Hildegard und ihre Nonnen betätigten sich für zahlreiche Hilfssuchende aus Nah und Fern als „Heilende", wobei sich Hildegard vor allem mit den Kräften der Natur beschäftigte. Stundenlang zog sie sich mit einem alten Kräuterweiblein in einen stillen Winkel zurück, und ließ sich die Pflanzen detailliert beschreiben und ihre Wirkungsweise genau schildern. Anschließend schrieb sie das Gelernte akribisch nieder, sortierte, verglich und zog ihre Schlußfolgerungen. Nach und nach entstanden dadurch zwei „medizinische Nachschlagewerke", wie es sie bisher noch nie gegeben hatte: „Causa et curae" und „Physika".

Prompt hatte die Rupertsberger Gemeinde immer mehr Erfolg bei der Behandlung der Kranken und der Linderung von Schmerz und Leid, wobei Hildegard allerdings stets auch Gottes Wirken in unmittelbaren Zusammenhang mit ihren erstaunlichen „Siegen" auf heilkundlichem Gebiet brachte: *„Und so sind denn also in allen Geschöpfen des Herrn wundersame Werke verborgen, in den Tieren, den Fischen und den Vögeln, in den Kräutern, Blumen, Bäumen, verborgene Geheimnisse Gottes, die kein Mensch wissen und spüren kann, es sei ihm denn von Gott selbst eingegeben".*
Wie schon in Ihrem Buch „Scivias" trennte Hildegard auch in ihrer Natur- und Heilkunde nicht zwischen der sichtbaren und der metaphysischen Welt. Das Geistige galt ihr als Verbindung zwischen Himmel und Erde – göttliches Wirken hat stets einen direkten Einfluß auf den Menschen.
Hildegards Theorie für die Häufung verschiedener Krankheiten ist demzufolge auch denkbar einfach: Durch den Sündenfall und den damit verbundenen Verfall seiner himmlischen Kräfte wurde der Mensch etlicher seiner göttlichen Widerstandskräfte beraubt. Krankheiten, auch die, mit denen ihr eigener schwacher Körper geplagt wurde, sind also Prüfungen des Himmels an den menschlichen Willen, ein würdiges Leben zu führen – und nur der Mensch, der sich seiner Krankheit stellt, sie bekämpft und sie besiegt, gehorcht der göttlichen Anforderung an seinen Geist und Charakter.
Hilfe darf er dabei jedoch in Anspruch nehmen – kein Mensch solle in Not, Elend und Leid allein gelassen werden. Resignation ist Hildegard fremd. Die Frau, die sich noch als Siebzigjährige auf mehreren Predigtreisen aktiv in die Politik des Reiches mischte und unter anderem mit Kaiser Friedrich Barbarossa und König Heinrich II. von England einen angeregten Briefwechsel unterhielt, wollte Niederlagen nie hinnehmen. Für sie war jeder Kranke ein Geschöpf Gottes. Jede Krankheit betrachtete sie als göttliche Prüfung und Herausforderung.

Diese Einstellung half ihr gleich zweifach: Wenn sie den Kampf gegen die Krankheit gewann, dann hatte sie „Gottes Werk" getan. Wenn sie ihn jedoch verlor, wenn ein Hilfesuchender in den Laken des Klosters starb, so war die himmlische Anforderung für dieses Mal zu hoch, – sollte offensichtlich als Anregung verstanden werden, mehr Wissen zu sammeln und neue Erfahrungen zu machen.

Das Buch von der Heilkunde beginnt Hildegard folgerichtig mit einer allgemeinen Betrachtung des göttlichen Weltenplans. Krankheit erscheint bei ihr als ein Bild des Mangels und der Trockenheit. Das Fehlen der „viriditas", der „Grünkraft", des Gesunden ist für sie Auslöser und Symptom zugleich. In ihr angehäuftes Wissen mischte Hildegard mittlerweile auch die Werke der altgriechischen Literatur. Sie las eine Unmenge verschiedener Bücher, wobei ihr vor allem die antike Anschauung einleuchtete, daß *„die Vermögen der Seele eine Folge der Mischung im Körper sind".*

Für Hildegard liegt Krankheit demnach in der Mixtur der körpereigenen „Säfte" begründet – stimmt die Mischung nicht, oder fehlt gar ein entscheidendes Element, so muß der Betreffende unweigerlich siech darniederliegen. So sprachen ihre Diagnosen beispielsweise von „schaumigen" oder „lauwarmen" Säften – Säfte, die in der Galle, in der Lymphe oder in der Leber gebildet werden. Hildegard verfügte zwar nur über eine eher oberflächliche Kenntnis des menschlichen Organismus, doch sind ihre Beschreibungen der verschiedenen organischen Wirkungsweisen erstaunlich detailliert.

Allerdings muß man bei ihr auch zwischen den Zeilen lesen, denn mit der folgenden Schilderung könnte unsere heutige Medizin wohl nicht mehr allzuviel anfangen: *„Bei wem das Trockene das Schaumige und das Schaumige das Feuchte und Lauwarme überschreiten, der ist in seiner Tollheit bald zornig und bald aus lauter Blödsinn vergnügt. Dabei ist er jedoch nicht hinfällig (...) und kann lange leben, sofern es Gottes Wille ist."*

Der Leser von heute erkennt schon an diesem kurzen Beispiel, daß Hildegard nicht trennt zwischen körperlichen und geistigen Gebrechen. Sie beschrieb hier möglicherweise die Gemütsverfassung eines „leicht schizophrenen Paranoikers" – der Unterschied in der Betrachtung zwischen dem seelischen Übel oder der Verhaltensstörung zur körperlichen Beeinträchtigung wollte und konnte ihr wohl auch kaum einleuchten.

In den seltensten Fällen folgen auf Hildegards Diagnosen Ratschläge für eine medikamentöse Behandlung. Zumeist beschränkte sie sich auf Hinweise für die Ernährung – Hinweise von zeitloser Aktualität und nachgewiesener Richtigkeit.

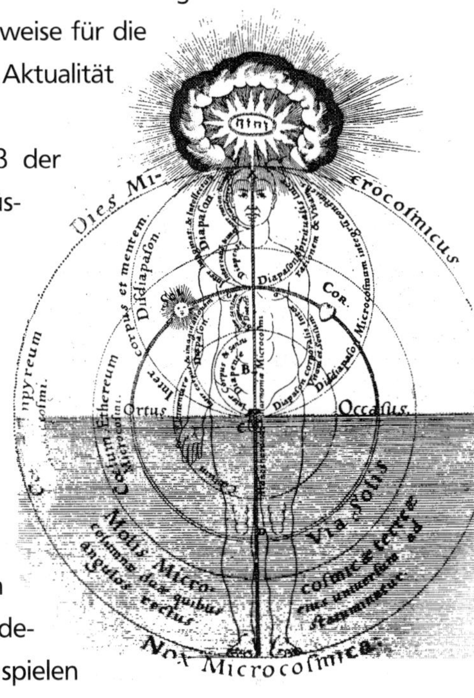

Für Hildegard stand stets fest, daß der Mensch nicht nur durch fremde Einflüsse krank werden kann, sondern auch durch falsche Gedanken. Daß sie damit nicht ganz falsch gelegen haben kann, beweisen die aktuellen Statistiken der modernen Schulmedizin. Magengeschwüre oder Herz-Rhythmus-Störungen infolge von Streß, Ärger oder Kummer stehen ganz weit oben in diesen Listen und auch die bereits von Hildegard genannten „Umwelteinflüsse" spielen nach wie vor eine entscheidende Rolle in der medizinischen Praxis.

Kein Zweifel – Hildegard hat Maßstäbe gesetzt, die heute aktueller sind als je zuvor. Im 12. Jahrhundert gab es keine Ärzte im modernen Sinn – eher schon waren die wenigen Medizingelehrten Heilpraktiker, die sich ganz und gar auf die natürlichen Ressourcen und ihre praktische Erfahrung verlassen mußten. Ob diese Art der Patientenbehandlung besser oder schonender war als unsere heutige Schulmedizin, sei dahingestellt. Die Lebenserwartung der Menschen war geringer, ihre Chancen zu überleben bei schweren Krankheiten oder

Verletzungen tendierten gegen Null. Und dennoch: Es gab Mittel und Wege die Menschen zu kurieren – Mittel, die über die Jahrhunderte fast völlig in Vergessenheit geraten sind.
Der Mensch hatte sich die Natur in einem ganz und gar positiven Sinne untertan gemacht, hatte gelernt, sich den Kräften und Wirkungsweisen der Elemente, der Kräuter und Gräser zu überlassen und versuchte seinen Körper in Einklang mit der Natur zu bringen. Die Erfolge waren angesichts der Umstände – dem mangelnden Wissen um Hygiene zum Beispiel – natürlich aus heutiger Sicht eher bescheiden. Doch haben die alten Rezepte und Lehren der Heiligen Hildegard deswegen noch lange nichts von ihrer zeitlosen Aktualität verloren.
Im Gegenteil: Im Verbund mit unserer Schulmedizin können sie uns helfen, uns harmonischer zu ernähren, unseren Körper und unsere Umwelt bewußter wahrzunehmen, Streß ab- und eigene Energie aufzubauen und letztlich gesünder zu leben.

Die letzten Jahre

Hildegards letzte Jahre standen ganz im Zeichen ihrer seherischen Kraft. Sie schrieb zwei weitere theologisch-visionäre Bücher und beschäftigte sich viel mit kirchlicher und weltlicher Politik, die damals noch weit enger miteinander verzahnt waren als in unseren Tagen. Mit Mißtrauen und Abscheu beobachtete sie die zunehmende Verweltlichung des Klerus, dem sie sowohl die „ekelhaften Reichtümer" als auch den „krankhaften Geiz" sehr übel nahm.
Als über 70jährige – für eine Frau dieser Zeit ein so außergewöhnliches Alter, daß sie schon allein ob ihrer Betagtheit landauf, landab einen unglaublichen Ruf genoß – unternahm sie noch insgesamt vier Bußpredigtreisen, in deren Verlauf sie sowohl dem weltlichen als auch dem kirchlichen Adel mit scharfen Worten ins Gewissen redete. Sie machte Station in Mainz, Bamberg,

Wertheim, Würzburg und Kitzingen, besuchte Lothringen und Metz, predigte in Trier, Siegburg, Köln und Werden. Zuletzt reiste sie um 1170 auch nach Schwaben, wobei Maulbronn, Hirsau und Zwiefalten zu den verbürgten Aufenthaltsorten gehören. Überall ließ man die greise Seherin gewähren – selbst scharfe Angriffe gegen die Stadtoberen oder die fürstlichen Häuser blieben ungeahndet. Hildegard schien in diesen Tagen fast eine Art „Freigeist" zu sein – ein unbezähmbares Gewissen, das vom Volk nicht nur verehrt, sondern teilweise sogar abergläubisch gefürchtet wurde.

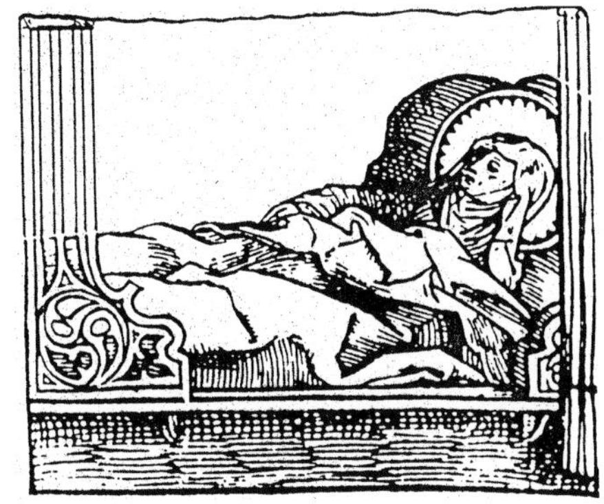

Viele ihrer Predigten sind als Weissagungen auslegbar und aus all ihren Werken wurden im Verlauf der nächsten Jahrzehnte alle Passagen, die sich als Prophezeiungen deuten lassen, zusammengefaßt und als Buch herausgegeben – wenige Jahre nach ihrem Tod hat sich der Ruf der „Prophetin Deutschlands" über das ganze Reich verbreitet.

Am 17. September 1179 starb Hildgard von Bingen in ihrem Kloster auf dem Rupertsberg.

Noch der toten Hildegard wurden zahlreiche Wunder zugeschrieben, so daß der Strom der Pilger gar nicht mehr abreißen wollte.

Obwohl Papst Gregor IX. schon 1227 einen Bericht über Hildegards Wirken in Auftrag gegeben hatte, dauerte es bis zum Jahre 1583, ehe sie erstmals im „Martyrologium", dem offiziellen Heiligenkalender der Kirche aufgelistet wurde. Und damit stand trotz der fehlenden offiziellen Kanonisierung fest, daß Hildegard eine wahre Heilige der Christenheit war – eine Tatsache, derer sich ihre Zeitgenossen schon weit früher bewußt gewesen waren.

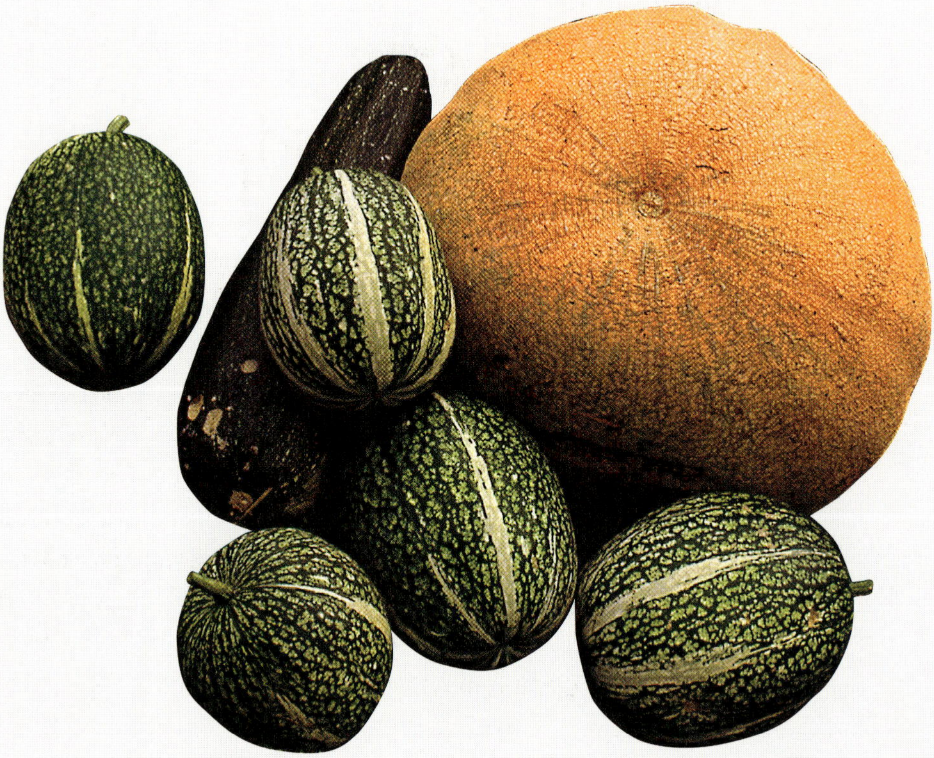

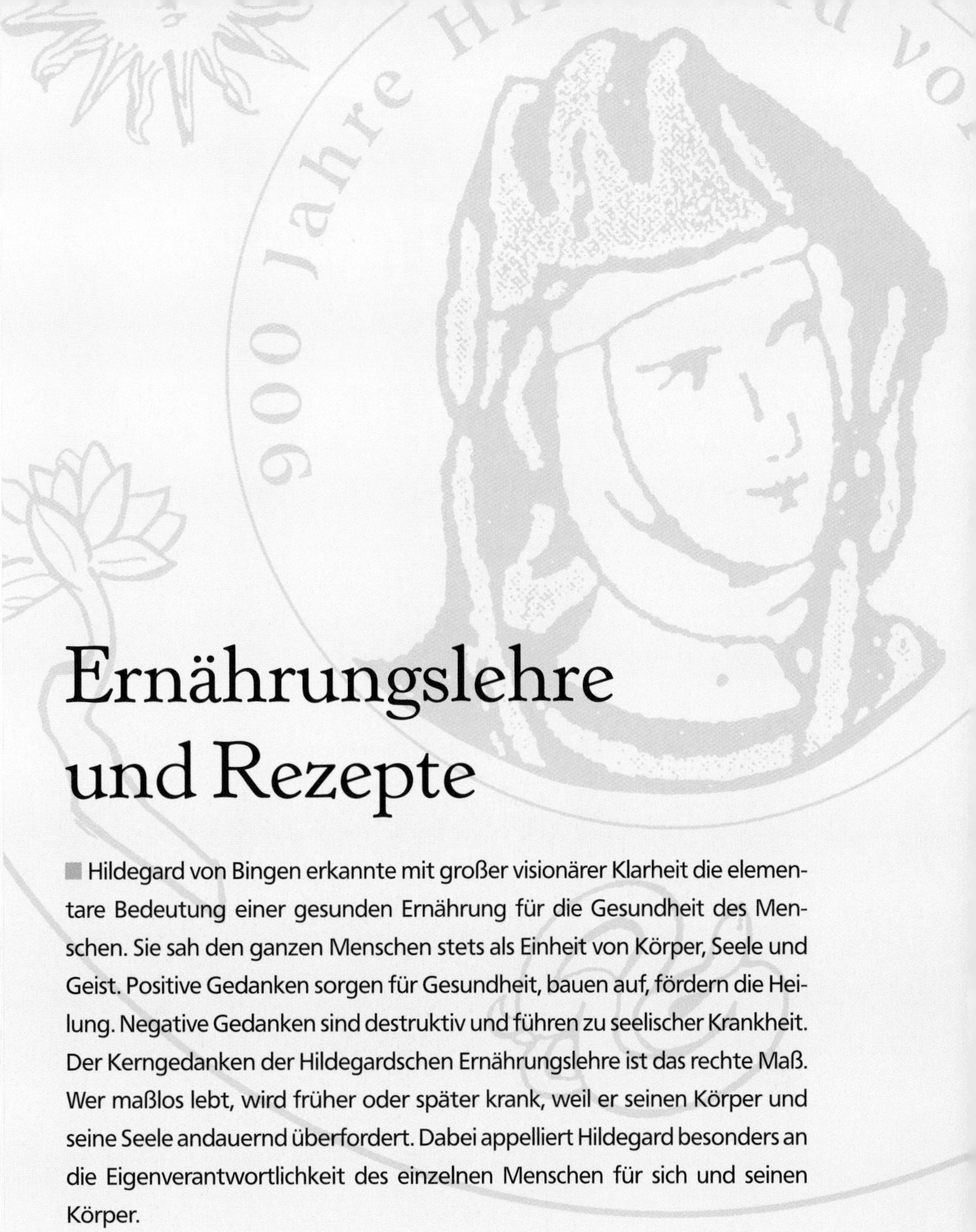

Ernährungslehre und Rezepte

■ Hildegard von Bingen erkannte mit großer visionärer Klarheit die elementare Bedeutung einer gesunden Ernährung für die Gesundheit des Menschen. Sie sah den ganzen Menschen stets als Einheit von Körper, Seele und Geist. Positive Gedanken sorgen für Gesundheit, bauen auf, fördern die Heilung. Negative Gedanken sind destruktiv und führen zu seelischer Krankheit. Der Kerngedanken der Hildegardschen Ernährungslehre ist das rechte Maß. Wer maßlos lebt, wird früher oder später krank, weil er seinen Körper und seine Seele andauernd überfordert. Dabei appelliert Hildegard besonders an die Eigenverantwortlichkeit des einzelnen Menschen für sich und seinen Körper.

Die Ernährungslehre nach Hildegard von Bingen

Mit einer visionären Klarheit, wie sie in unserer kurzlebigen Zeit wohl nur noch schwerlich anzutreffen sein dürfte, erkannte Hildegard von Bingen die elementare Bedeutung einer gesunden Ernährung für die Gesundheit des Menschen.

„Daher nährt ein Mensch, der schädliche und überflüssige Nahrung in sich aufnimmt, das schlechte Blut, und wer schlechte und überreichliche Getränke genießt, der vermehrt das schlechte Blutwasser in sich, weil die schlechten Säfte aus den Speisen und Getränken sich mit seinem Blut samt dem Blutwasser verbinden."

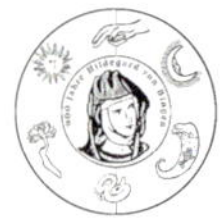

Daher nährt ein Mensch, der schädliche und überflüssige Nahrung in sich aufnimmt, das schlechte Blut.

Noch nie war diese Aussage so zutreffend wie in unserer heutigen Industriegesellschaft, wo zu reichlich, zu schnell und viel zu fett gegessen wird. In unserer schnellebigen Zeit werden neue Ernährungsregeln genauso schnell aufgestellt, wie sie auch wieder verworfen werden. Noch vor zwanzig Jahren galten Ballaststoffe als völlig wertlos, ja schädlich. Erst in jüngster Zeit wird deren Nutzen wieder erkannt . Die letzten Jahrzehnte ernährungswissenschaftlicher Forschung und die daraus resultierenden Ratschläge wurden begleitet von Irrtümern, falschen Versprechungen und sinnlosen Anweisungen.

■ *Heutzutage wird zu schnell, zu fett und zu viel gegessen.*

Hildegards Ernährungsratschläge hingegen haben in den letzten neunhundert Jahren kontinuierlich an Wert und Bedeutung gewonnen.

Die Seele liebt in allen Dingen das diskrete Maß

Was hat die Seele mit der Ernährung zu tun? Hildegard von Bingen wußte schon damals, was erst heute wieder ganz zögernd und gegen viele Widerstände in die Schulmedizin mit einfließt. Sie sah den ganzen Menschen stets als Verbindung aus Körper und Seele.

„So wie mit dem Brennholz die Speisen und das Brot im richtigen Verhältnis gekocht werden, so kocht auch die

Seele hinwiederum mit den Speisen und Getränken den Leib des Menschen in entsprechendem Verhältnis, ganz gleich, ob der Mensch gut oder böse ist, wie es auch gleich ist, ob die Speisen gut oder schlecht waren. Würden sie nämlich das Fleisch des Menschen zu stark kochen, dann müßte sie ihn ausdörren, würde sie es zu wenig tun, dann würde sie ihn stumpf machen. So passiert es denn, daß die Seele, wenn der Mensch seinem Leib maßlos Speise und Trank zuführt oder wenn er sie ihm umgekehrt vorenthält, diesen schwach und krank macht, weil dann auch die Seele, ohne daß sie es will, ihre Schranken überschreitet."

■ *Der Mensch ist eine Einheit aus Körper, Seele und Geist.*

Mit der Seele fühlt man die Emotion; aus ihr entspringen die Gedanken – negative ebenso wie positive. Die positiven Gedanken sorgen für Gesundheit, bauen auf, fördern die Heilung. Negative Gedanken sind destruktiv und führen zu seelischer Krankheit. Und so schließt sich der Kreis. Denn eine kranke Seele führt langfristig fast unweigerlich zu einem kranken oder zumindest angegriffenen Körper.

„Diskretion" – oder das rechte Maß

Die Seele liebt in allen Dingen das diskrete Maß. In allen Dingen soll sich der Mensch selbst das rechte Maß auferlegen

Im „Liber Divinorum Operum" (Das Buch vom Wirken Gottes), ihrem letzten großen Visionswerk, finden wir den Kerngedanken der Hildegardschen Ernährungslehre: Das rechte Maß. Es ist in ihren Betrachtungen zur gesunden Ernährung von zentraler Bedeutung.

„Die Seele liebt in allen Dingen das diskrete Maß. Wann auch immer der Körper des Menschen ohne Diskretion ißt und trinkt oder etwas anderes dieser Art verrichtet, so werden die Kräfte der Seele verletzt [...]. In allen Dingen soll sich der Mensch selbst das rechte Maß auferlegen."

Wer von uns kennt nicht dieses unangenehme Völlegefühl nach einem üppigen Festessen mit all seinen negativen Auswirkungen, die im günstigsten Fall nur von Blähungen bis Schlafstörungen reichen. Wer maßlos ist – sei es beim Essen und Trinken, bei der Arbeit oder in

■ *Durch falsche Ernährung überfordern wir unseren Körper. Auf die Dauer führt das zur Krankheit.*

der Freizeit, muß damit rechnen, eines Tages die Quittung dafür zu erhalten. Er wird früher oder später krank, weil er seinen Körper und seine Seele andauernd überfordert. Hildegard appelliert an die Eigenverantwortlichkeit des Einzelnen für sich und seinen Körper. Jeder Mensch ist ein Individuum und so ist auch das „rechte Maß" bei jedem Menschen unterschiedlich. Es liegt an einem selbst, gerade in unserer heutigen Überflußgesellschaft, dieses wieder zu finden und zu beherzigen.
„Der Mensch der sein Fleisch mit Maßen nährt, ist in seiner Art fröhlich und umgänglich."

Krankheit durch falsche Ernährung

In den Schriften Hildegards beweist sich immer wieder die scharfe Beobachtungsgabe der Ordensfrau. Besonders in ihrem Buch „Causae et curae" (Heilwissen) finden wir zahlreiche Aussagen für nahezu alle Bereiche des Körpers. So schreibt sie zum Beispiel über den Zusammenhang zwischen falscher Ernährung und Gicht:
„Wer weiches, üppiges Fleisch an seinem Leib hat und häufig verschiedene üppige Speisen ißt, bekommt leicht Gicht."
Gicht entsteht durch erhöhte Harnsäurewerte im Blut. Die „schlechten Säfte" haben im Körper die Oberhand erlangt und dadurch kommt es zur Krankheit.
Hildegard ist der heutigen, oftmals dogmatischen und technikgläubigen Schulmedizin damals schon einen großen Schritt voraus gewesen. Die moderne Medizin unterteilt den Menschen in einzelne Organe, die einzeln betrachtet und behandelt werden. Anders bei der heiligen Hildegard: Sie beschäftigt sich auch intensiv mit der Frage: „Woher kommt die Krankheit?" Sie kann auch von falscher Ernährung kommen, lautet eine mögliche Antwort.

Wer weiches, üppiges Fleisch an seinem Leib hat und häufig verschiedene üppige Speisen ißt, bekommt leicht Gicht.

Ernährungsumstellung leicht gemacht

Nachdem wir durch Hildegards Werke erkannt haben, wie wichtig es ist, sich gesund zu ernähren, müssen wir diese Erkenntnis in die Tat umsetzen. Die nachfolgenden Ratschläge sind als kleine Orientierungshilfe gedacht:

- 1. Schädliche Nahrungsmittel meiden:
Dies kann als oberstes Gebot in der gesunden Ernährung angesehen werden. Wenn ich keine Giftstoffe mehr aufnehme, tue ich meinem Körper Gutes.

- 2. Gesunde Nahrungsmittel auswählen:
Die in immer größerer Zahl anzutreffenden Öko-Läden und Bio-Bauernhöfe bieten eine gute Möglichkeit, sich mit Produkten aus kontrolliertem biologischen Anbau zu versorgen. Diese werden ohne chemische Spritzmittel, chemische Futterzusätze und Düngemittel produziert und schonen somit Mensch und Umwelt. Da diese Lebensmittel meist nur an die Verbraucher in unmittelbarer Umgebung abgegeben werden, können sie vor der Ernte ihre vollständige Reife erreichen.
Nahrungsmittel aus fernen, exotischen Länder werden dagegen meist noch in unreifem Zustand abgeerntet, künstlich nachgereift und mit Konservierungsstoffen versehen. Bleiben Sie also bei einheimischen Nahrungsmitteln, wie ein altes Sprichwort sagt: „Dort, wo die Krankheit ist, wächst auch das Heilende."
Der Wechsel der Jahreszeiten sollte auch einen Wechsel im Speiseplan hervorrufen – wobei die einzelnen Übergänge aber dank Kühlschrank und Gefriertruhe heutzutage fließender als in den Zeiten Hildegards gehalten werden können.

Eine verantwortungsvolle Auswahl von Lebensmitteln ist zwar anfangs mühsam, zahlt sich aber auf lange Sicht aus.

- 3. Ersetzen von „schlechten" Lebensmittel durch die von Hildegard bevorzugten und empfohlenen Nahrungsmittel und Gewürze.

Die Umstellung auf Dinkel ist problemlos. Es werden alle anderen Getreidesorten durch den Dinkel ersetzt.

Der Dinkel war Hildegards „Lieblingsgetreide", dessen gesundheitsfördernde Wirkung sie so beschreibt: *„Die Spelze (Dinkel) ist warm, sie ist die beste Körnerfrucht, fett und kräftig, angenehmer als alle anderen, sie bildet echtes Fleisch und echtes Blut und macht den Geist des Menschen heiter und froh [...]."*

Daraus ersieht man, daß der Gebrauch von Dinkel in jeglicher Form – sei es als Mehl, Schrot, Grieß oder Grünkern (grüner, unreifer Dinkel) – in der Küche nur empfohlen werden kann. Wollen Sie auf andere Getreidesorten nicht verzichten, so stellen Sie zuerst komplett auf Dinkel um, geben Ihrem Körper eine Anpassungszeit und wechseln später unter sorgfältiger Beobachtung der Verträglichkeit ab und zu wieder zu anderen Getreidesorten.

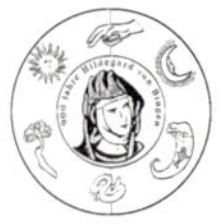

Zum Abschmecken der Speisen können Sie die Gewürzvorschläge der heiligen Hildegard bedenkenlos verwenden. Anfangs lieber etwas weniger, bis dann das rechte Maß gefunden ist. Nun können Sie nach und nach die von Hildegard empfohlenen Grundnahrungsmittel einsetzen.

Der (Dinkel) ist warm [...] angenehmer als alle anderen [...] und macht den Geist des Menschen heiter und froh.

4. Nur nichts übertreiben:

Wie bei der Speisenauswahl, der Portionsgröße und den Gewürzen sollten man auch bei der Nahrungsumstellung das „rechte Maß" im Auge behalten. Geben Sie ihrem Körper Zeit, erzwingen Sie nichts. Eine „gute" Speise, mit Widerwillen gegessen, erfreut die Seele nicht, und wie wir wissen, sind ja Körper und Seele eine Einheit. Beherzigen Sie also auch moderne Ernährungsregeln, sofern sie Ihnen guttun. Hildegard hat ihr ganzes Leben dazugelernt, und genau dazu hat uns Menschen Gott Verstand und freien Willen gegeben: *„Um zu erfassen und um für uns selbst zu entscheiden, was gut für uns ist."*

Nahrungsgifte

Bestimmte Nahrungsmittel wurden von Hildegard durch ihre genaue Beobachtungsgabe als schädlich für die gesunde Ernährung erkannt. Sie beurteilte nicht stur nach Nährwert, Vitamingehalt oder Ballaststoffen. Sie betrachtete jedes einzelne Nahrungsmittel als Ganzes: Wo es wächst, was es frißt, welche Säfte es hervorruft. Unter Berücksichtigung all dieser „Charaktereigenschaften" des Nahrungsmittels verfaßte sie ihre Beschreibungen.

■ *Hildegard rät vom Verzehr einzelner Nahrungsmittel vollständig ab. Diese sind also laut ihrer Beobachtungen als Nahrungsgifte einzustufen.*

Alle nachfolgend aufgeführten Nahrungsmittel beeinträchtigen in jeglicher Zubereitungsform, ob gekocht, gebacken, gebraten, gedünstet, roh oder in Verbindung mit anderen Nahrungsmitteln die Gesundheit des Menschen. Aufgrund ihrer Schleime, ihrer Tendenz, verborgene Krankheitsanlagen zu wecken und der von ihnen erzeugten schlechten Säften können sie Krankheiten hervorrufen.

■ *Unter verborgenen Krankheitsanlagen versteht man z. B. alle vererbbaren Krankheiten wie etwa die Gicht.*

Aus den genannten Gründen sind sie vollständig vom Speisezettel zu verbannen. Sollte Ihnen das nicht sofort gelingen, so essen Sie wirklich nur sehr kleine Mengen davon und geben Ihrem Körper genügend Zeit, damit umzugehen. Sind Sie nicht ganz gesund, so empfiehlt die heilige Hildegard, diese Nahrungsmittel in jeglicher Form zu meiden.

Möglicherweise werden Sie sich über die scheinbar willkürliche Zusammenstellung wundern, doch zugunsten einer besseren Übersichtlichkeit wurde eine alphabetische Ordnung gewählt:

Aal: *„Der Aal stammt von der warmen Luft [...] und sein Fleisch ist etwas unrein, und es taugt beim gesunden Menschen nicht zum essen."* Hildegard vergleicht das Fleisch des Aals im übrigen mit dem ebenso schädlichen Schweinefleisch, das unrein sei, und den kranken Menschen *„im Geist bitter sowie übermäßig schlau und arglistig"* mache.

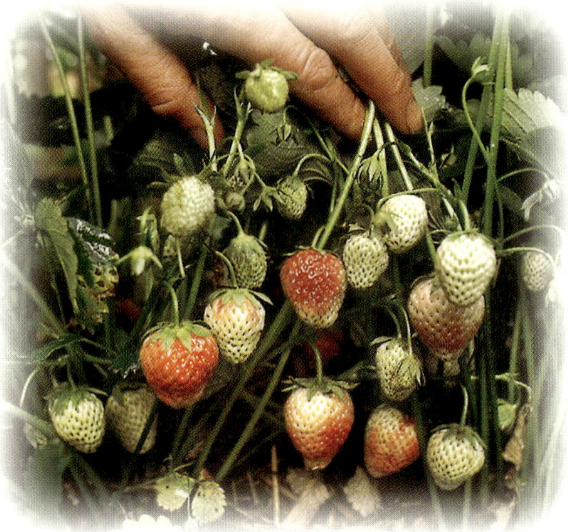

Erdbeere: Viele Menschen leiden heute unter einer Allergie gegen Erdbeeren – laut Hildegard nicht unbedingt verwunderlich: *„Die Erdbeeren verursachen gleichsam einen Schleim im Menschen, der sie ißt und sie taugen weder dem gesunden noch dem kranken Menschen zum Essen, weil sie nahe an der Erde [...] und sie sogar in fauliger Luft wachsen."*

Heidelbeere: Sehr konkret ist Hildegards Warnung in Bezug auf die Heidelbeere, denn „ für Heilmittel taugt es nicht, die Frucht aber schadet dem, der es ißt, so daß sie die Gicht in ihm hervorruft."

Die Heidelbeere aber schadet dem, der es ißt, so daß sie die Gicht in ihm hervorruft.

Lachs: Alle, denen Lachs eine Art kulinarisches Heiligtum ist, werden die folgenden Sätze der Heiligen Hildegard gar nicht gerne lesen: *„Der Lachs ist weich und schwach, und er ist für keinen Menschen gut zu essen, weil er alle üblen Säfte erregt, die im Menschen sind."*

Pfirsich: Auch der Pfirsich, den vor allem Kinder lieben, kommt bei Hildegard äußerst schlecht weg: *„Und die Frucht dieses Baumes ist weder dem Gesunden noch dem Kranken bekömmlich, weil sie verursacht, daß die guten Säfte im Menschen preisgegeben werden und Schleim im Magen entsteht".* Immerhin jedoch hat Hildegard dem Pfirsichfreund ein kleines Hintertürchen offengehalten. *„Aber wer diese Frucht essen will, werfe die äußere Haut weg und auch den Kern, und was übrig bleibt lege er in Wein, füge Salz und ein wenig Pfeffer hinzu, und die so zubereitete Frucht wird ihm nicht sehr schaden [...]."*

■ *Besonders wenn Sie unter Migräne leiden, ist dringend vom Genuß der Pflaume abzuraten.*

Pflaume (Zwetschge): Daß Pflaumen und Zwetschgen nicht unbedingt zu den bekömmlichsten Obstsorten gehören und im Magen- und Darmbereich so mancherlei Rumoren auslösen können, ist auch heutzutage bekannt. Hildegard formulierte es noch drastischer: *„Jedoch die Frucht dieses Baumes ist sowohl für den* *gesunden wie auch den kranken Menschen so gefährlich zu essen, weil sie die Melancholie im Menschen erregt und die bitteren Säfte in ihm vermehrt und alle Krankheiten, die in ihm sind, hervorsprudeln läßt, und daher ist sie für den Menschen so gefährlich zu essen wie Unkraut."*

■ *Schweinefleisch aus Massentierhaltung kann Antibiotika, Pestizide, Hormone und Krankheitserreger enthalten.*

Porree (Lauch): Auch vor dem oft als wohlschmeckend und gesund gepriesenen Lauchgemüse warnt Hildegard, vor allem, wenn es im rohen Zustand genossen wird. *„Und roh gegessen ist er so schlecht und verderblich für den Menschen wie ein giftiges, unnützes Kraut, weil er das Blut und die Fäulnis und die Säfte des Menschen ins Gegenteil [...] verkehrt, so daß das Blut des Menschen durch den Lauch nicht zunimmt und so, daß die Fäulnis durch den Lauch nicht vermindert wird und so, daß die üblen Säfte in ihm nicht gereinigt werden [...]."*

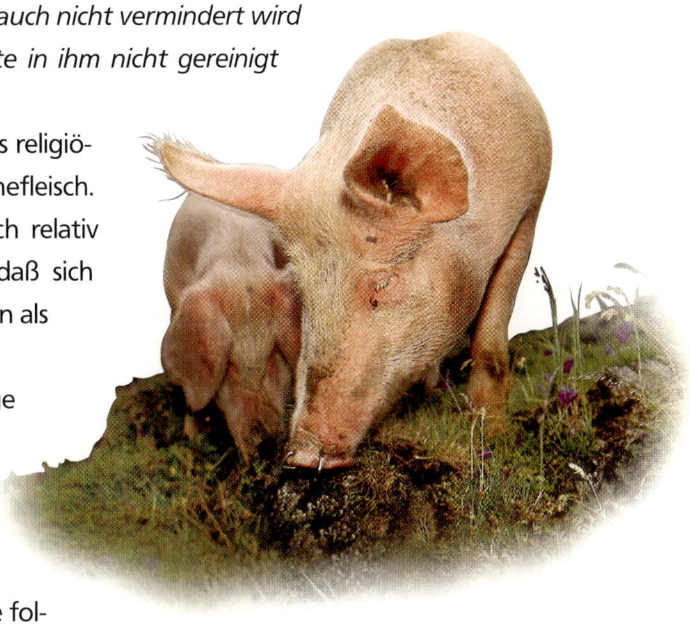

Aber ein Mensch, der sehr krank ist, so daß er an seinem Körper abnimmt und dürr ist, der esse mäßig von jungen Schweinchen, während er krank ist, damit er von ihrer Wärme Wärme dazugewinnt, und nachdem er genesen ist, esse er nicht mehr von den Schweinchen, weil dies wiederum die Krankheit in ihm vermehren.

Schwein: Moslems essen aus religiösen Gründen kein Schweinefleisch. Dies ist zwar bekannt, doch relativ wenig Menschen wissen, daß sich die Auffassung vom Schwein als „schmutziges Tier" auch im christlichen Abendland lange Zeit gehalten hat. Kein Wunder also, daß Hildegard den Verzehr von Schweinefleisch vehement ablehnt und dafür die folgenden Gründe nennt: *„Und es ist weder für gesunde noch für kranke Menschen gut zu essen, weil es im Menschen weder den Schleim noch andere Schwächen mindert, sondern vermehrt, weil seine Wärme sich zur Wärme des Menschen hinzufügt [...]."* In bestimmten Ausnahmesituationen jedoch – etwa bei Auszehrung und Gewichtsverlust – rät Hildegard zum Genuß von Schweinefleisch bis zur Genesung.

Weitere Nahrungsgifte:
Neben den in den Schriften Hildegards erwähnten gefährlichen Nahrungsmitteln sind durch die Lebensmittelchemie weitere Bedrohungen für die Gesundheit hinzugekommen. Legt man die Betrachtungsweise von Hildegard zugrunde, so sind folgende „Nahrungsmittel" grundsätzlich zu meiden: Geschmacksverstärker (Natriumglutamat), künstliche Aromastoffe, Konservierungsstoffe, Phosphatzusätze, Geschmacksstoffe, künstliche Süßstoffe, zur Konservierung begaste oder bestrahlte Nahrungsmittel. Was Hildegard zu gentechnisch veränderten Lebensmitteln gesagt hätte, kann sich wohl jedermann vorstellen!

Die wichtigsten Lebensmittel

In den *„vom inneren Wesen der verschiedenen Naturen der Geschöpfe"* handelnden Schriften, zusammengefaßt in der heilkundlichen Schrift „Physica" (Heilkraft der Natur), äußert sich Hildegard ganz konkret zu einzelnen Grundnahrungsmitteln. Diese Liste ist natürlich aus heutiger Sicht nicht vollständig. Ist ein Nahrungsmittel nicht aufgeführt, so hilft oft die „Hildegardsche Sichtweise" bei der Beurteilung. So kann man bei Tieren fragen, welches Futter, welche Futterqualität sie fressen und wo sie sich aufhalten, bei Pflanzen dagegen, wo sie wachsen und ob sie nach Hildegards Klassifikation eher warm oder eher kalt sind.

■ *Auch die Reaktionen unseres Körpers auf ein Nahrungsmittel sagen uns, ob es gut oder schlecht ist.*

Daneben gibt uns auch die Reaktion unseres Körpers nach dem Genuß eines Nahrungsmittels wichtige Anhaltspunkte. Beherzigen Sie daher zwar die Empfehlungen Hildegards, aber achten Sie auch auf Ihre individuelle Verfassung und Veranlagung. Hildegard legte sehr großen Wert auf Eigenverantwortung, eine Tugend, die es gerade heute zu pflegen gilt.

Fleisch:

Generell soll Fleisch laut Hildegard von jungen Tieren stammen; wir sollten stets darauf achten, daß das Fleisch gut ausgeblutet ist. Nützliche Tiere, d.h. für den Verzehr geeignet, sind bei ihr all diejenigen, die sich nicht von unreinen Kräutern oder anderen Tieren ernähren, sowie diejenigen, die wenig Junge werfen. Außerdem warnt Hildegard vor – wie jede moderne Ernährungsberatung – vor dem allzu häufigen und allzu fettem Fleischgenuß: *„Wenn ein Mensch Fleisch und andere Speisen mit zuviel Fett oder auch übermäßig blutreiche Mahlzeiten zu sich nimmt, wird ihm daraus eher Krankheit als Gesundheit zuteil [...]. Denn der Genuß von Tierfleisch macht den Menschen fett."*

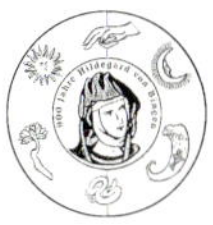

Wenn ein Mensch Fleisch und andere Speisen mit zuviel Fett oder auch übermäßig blutreiche Mahlzeiten zu sich nimmt, wird ihm daraus eher Krankheit als Gesundheit zuteil.

Wie Hildegard die verschiedenen Fleischsorten nach ihrer Beschaffenheit und Verträglichkeit beurteilt, können Sie der folgenden, alphabetisch geordneten Reihenfolge entnehmen.

Hirsch: *„Der Hirsch hat plötzliche Wärme in sich, und er ist weniger kalt, sondern mehr warm, und er frißt reines Futter. Sein Fleisch ist für Gesunde und Kranke gut zu essen."*

■ *Die Leber des Hirschen soll laut Hildegard bei der Heilung von Gicht eine Hilfe sein. Doch Vorsicht! Heutzutage sind Innereien oft mit Umweltgiften stark belastet.*

Reh: *„Das Reh ist gemäßigt und sanft und hat eine reine Natur [...] und sein Fleisch ist für gesunde und kranke Menschen gut zu essen."*

Was Hildegard bei ihrer durchwegs poitiven Beurteilung des Wildbrets allerdings nicht erwähnte, ist die Tatsache, daß Wildfleisch, wie das von Hirsch oder Reh, dem „gemeinen Landmann" zumeist versagt bleiben mußte. Höchstens im Auftrag des Grundherren durfte er auf die Jagd und hatte die Beute in der Regel abzuliefern. Heute jedoch ist es natürlich kein Problem mehr, Wild oder auch Geflügel beim Metzger oder in guten Landgasthöfen zu beziehen.

Rind (Kalb): *„Aber sein Fleisch taugt wegen der Kälte, die es in sich hat, für den kalten Menschen nicht zum Essen. Für den warmen aber, der von Natur aus warm ist, ist es wegen der Kälte, die im Fleisch ist, gut zu essen."*

■ *Rindfleisch sollte, besonders nach dem Auftreten der Rinderkrankheit ‚BSE', mit Vorsicht genossen werden. Man sollte sehr genau auf eine biologische Aufzucht und die verwendeten Futtermittel achten.*

Rind- bzw. Kalbfleisch hat auch eine heilende und beruhigende Wirkung für denjenigen, der *„stechende Krankheit in seinen Gliedern und in den Gelenken seiner Glieder hat, und wenn er auch in seinem Magen Schmerzen hat."* Hildegard empfiehlt, die Füße nicht als Kalbshaxe zu braten, sondern: *„dann koche er die Füße, [...] das ist das ‚geswil', und er esse davon genügend, und es unterdrückt die stechende Krankheit in den Gelenken der Glieder und den Magenschmerz."*

Schaf: Beim Thema Schaffleisch sollte man zum Verständnis der Hildegard'schen Beurteilung nicht vergessen, daß es zumeist Fleisch für die ärmeren Menschen war. Das Schaf war nicht in erster Linie als Nahrungslieferant gedacht, sondern wurde ob seiner Wolle gezüchtet. Erst wenn es in die Jahre gekommen war, wurde es geschlachtet.

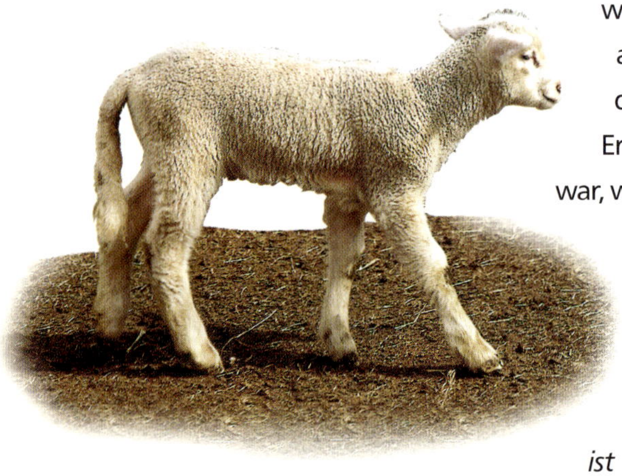

„Das Schaf, ob Widder oder Lamm, ist kalt, aber dennoch wärmer als das Rind. Und es ist feucht und einfach und hat keine Bitterkeit und Herbheit. Und sein Fleisch ist für gesunde und kranke Menschen gut zu essen. Aber jener, der am ganzen Körper schwach ist und dessen Adern welk sind, der schlürfe oft vom Saft des Schaffleisches und wenn er will, von der Suppe, in der es gekocht wird, und er esse mäßig Schaffleisch."

Für den kalten Menschen taugt das Fleisch des Rindes nicht zum Essen. Für den warmen aber ist es wegen der Kälte, die im Fleisch vorhanden ist, gut zu essen.

Ziege: *„Der Ziegenbock hat sehr plötzliche Wärme und eine unbeständige Art, und sein Fleisch ist für gesunde und kranke Menschen gut zu essen, und wenn es oft gegessen wird, heilt es die zerbrochenen und zerquetschten Eingeweide, und es heilt und stärkt den Magen dessen, der es ißt [...]."* Um in den Genuß dieser positiven Wirkungen zu kommen, dürfte es heutzutage nicht mehr ganz einfach sein, Ziegenfleisch in Mitteleuropa zu beziehen. Auch ist der Geschmack – Fernost- und Afrika-Reisende mögen es bestätigen – zumindest gewöhnungsbedürftig.

Fische:

Für die Qualitätsbeurteilung der Fische zieht Hildegard den Aufenthaltsort, die Gewohnheiten und die verzehrte Nahrung heran. Sie empfiehlt meist tagaktive Fische, die sich vornehmlich in mittleren Tiefen aufhalten. Je klarer das Wasser ist, in dem der Fisch lebt, desto besser ist dies für die Beschaffenheit seines Fleisches.

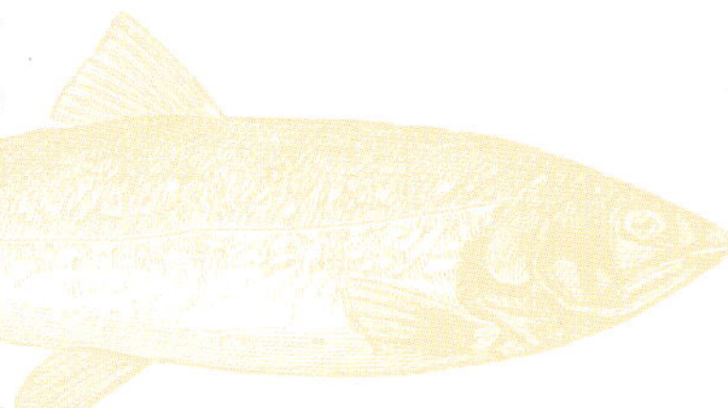

Sowohl kranken als auch gesunden Menschen ist das Hechtfleisch gut zu essen.

Bachforelle: *„Die Bachforelle stammt mehr von der warmen als von der kalten Luft, und sie liebt die Nacht, und sie hält sich am Grund von ‚bruchwaszern' auf, jedoch ernährt sie sich nicht sehr unrein. Und für kranke Menschen taugt sie nicht viel zum Essen, die Gesunden aber schädigt sie nicht."* Bei Restaurant-Forellen sollten Sie sich auf jeden Fall vor der Bestellung erkundigen, ob der Fisch auch tatsächlich fangfrisch ist. Bekommen Sie nämlich ein altes Tier serviert, schmeckt das Fleisch sehr fad und läßt sich zuweilen nur höchst umständlich von den Gräten entfernen.

■ *Bei einer gesunden Ernährung sollte einmal pro Woche Fisch gegessen werden. Er versorgt den Körper mit Vitaminen und Mineralstoffen.*

Hecht: *„Der Hecht stammt mehr aus der warmen als aus der kalten Luft, und er hält sich gerne in der Reinheit und in der Mitte der Gewässer auf [...]. Sowohl kranken als auch gesunden Menschen ist sein Fleisch gut zu Essen."* Speziell die Innereien des Hechts haben eine die Verdauung stimulierende Wirkung.

Hering: *„Und wenn er gefangen wird, so daß er frisch ist, taugt er dem Menschen nicht zum Essen, weil er ihn leicht aufschwellen läßt und ihn inwendig in seinem Körper eitrig macht. Und daher ist der Hering für Gesunde und Kranke, wenn er frisch ist, schädlich zu essen [...]."*

Karpfen: *„Der Karpfen ist mehr warm als kalt, [...] und er hat die Wärme der Sümpfe in sich, und von den Sümpfen hat er weiches und schwaches Fleisch in sich. [...] Und sein Fleisch schadet einem gesunden Menschen beim Essen nicht, einem Kranken schadet es aber etwas [...]."* Für Karpfenfleisch gibt Hildegard keine uneingeschränkte Empfehlung. Achten Sie beim Kauf vor allem darauf, kein zu altes Tier zu erstehen, da diese oft nach Moos schmecken.

■ *Neben den Fleisch des Welses empfiehlt Hildegard noch die gekochte Leber des Fisches. Diese bindet übermäßigen Schleim im Magen eines Kranken und hilft bei der Ausscheidung desselben.*

Geflügel:

Vergleichbar wie beim Fisch, ist die Fleischqualität von Geflügel abhängig von den Bedingungen bei der Aufzucht der Tiere. Greifen Sie daher am besten auf Tiere zurück, die artgerecht gehalten werden, d.h. genügend Auslauf und Reinigungsmöglichkeiten im Wasser haben. Am besten bedienen Sie sich auf Bauern- oder Biomärkten.

Ente (Haus- und Wildente): *„Die Ente, die zahm ist, hat schwere Wärme und hat etwas von der Luft der Wildtiere [...] Und sie ernährt sich von Unreinem, aber das Unreine, das sie verschlingt, wird durch das Wasser, in dem sie oft schwimmt, in ihr gereinigt und geht durch sie hindurch. Und diejenigen, die gesunde sind, können ihr gegessenes Fleisch verkraften, für die Kranken aber taugt es nicht [...].“*

Gesunde können Entenfleisch verkraften, wenn sie es essen, für die Kranken aber taugt es nicht.

■ *Achten Sie bei Geflügel auf artgerechte Haltung und Frische.*

Ausdrücklich warnt Hildegard im übrigen vor dem Genuß der Enteneier, die für Menschen *„reines Gift“* und wie der *„Biß der giftigen Spinne“* seien.

Gans: *„Die Gans ist warm [...] und sie ernährt sich von reiner und unreiner Nahrung. Und wegen dieser doppelten Natur taugt ihr Fleisch für Kranke nicht zum Essen, weil es im Menschen oft Schleim und Geschwüre bereitet [...]. Aber Menschen, die gesund sind, können das gegessene Fleisch irgendwie verkraften [...].“*

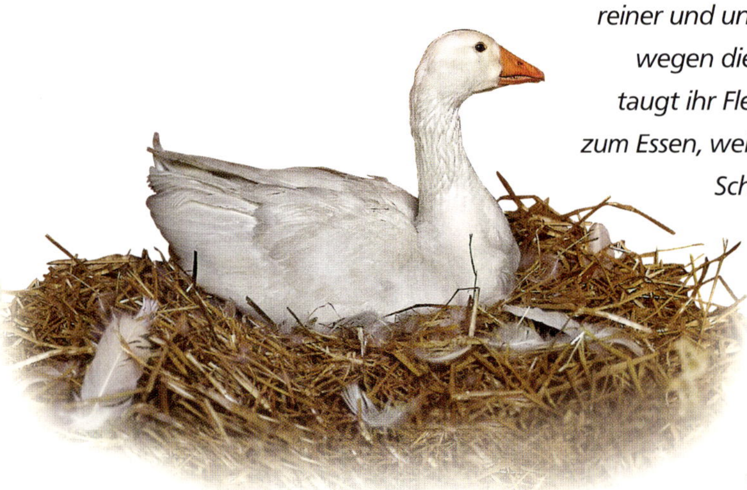

Von der Zubereitung von Gans und Ente hat Hildegard ganz konkrete Vorstellungen. Sie sollen auf keinen Fall *„im Wasser gekocht“*, sondern stets *„am Feuer gebraten“* werden. Zur Verfeinerung kann man den Braten mit Kräutern füllen und während des Bratens mehrmals mit Wein bestreichen.

Hahn und Huhn: *„Der Hahn und die Henne haben beide eine kalte und trockene Natur [...]. Und ihr Fleisch ist für gesunde Menschen gut, aber gegessen macht es sie nicht fett, die Kranken aber erquickt es ein wenig. Wenn aber jemand sehr krank ist und dieses Fleisch oft ißt, bereitet es in seinem Magen Schleim und macht den Magen so krank, daß er gegessene Speisen kaum verdauen kann, weil dieses Fleisch kalt ist."*

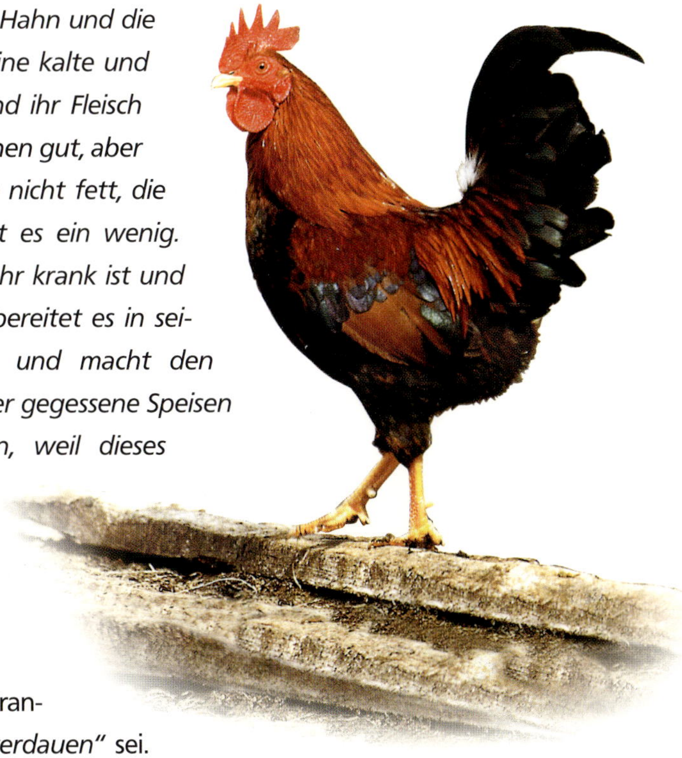

Hildegard empfahl, das Hühnerfleisch im Gegensatz zur Ente nicht zu braten, weil es vor allem für den Kranken dann *„kaum zu verdauen"* sei. Außerdem sei es sinnvoll, Hühnerfleisch zusammen mit anderen Fleischsorten zu kochen, da dann *„dessen Saft gemäßigt werde"*.

Die Taube ist mehr kalt als warm [...]und einem gesunden Menschen nützt sie nicht viel zur Speise [...] Den Kranken, der im Körper schwach ist, schädigt sie, wenn er sie gegessen hat.

Taube (Wildtaube): *„Die Taube ist mehr kalt als warm [...] Und ihr Fleisch ist nicht fest, sondern etwas dürr, und sie verleiht dem Menschen nicht viel Saft, und einem gesunden Menschen nützt sie nicht viel zur Speise, auch wenn sie ihm nicht schadet. Den Kranken, der im Körper schwach ist, schädigt sie, wenn er sie gegessen hat [...]."*

Gemüse und Salate:

Hildegard von Bingen beschreibt in ihren Werken sehr genau und differenziert die einzelnen Gemüsearten und Pflanzen, die hier nicht in alle zitiert werden können. Wer sich ausführlicher damit beschäftigen will, dem sei die entsprechende Basisliteratur empfohlen. Hildegard kannte Gemüse wie Kartoffeln, Spargel, Schwarzwurzel und Mangold noch nicht. Wem diese Gemüsesorten nicht schaden, der kann sie durchaus, eventuell in Verbindung mit „guten" Speisen, zu sich nehmen.

■ *Zu Lebzeiten Hildegards waren die ganzen Nachtschattengewächse noch nicht bekannt.*

Bohne: *„Die Bohne ist warm, und für gesunde und starke Menschen ist sie gut zu essen, und sie ist besser als die Erbse. Denn wenn die Kranken die Bohne essen, schadet sie ihnen nicht sehr, weil sie nicht soviel Flüssigkeit und Schleim in ihnen bereitet wie die Erbse dies tut. Das Bohnenmehl ist gut und nützlich für den kranken und den gesunden Menschen, weil es leicht ist und mühelos verdaut werden kann."*

Vor allem gegen Schmerzen in den Eingeweiden ist gekochtes Bohnengemüse ein höchst effizientes Mittel. Warme Bohnenbrühe bringt sofort Linderung.

Das Bohnenmehl ist gut und nützlich für den kranken und den gesunden Menschen, weil es leicht ist und mühelos verdaut werden kann.

Brennessel: *„Die Brennessel ist in ihrer Art sehr warm. In keiner Weise nützt es, daß sie roh gegessen wird, wegen ihrer Rauheit. Aber wenn sie frisch aus der Erde sprießt, ist sie gekocht nützlich für die Speisen des Menschen, weil sie den Magen reinigt und den Schleim aus ihm wegnimmt. Und dies macht jede Art der Brennessel."*

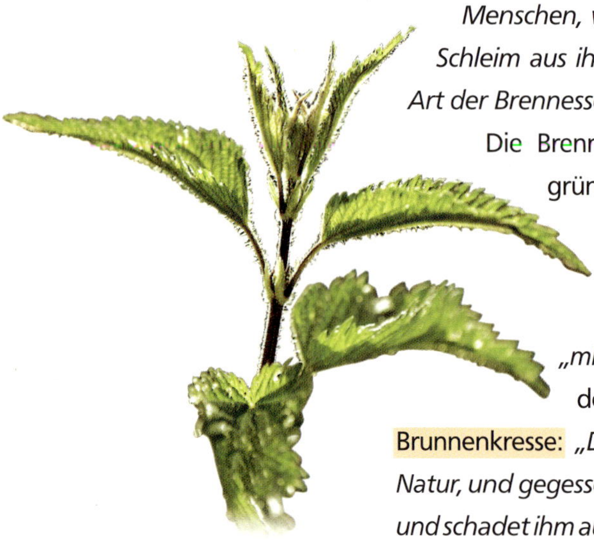

Die Brennessel vor dem Verzehr unbedingt gründlich kochen, und Kinder von den frisch gepflückten Pflanzen fernhalten. Der Geschmack von Brennesselsud ist übrigens durchaus eine *„milde"* und *„würzige"* Überraschung für den Gemüsefreund.

Brunnenkresse: *„Die Brunnenkresse ist von warmer Natur, und gegessen nützt sie dem Menschen nicht viel und schadet ihm auch nicht viel. Aber wer Gelbsucht hat oder Fieber, der dünste Brunnenkresse in einer Schüssel und esse sie so oft warm, und sie wird ihn heilen."*

Erbse: *„Die Erbse ist kalt und etwas schleimig. Die Lunge macht sie etwas dämpfig. Dennoch ist sie für den Menschen, der von warmer Natur ist, gut zu essen und macht ihn stark. Für jenen aber, der von kalter Natur -ist und krank, taugt sie nicht, weil sie beim Essen in ihm Mundschleim erzeugt. Die Erbse ist auch für alle Kranken schädlich und hat keine Kräfte in sich, um die Krankheit auszutreiben."*

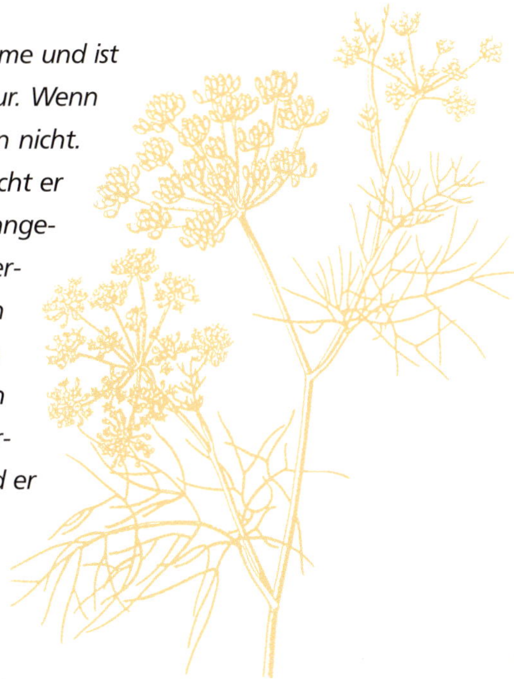

Fenchel: *„Der Fenchel hat angenehme Wärme und ist weder von trockener noch von kalter Natur. Wenn man ihn roh ißt, schadet er dem Menschen nicht. Und wie auch immer er gegessen wird, macht er den Menschen fröhlich und vermittelt eine angenehme Wärme und guten Schweiß, und er verursacht auch eine gute Verdauung [...]. Denn wer Fenchel oder seinen Samen täglich nüchtern ißt, der vermindert den üblen Schleim oder die Fäulnisse in sich, und er unterdrückt den üblen Geruch seines Atems, und er bringt seine Augen zum klarem Sehen."*

Wie Sie an diesen Zeilen unschwer erkennen können, hatte Hildegard durchaus Sinn für kosmetische Themen oder Fragen der Körperpflege. Tatsächlich ist der *„frische Duft"* von Fenchel schon seit Jahrtausenden bekannt. Römischen Aufzeichnungen ist zu entnehmen, daß dieses Getreide in den antiken Haushalten als eine Art *„Duftkissen"* in den Wohnräumen verteilt wurde. Bei den alten Römern war das Fenchelkauen nach dem Essen sogar eine weit verbreitete Modeerscheinung, vergleichbar mit unserem heutigen Kaugummi, es hatte natürlich auch den von Hildegard beschriebenen verdauungsfördernden Nutzen.

Und wie auch immer er (der Fenchel) gegessen wird, macht er den Menschen fröhlich und vermittelt eine angenehme Wärme und guten Schweiß, und er verursacht auch eine gute Verdauung.

Gartensalat (Gartenlattich): *„Die Lattiche, die gegessen werden können, sind sehr kalt, und ohne Würze gegessen machen sie mit ihrem unnützen Saft das Gehirn des Menschen leer und füllen den Magen mit Krankheit. Wer sie daher essen will, der beize sie zuerst mit Dill oder mit Essig oder mit etwas anderem, so daß zweimal für kurze Zeit übergossen werde, bevor gegessen wird. Und wenn sie der Kranke auf diese Weise gemäßigt ißt, stärken sie das Gehirn und bereiten eine gute Verdauung."*

■ Zur Familie der Lattichsalate gehören Kopfsalat, Eissalat, Schnittsalat, Blattbatavia (Lollo rossa, Eichblattsalat) und der Binde- oder Romansalat.

Die Gundelrebe ist ein Heilkraut, in dem die Hildegardische Grünkraft wirksam ist. Ihre Einsatzmöglichkeiten in der Küche sind vielfältig.

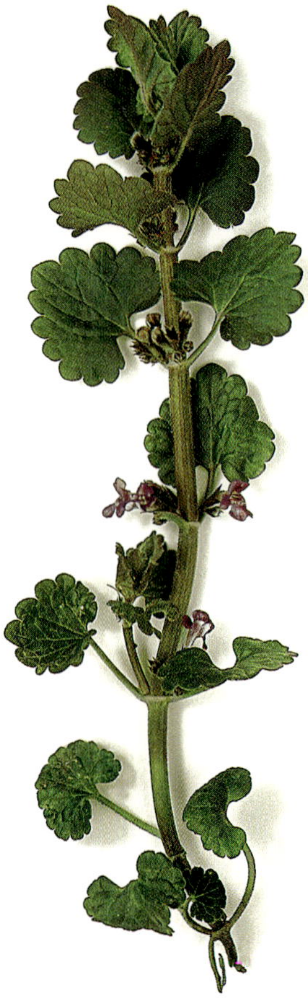

■ *Gundelrebe kann auch zur Wundheilung eingesetzt werden.*

■ *Verschiedene Kohlarten sind: Grünkohl, Chinakohl, Weißkohl, Rotkohl, Blumenkohl, Brokkoli, Wirsing, Rosenkohl, Kohlrabi, Kohlrüben und Mairüben.*

Gundelrebe: *„Die Grundelrebe ist mehr warm als kalt, und sie ist trocken, und sie hat gewisse Kräfte der Gewürze, weil ihre Grünkraft angenehm und nützlich ist, so daß ein Mensch, der lange kraftlos ist und dem das Fleisch schwindet, mit Gundelrebe gewärmtes Wasser trinken und die Gundelrebe in Mus oder in Suppen kochen soll, und er esse sie oft in einer Zukost oder mit Fleischspeisen [...] und sie wird ihm viel nützen, weil ihr guter Saft den Menschen innerlich heilt."*

Gurken: *„Die Gurken sind feucht und kalt und wachsen von der Feuchtigkeit der Erde, und sie bringen die Bitterkeit der Säfte in den Menschen in Bewegung, und für die Kranken taugen sie nicht zum Essen."*

Diese harte Beurteilung der Salatgurke läßt sich heutzutage kaum aufrecht erhalten. Allerdings kommt es sehr darauf an, wie man einen entsprechenden Salat würzt. Vor der übermäßigen Beigabe von Salz und Zwiebeln warnen auch moderne Ernährungswissenschaftler, denn dies verursacht bei vielen Menschen tatsächlich eine Art Sodbrennen.

Kohl: *„[...] und ihr Saft ist eher unnütz, und in den Menschen werden Krankheiten von ihnen erzeugt, und schwache Eingeweide werden verletzt. Aber wenn gesunde Menschen, die starke Adern haben und nicht sehr fett sind, diese essen, können sie dieselben durch ihre Kräfte bewältigen. Aber für fette Menschen sind sie schädlich, weil ihr Fleisch an Saft Überfluß hat, und gegessen sind sie ihnen fast so schädlich wie den Kranken."*

Kürbis: *„Die Kürbisse sind trocken und kalt und wachsen von der Luft. Und sie sind für Kranke und Gesunde gut zu essen."* Der Kürbis erfreut sich in der Bioküche mittlerweile außerordentlicher Beliebtheit. Lassen Sie sich doch von einem der zum Teil recht angesprechend gestalteten Kürbiskochbücher inspirieren.

Möhren (Gelbe Rübe, Karotte): *„Die Mohrrübe ist eine Erquickung des Menschen und nützt ihm weder zur Gesundheit noch schadet sie ihm; aber gegessen füllt sie den Bauch."*

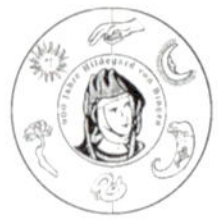

Aber wenn gesunde Menschen, die starke Adern haben und nicht sehr fett sind, Kohl essen, können sie seine schlechten Säfte durch ihre Kräfte bewältigen.

Damit hätten wir auch die vielgehörte Mär widerlegt, daß Hildegard behauptet habe, Karotten seien gut für die Augen. Zwar enthalten sie tatsächlich mehr Vitamin A als die meisten anderen Gemüsesorten, doch um eine wie auch immer geartete Sehschwäche damit zu beheben, müßte der Probant die Rüben schon tonnenweise vertilgen. Das Gerücht vom sogenannten „ Mohrrübeneffekt" läßt sich leider nicht genau zurückdatieren, – in alten Bauernkalendern tauchen jedoch diesbezügliche Hinweise seit etwa 120 Jahren auf.

Pilze: *„Die Pilze, die über der Erde entstehen, welcher Art sie auch seien, sind wie Schaum und Erdschweiß, und dem Menschen, der sie ißt, schaden sie etwas, weil sie Schleim und Schaum in ihm verursachen."*

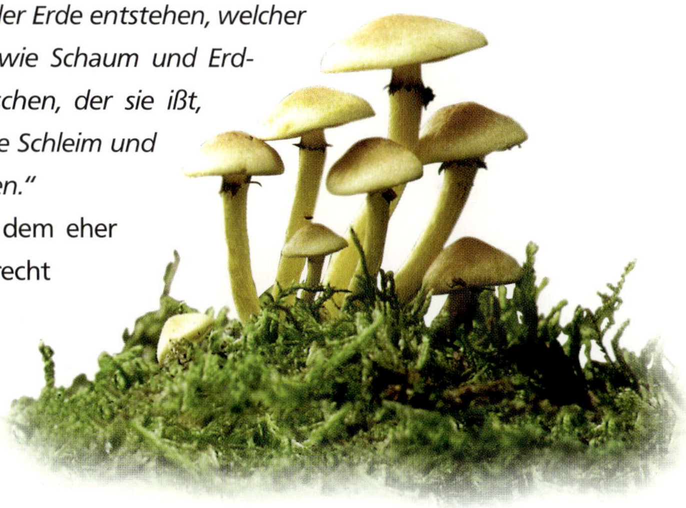

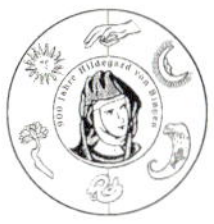

Hildegards Warnung vor dem eher schadenden Effekt der recht beliebten Waldfrüchte, hat seit dem Bekanntwerden ihrer relativ hohen radioaktiven Belastung nahezu prophetischen Charakter. Wer dennoch Pilze essen möchte, sollte unbedingt darauf achten, daß zahlreiche Pilze giftig bzw. nicht zum Verzehr geeignet sind. Wer also Pilze sammeln geht, muß sich entweder bereits recht gut auskennen oder die entsprechende Literatur zur Hand haben.

■ *In der Natur wachsende Pilze sind durch das Reaktorunglück in Tschernobyl immer noch radioaktiv belastet und sollten nicht verzehrt werden.*

Rettich: *„Der Rettich ist mehr warm als kalt. Aber nachdem er ausgegraben ist, soll man ihn unter der Erde an einem feuchten Ort für zwei oder drei Tage ausgegraben liegen lassen [...] auf daß er um so besser zu essen sei. Und gegessen reinigt er das Gehirn und vermindert die schädlichen Säfte der Eingeweide."* Was die Bayern schon immer vermutet hatten, wird von Hildegard bestätigt: Ein Rettich, auch „Radi" genannt, ist eben ein Gemüse für ein „starkes Mannsbild"... *„Denn wenn ein starker und fetter Mensch Rettich ißt, heilt er ihn und*

Denn wenn ein starker und fetter Mensch Rettich ißt, heilt er ihn und reinigt ihn innerlich. Und gegessen reinigt er das Gehirn und vermindert die schädlichen Säfte der Eingeweide.

reinigt ihn innerlich. Den Kranken aber und den am Körper Mageren schädigt er."

Rote Bete (Randen): *„Die Rübe ist mehr warm als kalt, und sie liegt schwer im Magen des Menschen, aber dennoch kann sie leicht verdaut werden. Und wer sie roh essen will, der schäle die ganze äußere Rinde, die dick ist, weil ihr Grün dem Menschen schadet [...] Aber gekocht ist sie besser als roh [...]."*

Sellerie: *„Der Sellerie ist warm, und er ist mehr von grüner als von trockener Natur. Er hat viel Saft in sich, und roh taugt er für den Menschen nicht zum Essen, weil er so üble Säfte in ihm bereitet. Gekocht aber schadet er dem Menschen nicht beim Essen, sondern er verschafft ihm gesunde Säfte."*

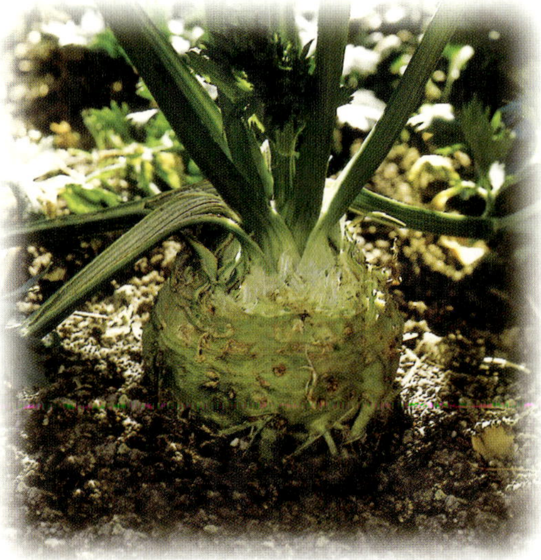

Wie beim Lauch besteht auch der der Zwiebel ein erheblicher Unterschied bezüglich der Verträglichkeit und Heilwirkung, ob sie roh oder gekocht gegessen wird. Hildegard empfiehlt den Verzehr gegarter Zwiebeln akut besonders bei Fieber und Schüttelfrost aber auch bei Gicht. Wer allerdings einen empfindlichen bzw. kranken Magen hat, sollte Zwiebel unbedingt meiden.

Gekocht ist die Zwiebel gesund zu essen, und roh ist sie so schädlich und giftig zu essen wie der Saft unnützer Kräuter.

Zwiebel: *„[...] Und roh ist sie so schädlich und giftig zu essen wie der Saft unnützer Kräuter. Gekocht ist sie gesund zu essen, weil durch das Feuer das Schädliche, das in ihr ist, vermindert wird."*

Getreide:

■ *Eine Ernährungsumstellung auf Dinkelkost bringt nur Vorteile. Bei allen Getreidemehlen sollte auf Vollkornmehl gewechselt werden.*

Dinkel ist bei Hildegard von Bingen, wie bereits erwähnt, das wichtigste Getreide und sollte in der Hildegard-Küche alle anderen Getreidesorten ersetzen.

Dinkel: *„Der Dinkel ist das beste Getreide, und er ist warm und fett und kräftig, und er ist milder als andere Getreidearten, und er bereitet dem, der ihn ißt rechtes*

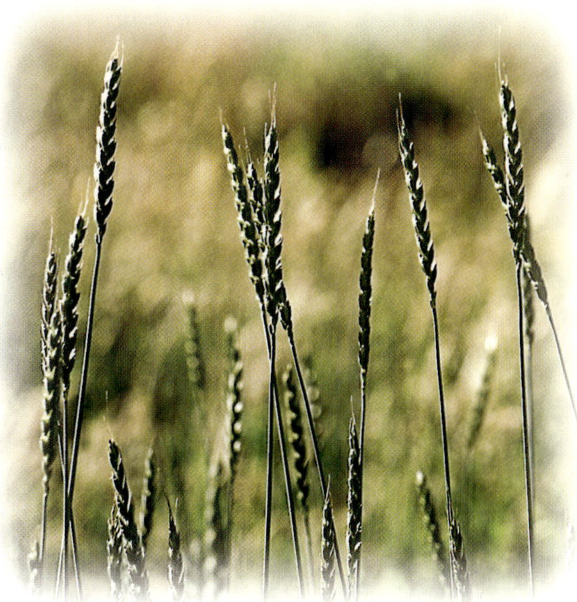

Fleisch und rechtes Blut, und er macht frohen Sinn und Freude im Gemüt des Menschen."

Der Dinkel ist das beste Getreide, und er ist warm und fett und kräftig, und er ist milder als andere Getreidearten.

Mittlerweile ist Dinkel – sowohl das unreife grüne Korn, das als Grünkern bezeichnet wird, als auch eine ganze Produktpalette von Dinkelmehl über Dinkelreis bis Dinkelsuppen aus dem reifen Getreide – nicht mehr nur im spezialisierten Fachhandel zu beziehen. Eine Dinkeldiät, die besonders bei Magen-, Verdauungs- sowie Stoffwechselstörungen gute Erfolge zu verzeichnen hat, läßt sich somit recht abwechslungsreich gestalten.

Gerste: *„Die Gerste ist kalt, so daß sie kälter und schwächer ist als die vorgenannten Feldfrüchte. Und wenn sie als Brot oder Mehl gegessen wird, schadet sie sowohl dem Gesunden als auch Kranken [...]."*

Hafer: *„Der Hafer ist warm, von scharfem Geschmack und von starkem Rauch, und er ist eine beglückende und gesunde Speise für gesunde Menschen [...]. Auch für jene, die etwas und mäßig kränkeln, ist er gut zu essen [...]. Für jene aber, die sehr krank und kalt sind, ist er zum Essen nicht bekömmlich, weil der Hafer immer Wärme sucht."*

■ Bäder und Aufgüsse mit Haferstroh lindern Gichtbeschwerden.

Haferschleim, der besonders bei Magenverstimmung oder zur Stärkung nach krankheitsbedingtem Fasten gerne als Hausmittel gereicht wird, hat also Hildegards Segen. Daneben findet sich bei ihr auch der Hinweis auf Haferstrohbäder bei Gichterkrankungen.

Hirse (Rispenhirse): *„Die Hirse ist kalt, sie ist auch etwas warm, und ist nicht brauchbar zum Essen, weil sie weder das Blut noch das Fleisch im Menschen mehrt, noch ihm Kräfte verleiht."*

Roggen: *„Der Roggen ist warm, aber doch kälter als der Weizen, und er hat viele Kräfte. Das aus ihm bereitete Brot ist für gesunde Menschen gut und macht sie stark.*

Und für jene ist es gut, die fettes Fleisch haben, weil es ihr Fleisch mindert, aber dennoch macht es sie stark."

Weizen: *„Der Weizen ist warm und vollkommene Frucht, so daß in ihm kein Mangel ist. Und wenn man rechtes Mehl aus Weizen macht, dann ist das aus diesem Mehl gemachte Brot gut für Gesunde und Kranke und bereitet rechtes Fleisch und rechtes Blut im Menschen."*

Das aus Weizenmehl gemachte Brot ist gut für Gesunde und Kranke und bereitet rechtes Fleisch und rechtes Blut.

Die – vielleicht überraschende – Empfehlung des von Ernährungsberatern so vedammten „Weißmehles" muß allerdings vor dem Hintergrund gesehen werden, daß bis zum Einsatz von maschinell unterstützten Mühlen, Mehl in der Regel als Vollkornmehl verzehrt wurde. Nur in dieser Form kann die vitamin- und mineralstoffhaltige Spelze erhalten bleiben. Greifen Sie daher immer zu Vollkornmehl bzw. -schrot.

■ *Hildegard ist keine Verfechterin der Rohkost. Gekochtes Obst hat bei ihr einen wesentlich höheren Stellenwert.*

Früchte:

Rohes Obst steht bei Hildegard von Bingen nicht sehr hoch im Kurs. Wie die meisten Gemüsesorten sollte auch Obst der reinigenden Kraft des Feuers anvertraut und gekocht werden.

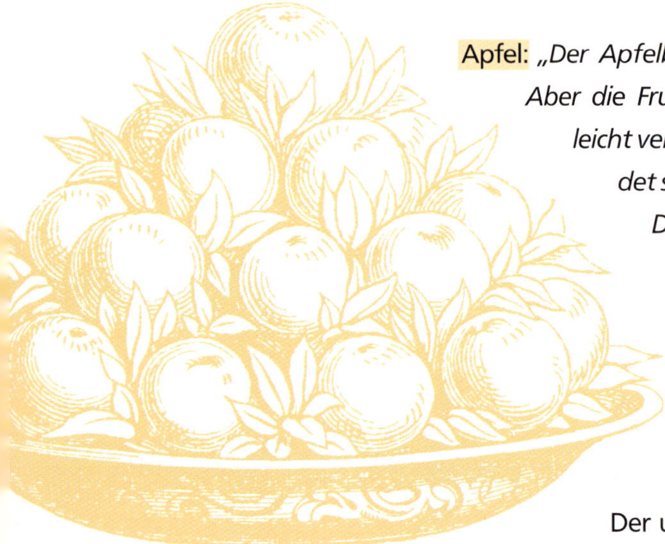

Apfel: *„Der Apfelbaum ist warm und feucht [...]. Aber die Frucht jenes Baumes ist zart und leicht verdaulich, und roh genossen schadet sie gesunden Menschen nicht [...]. Den Kranken aber schaden die rohen Äpfel eher, weil sie schwächlich sind. Aber die gekochten und gebratenen Äpfel sind sowohl für die Kranken als auch für die Gesunden gut."*

Der unansehnlichste Apfel ist für Hildegard übrigens der unbedenklichste. Wenn er winterlich *„alt und runzlig"* werde, dann sei er sowohl für Gesunde als auch für Kranke eine absolut unbedenkliche Aufbaunahrung. Zum Thema Apfel sei jedoch noch anzumerken, daß Hildegard zu ihrer Zeit natürlich keine Ahnung hatte, wie viele verschiedene Apfelsorten es eines Tages geben würde. Angaben zur Verträglichkeit der unterschiedlichen Arten würden hier den Rahmen sprengen – wenden Sie sich doch diesbezüglich bitte an einen mit der Hildegard-Heilkunde vertrauten Arzt oder Heilpraktiker.

Birne: *„Der Birnbaum ist mehr kalt als warm [...]. Jedoch die Frucht des Birnbaums ist schwer und gewichtig und herb; und wenn sie roh jemand zu reichlich ißt, verursacht Migräne im Kopf und macht die Brust dämpfig [...]. Und den, der gekochte Birnen ißt, beschweren sie ziemlich, weil sie die Fäulnis in ihm mindern, indem sie dieselbe in ihm aufsuchen und brechen, jedoch bewirken sie bei ihm eine gute Verdauung, weil sie die Fäulnis mit sich abführen."*

Und den, der gekochte Birnen iß, beschweren sie ziemlich, weil sie die Fäulnis in ihm mindern, indem sie dieselbe in ihm aufsuchen und brechen.

Brombeere: *„Der Brombeerstrauch, an dem die Brombeeren wachsen, ist mehr warm als kalt [...]. Die Frucht aber, die Brombeere, die am Brombeerstrauch entsteht, schädigt weder den gesunden noch den kranken Menschen und sie wird leicht verdaut [...]."*

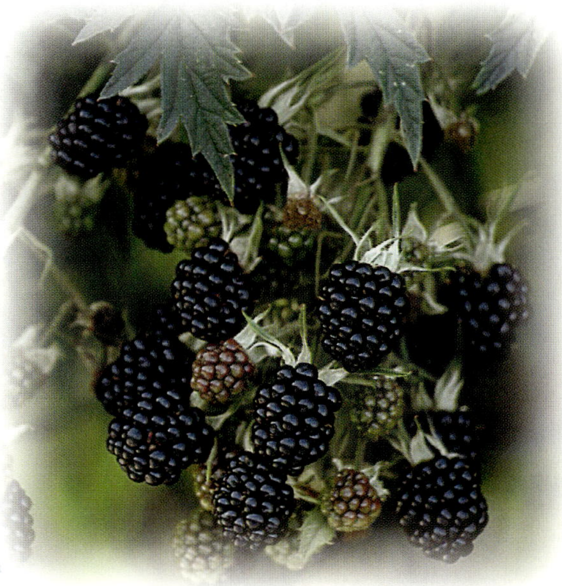

■ *Die Brombeere bekommt von Hildegard eine uneingeschränkte Empfehlung.*

Dattel: *„Die Dattelpalme ist warm und hat Feuchtigkeit in sich [...]. Aber wenn jemand die Frucht dieses Baumes kocht und so ißt, verschafft sie seinem Leib beinahe so viel Kraft wie das Brot, jedoch macht sie ihn leicht dämpfig und beschwert ihn, wenn er zuviel davon ißt."*

Die vor allem aus Südeuropa, der Türkei und dem vorderen Orient importierten Früchte, haben leider einen sehr hohen Zuckeranteil. Besonders Diabetiker sollten darauf achten.

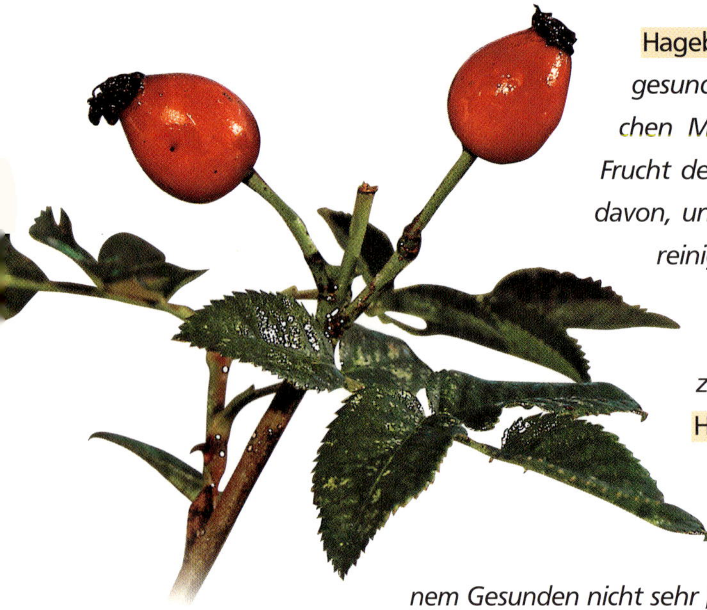

■ *Die Fruchthaare der Hagebutte sind vor der Verarbeitung zu entfernen, sonst kann es zu starken Darmreizungen kommen.*

Hagebutte: *„Und wer am Leib gesund ist und nur einen schwachen Magen hat, koche von der Frucht des Burzeldorns und esse oft davon, und dies wird seinen Magen reinigen. Wer aber am ganzen Körper krank ist, für den taugt diese Frucht nicht zum Essen."*

Haselnuß: *„Der Haselstrauch ist mehr kalt als warm [...]. Die Früchte aber, nämlich die Nüsse, schaden einem Gesunden nicht sehr [...] aber dem Kranken schaden sie, weil sie ihn in der Brust dämpfig machen."* Lungenkranke und Asthmatiker sollten vom Verzehr der Haselnuß Abstand nehmen.

Kastanie (Eßkastanie): *„Der Kastanienbaum ist sehr warm, hat aber doch große Kraft [...]. Und was in ihm ist und auch seine Frucht ist sehr nützlich gegen jede Schwäche, die im Menschen ist [...]."*

Zum Thema Eßkastanien oder auch Maronen seien Ihnen sowohl die Rezepte der heiligen Hildegard als auch ihre medizinischen Lehren ans Herz gelegt. Wer sich darin vertiefen möchte, findet Tips und Rezepte im ebenfalls bei Pattloch erschienenen Buch „Kochen und Backen mit Kastanien". Einen Großteil der erstaunlichen Möglichkeiten und Anwendungsgebiete finden Sie auch in diesem Buch wieder.

Der Kastanienbaum ist sehr warm, hat aber doch große Kraft [...] und auch seine Frucht ist sehr nützlich gegen jede Schwäche, die im Menschen ist.

Kirsche: *„Und seine Frucht ist mäßig warm und ist weder sehr nützlich noch sehr schädlich, und dem gesunden Menschen schadet sie beim Essen nicht, dem Kranken jedoch und dem, der üble Säfte in sich hat, bereitet sie ziemlich Schmerzen, wenn er viel davon ißt."*

Mandel (süße Mandeln): *„Der Mandelbaum ist sehr warm und hat etwas Feuchtigkeit in sich [...]. Aber wer ein leeres Gehirn hat und ein Gesicht von schlechter*

Farbe, und daher Kopfweh hat, esse oft die inneren Kerne dieser Frucht [...]. Besonders wer an der Lunge oder der Leber erkrankt ist sollten – in welcher Zubereitungsform auch immer – von der süßen, nicht der Bittermandel essen, denn „sie machen ihn stark".

Mispel: *„Der Mispelbaum ist sehr warm und bezeichnet die Milde. Aber die Frucht dieses Baumes ist für Gesunde und Kranke nützlich und gut, wieviel man davon auch ist, weil sie das Fleisch wachsen läßt und das Blut reinigt."*

Der Quittenbaum ist warm und trocken und hat eine gute Mischung in sich.

Uneingeschränkt genießbar ist die Quitte, die bei Hildegard einen hohen Stellenwert hat. Sei es roh oder gekocht – Quittenmus ist eine delikate, wenn auch etwas kostspielige Altenative, zu den gängigen Beerenmarmeladen auf dem Frühstückstisch.

■ *Die Quitte, egal ob apfel- oder birnenförmig, wird von Hildegard als sehr bekömmlich beschrieben.*

Quitte: *„[...] und seine Frucht ist warm und trocken und hat eine gute Mischung in sich. Und wenn sie reif ist, schadet sie roh gegessen weder dem kranken noch dem gesunden Menschen, aber gekocht oder gebraten ist sie dem Kranken und Gesunden sehr bekömmlich."*

Schlehe: *„Und die Frucht, nämlich die Schlehe, süße mit Honig und iß sie so oft, und die Gicht in dir wird weichen. Aber wer im Magen schwach ist, der brate Schlehen in der Feuerflamme, daß heißt, er bruzzle sie, oder er koche sie in Wasser und esse sie oft, und dies führt den Unrat und den Schleim vom Magen ab."*

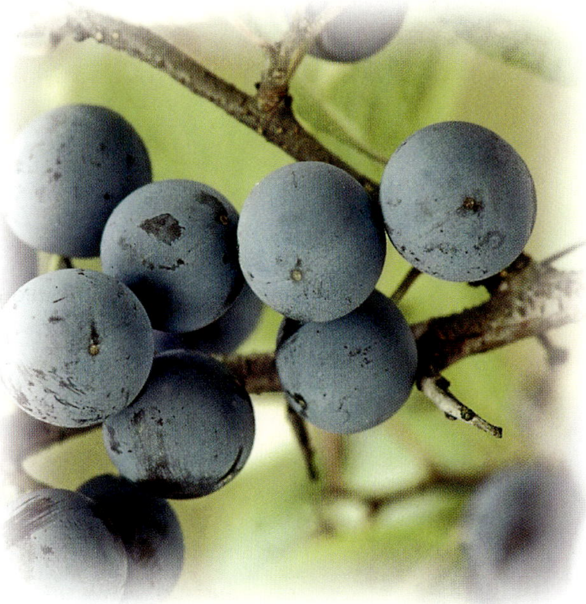

Walnuß: *„Der Nußbaum ist warm und hat Bitterkeit [...]. Aber in einem Menschen, der viel Nüsse ißt, seien sie frisch oder alt, entsteht leicht Fieber. Jedoch gesunde Menschen können es überstehen, Kranke dagegen nehmen Schaden."*

Zutaten:

Neben den gesunden Nahrungsmittel kommt es bei der Zubereitung der Speisen auch auf die Qualität der Zutaten an. Hierzu ist bei Hildegard von Bingen folgendes überliefert.

Butter: *„Kuhbutter ist besser und heilsamer als Schaf- oder Ziegenbutter. Und ein Mensch, der dämpfig ist, oder hustet, oder der am Körper dürr ist, der esse Butter, und sie heilt ihn innerlich und erquickt in [...]. Wenn er aber fettes Fleisch am Körper hat, esse er mäßig, damit nicht sein krankes Fleisch noch dicker werde."*

Naturgemäß greifen wir heutzutage ohnehin fast ausschließlich auf Kuhbutter zurück. In der Tat wird beispielsweise Schafbutter lediglich noch in Irland und einigen Regionen Südeuropas und Kleinasiens gegessen. Unseren Gaumen ist er nur stark gesalzen zumutbar, da er ansonsten einen eher strengen Geschmack hat.

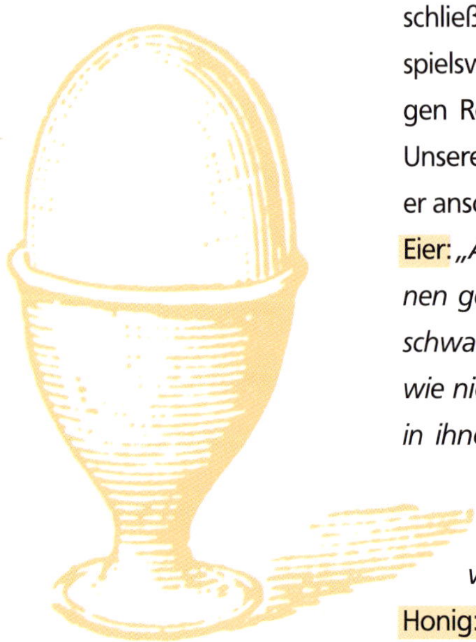

Eier: *„Aber die Eier der Hühner, die Haustiere sind, können gegessen werden, jedoch mäßig, weil sie für die schwachen Eingeweide der Menschen so schädlich sind wie nicht gemäßigtes und ungekochtes Mehl, weil sie in ihnen wie etwas Klebriges anhaften und Schleim und Fäulnis im Magen des Menschen bereiten [...]. Einem Kranken taugen aber weder weiche noch harte Eier zum Essen."*

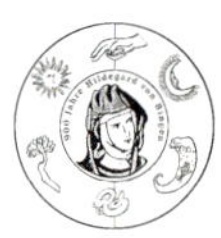

Einem Kranken taugen aber weder weiche noch harte Eier zum Essen.

Honig: *„Der Honig, den die Bienen bereiten, ist sehr warm. Und ein Mensch, der fett ist und fettes Fleisch hat und der oft Honig ißt, bereitet Fäulnis in sich. Wer aber mager und trocken ist und ihn kocht, wird von ihm geschädigt."*

Zu unterscheiden ist zwischen Wald- und Blütenhonig, zwischen dem naturbelassenen Produkt und dem „versetzten". Wenn wir Hildegard aus heutiger Sicht richtig interpretieren, so dürfte der natürliche Waldhonig der mit Abstand gesündeste und bekömmlichste sein. Von Honig, der durch künstliche Zusatzstoffe angereichert wurde oder gar von Kunsthonig ist hingegen eher abzuraten.

Abzuraten ist nach Hildegard auch vor dem allzu übermäßigen Genuß von Milch, allerdings schreibt sie ihr eine gewisse vitalisierende Wirkung zu.

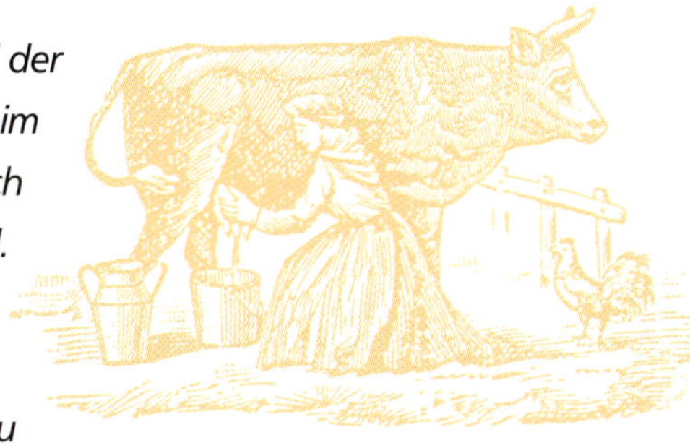

Milch: *„Die Milch der Kühe und der Ziegen und der Schafe und alle Milch ist im Winter heilsamer als im Sommer [...]. Denjenigen, die im Sommer Milch essen, schadet sie etwas, wenn sie gesund sind. Wenn sie aber krank und schwach sind, sollten sie etwas Milch essen."*

Essig: *„Der Essig kommt vom Wein und taugt zu allen Speisen."* Auf das – für Hildegard-Kenner kaum – erstaunliche Comeback des Essigs auch als Heilmittel sei hier nur kurz hingewiesen. Die Angebote, aber auch die Literatur zu diesem Thema sind inzwischen nahzu unüberschaubar geworden. Verwenden Sie vorwiegend Essig, der aus Weinbasis gewonnen wird, weniger Obstessig.

Die Milch der Kühe und der Ziegen und der Schafe und alle Milch ist im Winter heilsamer als im Sommer.

Öle: Die Hildegard-Rezepte basieren fast nur auf Butter. Bei den Ölen können wir die Beschreibung der einzelnen Grundstoffe zu Rate ziehen. Obwohl das Sonnenblumenöl damals noch nicht bekannt war, ist dessen gute Verträglichkeit ein Anzeichen für gute Qualität. Olivenöl wird von Hildegard abgelehnt. Sie schreibt über den Olivenbaum: *„Das Öl aus der Frucht dieses Baumes taugt nicht viel zum Essen, weil es, wenn es gegessen wird, Übelkeit hervorruft und andere Speisen schlecht genießbar macht."*

■ *Hildegard meint den reinen Weinessig, alle anderen Essigsorten sind nicht so wertvoll. Sie rät von der Verwendung des Olivenöls ab.*

Zucker: *„Wenn ihn nachher jemand ißt oder trinkt, belebt es ihn wieder. Und wer im Gehirn oder in der Brust Schmerzen hat [...] und wenn er dann Zucker ißt oder trinkt, reinigt er sein Gehirn, und seiner Brust bringt er die Lösung zur Reinigung."*

Für die Kräuterrezepte nach Hildegard sollte zum Süßen nach Möglichkeit nur Rohrzucker verwendet werden. In Drogerien oder Reformhäusern kann man ihn in roher oder eingedickter Form kaufen. Weißer Rübenzucker ist zu vermeiden, kann allerdings zum Backen und Kochen verwendet werden.

■ *Zum Kochen kann weißer Rübenzucker verwendet werden, ansonsten Zucker aus Zuckerrohr.*

Gewürze und Küchenkräuter:

Die meisten der in der Tabelle aufgeführten Gewürze und Kräuter finden Sie im alphabetischen Verzeichnis der Heilkräuter. Die beiden Tabellen dienen zur schnellen Übersicht, was wo verwendet werden kann:

Paßt zu	Nelke	Knoblauch	Muskat	Kümmel	Zimt
Fleisch	●	●		●	
Geflügel		●	●	●	
Wild	●	●		●	
Fisch	●	●			
Suppen		●	●	●	
Soßen		●	●		
Gemüse		●		●	
Backwaren	●			●	●
Süßspeisen	●				●

Paßt zu	Basilikum	Bertram	Dill	Petersilie	Quendel	Zitronen-melisse	Ysop
Braten	●	●			●		●
Ragouts	●	●			●		●
Hackfleisch	●	●		●	●		●
Geflügel	●	●		●	●		●
Wild	●	●			●		●
Fisch	●	●	●			●	
Quark		●	●	●		●	
Butter			●	●		●	
Gemüse	●	●		●	●	●	
Kartoffeln			●	●			
Suppen	●	●	●	●	●	●	
Soßen	●	●	●	●	●	●	
Blattsalat	●	●	●	●		●	

Getränke:

In der Ernährungslehre nach Hildegard von Bingen gibt es eigentlich nur zwei Hauptgetränke: Bier und Wein. Wasser tritt bei ihr in den Hintergrund, was sicherlich auch damit zusammenhängt, daß das Trinken von Wasser zu ihrer Zeit oft mit der Aufnahme von gefährlichen Keimen und Krankheitserregern verbunden war. Wer gerne Mineralwasser trinkt, sollte vor allem auf natriumarme Markenprodukte zurückgreifen und das Wasser nicht zu kalt trinken.

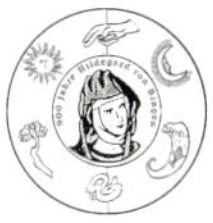

Das Bier aber macht das Fleisch des Menschen fett und gibt seinem Antlitz eine schöne Farbe durch die Kraft und den guten Saft des Getreides.

Damit kein falscher Eindruck entsteht, sei hier Hildegards Anmerkung zum rechten Alkoholgenuß vorausgeschickt:

„Wenn der Mensch zu viel und ohne Maß Wein oder ein anderes Getränk, von dem er betrunken werden kann, trinkt, wird sein ganzes Blut verflüssigt und fließt und strömt in seinen Adern ohne Ordnung hierhin und dorthin, so daß auch der ganze Verstand und Sinn dieses Menschen verwirrt wird [...] denn infolge seiner Trunkenheit hat er eher einen kranken, zügellosen Verstand als das rechte Bewußtsein, weil dann die Vernunft bei ihm erstickt und ertränkt ist."

■ *Besonders beim Genuß von Alkohol sollte auf das „rechte Maß" geachtet werden.*

Bier (Dinkelbier): *„Das Bier aber macht das Fleisch des Menschen fett und gibt seinem Antlitz eine schöne Farbe durch die Kraft und den guten Saft des Getreides [...]."* Wobei nicht unerwähnt bleiben sollte, daß zu Hildegards Zeiten fast ausschließlich jenes Gebräu, das wir heute „Starkbier" nennen, für den gewöhnlichen Bürger erhältlich war. Auch das sogenannte „Reinheitsgebot" tauchte erst sehr viel später auf, was den Gesichtspunkt der Hygiene bei der Herstellung aus heutiger Sicht recht problematisch werden läßt. Tatsächlich waren zwar verschiedene Biersorten im Umlauf – die Zutaten jedoch variierten von Region zu Region.

Wein wird von Hildegard sehr oft empfohlen und ist für die gesamte Hildegard-Heilkunde die unverzichtbare Basis der meisten Rezepte.

Wein: *„Ein Wein von der Rebe, im Falle er rein ist, macht dem Menschen ein gutes und gesundes Blut. ein trüber Wein dagegen macht das Blut schlecht [...]." Wie der Wein genossen werden soll, beschreibt sie außerdem: „Deshalb sollen die Kräfte eines schweren Weines gemildert werden, entweder durch eingetauchtes Brot oder durch Zugießen von Wasser, weil er weder einem gesunden noch einem kranken Menschen zum Trinken nützt, wenn er nicht in dieser Weise gemildert ist [...]."*

Deshalb sollen die Kräfte eines schweren Weines gemildert werden, entweder durch eingetauchtes Brot oder durch Zugießen von Wasser.

Andere Getränke: Tee und Kaffee waren zur damaligen Zeit noch unbekannt. Als Alternative zum Bohnenkaffee kann auf Dinkelkaffee gewechselt werden. Bei verschiedenen Teesorten sollte ebenso wie bei Obstsäften darauf geachtet werden, daß nur Zutaten, die laut Hildegard positive Wirkungen haben, zur Herstellung verwendet werden.

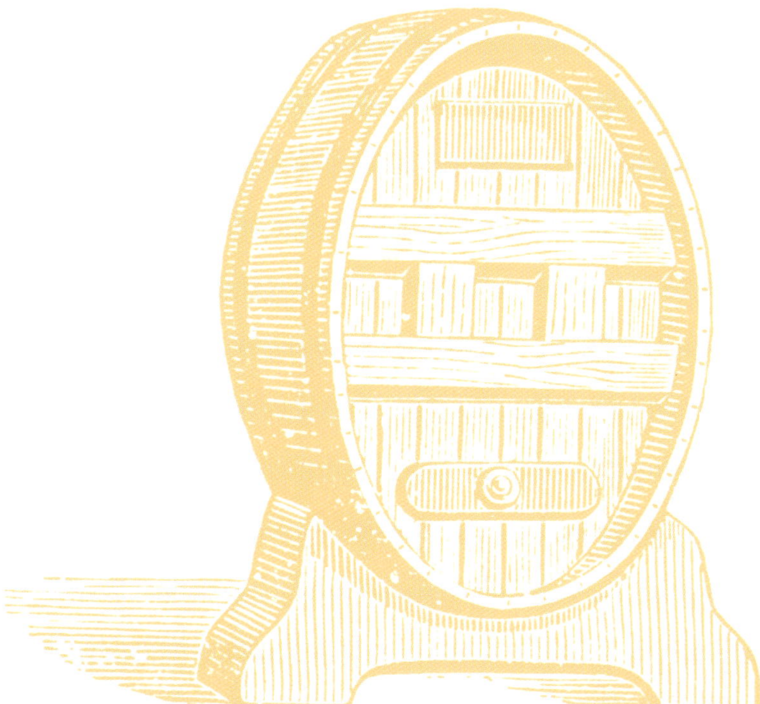

Checkliste für die gesunde Ernährung:

Die wichtigsten Ernährungstips noch einmal kurz, knapp und übersichtlich zusammengefaßt:

- „das rechte Maß" bei allen Speisen und Getränken
- Nahrungsgifte nicht mehr zu sich nehmen
- den von Hildegard positiv bewerteten Nahrungsmitteln den Vorzug geben
- alle Getreidesorten durch Dinkel ersetzen
- Nahrungsmittel der entsprechenden Jahreszeit anpassen
- regelmäßige kleine Mahlzeiten sind besser als große, üppige
- Speisen nie zu kalt und nie zu heiß essen
- den Genuß von Fleisch einschränken
- Fett und Salz sparsam verwenden
- nach dem Essen nicht sofort schlafen gehen
- Wein in kleinen Mengen ist gut für die Gesundheit und Verdauung
- im Sommer mehr als im Winter trinken
- nicht auf nüchternen Magen trinken

■ *Gesunde Ernährung ist mit der Schlüssel für gute Gesundheit bis ins hohe Alter.*

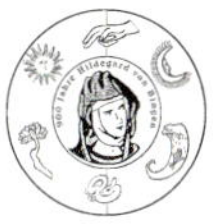

Wenn nämlich jemand zwei gute, gesunde Speisen ißt und als dritte eine schlechte, ungesunde, dann bewältigen die zwei guten und gesunden Speisen diese dritte schlechte und ungesunde.

Wenn Sie alle diese Ratschläge befolgen, werden sich sicher auch bald erste Erfolge einstellen. Bitte erwarten Sie keine „Wunder". So, wie es kein Wundermittel bei Hildegard gibt, so gibt es auch nicht *die* richtige Ernährung. Jeder Mensch ist ein Individuum, und im Endeffekt kann nur er allein wissen, was richtig für ihn ist. Machen Sie es wie Hildegard es rät: Beobachten Sie sich und ihren Körper, überfordern Sie ihn nicht, gönnen Sie sich auch mal etwas, auf das Sie „Gelüste" haben, selbst wenn es nicht ganz so gesund ist.

„Wenn nämlich jemand zwei gute, gesunde Speisen ißt und als dritte eine schlechte, ungesunde, dann bewältigen die zwei guten und gesunden Speisen diese dritte schlechte und ungesunde, so daß es dem Menschen, der sie ißt, weniger schadet [...]."

Rezepte

Gesund in den Frühling

Dinkelschrot-Müsli

100 g Dinkelschrot
25 – 30 Rosinen
2 TL Honig
1/4 l Milch
1 Orange

■ *Dinkelschrot in Wasser kurz aufkochen, über Nacht quellen lassen. Morgens Milch anwärmen, Honig, Rosinen und gewürfelte Orange zufügen, alles gut vermischen und servieren.*

Apfel-Sellerie-Quark

200 g Magerquark
4 EL Milch
100 g Apfel
100 g Sellerieknolle
Zitronensaft

■ *Milch und Magerquark gut miteinander verrühren, Apfel und Sellerie waschen, schälen und klein raspeln. Mit dem Zitronensaft beträufeln und dem Quark verrühren. Dazu paßt Dinkelbrot oder Knäckebrot.*

Forellenfilet mit Knoblauch

2 Forellenfilets, enthäutet
2 Schalotten
oder kleine Zwiebeln
1 mittelgroße Tomate
2 TL Öl
1 TL gehackter Petersilie
1/16 l Weißwein
Salz, Pfeffer,
Knoblauchzehe
1 EL Dinkelsemmelbrösel

■ *Backofen auf 180 Grad vorheizen. Eine feuerfeste Form erwärmen und mit dem Öl einfetten. Den Boden mit der Petersilie und einem Teil der kleingehackten Schalotten bedecken. Im Backrohr 5 Minuten ziehen lassen, dann die Fischfilets hineinlegen, salzen, und pfeffern. Den Knoblauch zerdrücken und mit den restlichen Zwiebeln über den Fisch streuen. Jedes Fischfilet mit Tomatenscheiben belegen. Den Weißwein darübergießen, mit dem restlichen Öl beträufeln und mit Semmelbrösel bestreuen.*
Nach 20 Minuten herausnehmen und mit Butterkartoffeln servieren.

Lammfleischsuppe mit Dinkelschrot

250 g mageres Lammfleisch
250 g Röhrenknochen vom Lamm
1/2 Tasse Dinkelschrot
etwas Petersilie
1 kleine Zwiebel
1 Bund Suppengrün
1 EL Butter
Salz, schwarzer Pfeffer

■ *Lammfleisch mit Knochen und Suppengrün in etwa 1 Liter Wasser für ca. 1 – 1 1/2 Stunden köcheln lassen. Fleisch herausnehmen, würfeln und beiseite stellen. Zwiebeln klein hacken und in einem zweiten Topf andünsten, mit der entstandenen Fleischbrühe übergießen und aufkochen. Dinkelschrot in der Butter anrösten, dann langsam einrühren und 10 Minuten leicht köcheln lassen, nun salzen, pfeffern und Petersilie darüberstreuen. Lammfleisch dazu geben und servieren.*

Kressesuppe

4 Handvoll Brunnenkresse
1 Zwiebel
15 g Butter
1/8 l Weißwein
1/2 l Gemüsebrühe
1/8 l saure Sahne
1 Tl Dinkelmehl
Salz, Pfeffer, Knoblauch

■ *Kresse von den Stielen zupfen, waschen und grob hacken. Die Zwiebel fein würfeln und in der Butter glasig dünsten, mit dem Wein ablöschen und leicht einkochen lassen. In die Gemüsebrühe mit dem Dinkelmehl verrühren, hineingießen und aufkochen lassen. Etwas Kresse zum Garnieren zurückbehalten, den Rest in die Suppe geben, diese vom Herd nehmen und die Sahne einrühren, nochmals erwärmen, aber nicht kochen. Mit Salz, Pfeffer und Knoblauch abschmecken. Mit der restlichen Kresse garnieren.*

Gebackener Kohlrabi

1/2 kg Kohlrabi
1 Bund Petersilie
3 Eier
3 EL Milch
1 EL Sonnenblumenöl
Majoran, Thymian, Salz, Pfeffer

■ *Strunk und Blätter vom Kohlrabi entfernen, Kohlrabi unter kaltem Wasser waschen und in zentimeterdicke Scheiben schneiden. Öl in der Pfanne erhitzen und die Scheiben goldbraun braten, herausnehmen und in eine gefettete Form geben. Milch, Eier und die kleingehackten Kräuter vermischen und über das Gemüse geben. Mit Salz und Pfeffer würzen. Im vorgewärmten Backofen etwa 30 Minuten bei 200 Grad auf mittlerer Schiene backen lassen.*

Hühnerbrust mit Basilikum

2 Hühnerbrüstchen
1 Zwiebel
1/8 l Weißwein
1/8 l Sauerrahm
1 Bund Basilikum
4 EL Olivenöl
Salz, Pfeffer

■ *Hühnerbrüstchen abspülen, trockentupfen und in einer heißen Pfanne rundum goldbraun anbraten. Herausnehmen, salzen, pfeffern und warm stellen. Im Bratenöl die kleingehackten Zwiebel glasig dünsten und mit dem Weißwein ablöschen. Fleisch wieder zugeben und in 25 Minuten sachte fertig garen. Kurz vor dem Servieren Sauerrahm unterrühren und den Basilikum zugeben. Nicht mehr kochen. Als Beilage Dinkelnudeln oder Dinkel-Risotto.*

Frühlingsrollen

1/2 Packung Strudelblätter (getrocknet oder tiefgekühlt)
1 Ei
2 Möhren
2 kleine Fenchelknollen
10 g Butter

■ *Das gewaschene und geputzte Gemüse kurz in der Butter andünsten, salzen. Strudelblätter nach Anleitung auftauen, in 13 x 13 cm große Rechtecke schneiden. Das Gemüse in die Mitte der Quadrate geben, die Ränder mit dem verquirlten Eigelb bestreichen. Linken und rechten Rand zum Rechteck einklappen, mit verbliebenem Ei bestreichen und im vorgeheizten Ofen bei 250 Grad ca. 15 Minuten auf der Mittelschiene backen.*

Dinkel-Risotto

250 g Dinkelkörner
1 EL Butter
1 Schalotte
Salz, Petersilie

■ *In einem Topf die Zwiebeln glasig dünsten. Dinkelkörner und Petersilie zugeben, unter häufigem Wenden kurz mitrösten. 2 Tassen Wasser zugeben und das Ganze etwa 20 Minuten kochen lassen. Wasser abgießen, würzen und fertig ist das Risotto.*

Leichtes für den Sommer

Dinkelratatouille

100 g Dinkel
3/8 l Wasser
200 g Aubergine
200 g Tomaten
1 rote,
1 grüne Paprikaschote
2 Knoblauchzehen
1 Zwiebel
3 EL Rotwein
Gemüsebrühwürfel
Thymian, Bertram, Pfeffer
50 g Bergkäse

■ *Dinkel 2 Stunden einweichen lassen, dann aufkochen und bei schwacher Hitze 30 Minuten weich kochen. Währenddessen Aubergine in kleine Würfel schneiden und mit Salz bestreuen. Paprika waschen, vierteln, das Innere und die Kerne entfernen, in feine Streifen schneiden. Tomate heiß überbrühen, häuten, würfeln und die Kerne entfernen. Die Zwiebel und den Knoblauch fein hacken. Zwiebeln, Tomaten, Auberginen, Knoblauch und Paprikastreifen kurz andünsten bis die Zwiebel glasig sind. Nun die Dinkelkörner mit dem Restwasser zugeben und unter ständigem Rühren mitschmoren. Den Rotwein zugeben und einmal aufkochen lassen. Mit Gemüsebrühwürfel, Bertram und Pfeffer würzen, weitere 10 Minuten dünsten lassen. Mit Salz abschmecken und vor dem Servieren mit dem geriebenen Bergkäse garnieren.*

Kräuter-Forellen in Alufolie

2 frische Forellen
4 EL Öl
100 g Frischkäse
1 EL Milch
Saft einer Zitrone
Petersilie, Zitronenmelisse,
Bertram, Quendel, Dill
Salz, frisch gemahlener
schwarzer Pfeffer

■ *Die Forellen ausnehmen und unter kaltem Wasser waschen, trockentupfen, salzen und pfeffern. Frischkäse, Milch und die kleingehackten Kräuter vermischen, damit den Fisch füllen. Diesen nun auf ein großes Stück gut eingeölter Alufolie legen und die restlichen Kräuter darüberstreuen. Die Folien gut verschließen und den Fisch im vorgeheizten Backrohr bei 220 Grad ca. 15–20 Minuten garen lassen. Nach dem Öffnen mit Zitronensaft beträufeln und mit Dillkartoffeln servieren.*

Huhn in Weißwein

1 frisches Huhn
2 Knoblauchzehen
3 EL Zitronensaft
2 EL trockener Sherry
1/4 l Weißwein
2 Salbeiblättchen
Salz, Pfeffer

■ *Huhn unter fließendem kalten Wasser innen und außen gut abwaschen, trockentupfen und in mehrere Stücke zerteilen. Mit Salz und Pfeffer einreiben. Eine Marinade aus Weißwein, Sherry, Zitronensaft, Salbei und den zerdrückten Knoblauchzehen bereiten und in einen Gefrierbeutel füllen. Hähnchenteile zugeben, verschließen und über Nacht in den Kühlschrank legen und ziehen lassen. Dann Hähnchenteile und die Marinade in einen feuerfesten Topf geben. Im vorgeheizten Ofen bei 200 Grad etwa 50 Minuten durchbraten lassen. Hühnerstücke auf einer vorgewärmten Platte anrichten, die Soße gegebenenfalls mit ein bißchen Dinkelmehl binden. Dazu kann man Stangenweißbrot und Dinkelrisotto reichen.*

Überbackene Grünkernspätzle

100 g Butter
2 Eier
150 g Grünkernmehl
100 g milder Schafkäse
Schnittlauch, Petersilie,
Bertram, Quendel

■ *Butter und Eidotter schaumig rühren, salzen. Aus dem Eiweiß und einer Prise Salz steifen Eischnee schlagen. Zusammen mit dem Mehl unter den Butter-Eischaum heben. 20 Minuten im Kühlschrank ruhen lassen. Herausnehmen und Spätzle formen – mit einem Spätzlehobel oder auf einem Brett schaben – und diese in leicht köchelndes Salzwasser geben (ca. 3 Minuten). Spätzle schöpfen und in eine feuerfeste Form geben. Käsewürfel über die Nudeln geben und im vorgeheizten Ofen bei 200 überbacken. Mit den Kräutern garnieren und sofort servieren.*

Putenbrust auf Gemüsesalat

500 g Putenbrust
1 EL Butter
80 g Sellerie
80 g grüne Bohnen
2 EL Kräuteröl
1/8 l Fleischbrühe
6 EL Saure Sahne
Salz, Pfeffer

■ *Putenbrust waschen und trockentupfen, salzen und pfeffern. In der Butter rundum goldbraun anbraten. Mit der Fleischbrühe ablöschen und in 50 – 60 Minuten fertig garen. Währenddessen den Sellerie waschen, schälen und raspeln und die Bohnen kleinschneiden. Beides kurz im Wasser garen, abtropfen lassen und kalt stellen. Öl und saure Sahne verrühren, mit Salz und Pfeffer abschmecken und darübergeben. Darauf die in Scheiben geschnittene Putenbrust (kalt oder warm) anrichten.*

Sommersalat

100 g frischer Spinat
1 kleine Zwiebel
1 Bund Radieschen
1 Tomate
1 säuerlicher Apfel
Brunnenkresse
3 EL Weinessig
3 EL Öl
1 TL Honig
1 Knoblauchzehe
Salz

■ *Spinat putzen, waschen und in schmale Streifen schneiden. Zwiebel fein hacken, Apfel in kleine Würfel schneiden. Die Radieschen in feine Streifen schneiden und die Tomate achteln. Vorsichtig mit der Kresse vermischen. Über das ganze eine Marinade aus Öl, Essig, Salz, der zerdrückten Knoblauchzehe und dem Honig mischen, diese über den Salat geben und einmal locker durchmischen.*

Sommerpunsch

250 g Brombeeren
250 g Sauerkirschen
2 kleine Äpfel
2 Birnen
80 g Zucker
1 Tasse kalter Tee
1 Flasche Sekt (trocken)
1 Flasche Rotwein
2 EL Zitronensaft

■ *Die Früchte waschen, Kirschen entsteinen, Äpfel und Birnen schälen, entkernen und in kleine Würfel schneiden. Alle Früchte in ein Bowlegefäß geben, mit dem Zucker und dem Zitronensaft vermischen und 1 – 2 Stunden ziehen lassen. Nun den Rotwein zugeben und nochmals für 2 Stunden ziehen lassen. Dabei kalt stellen. Vor dem Servieren den Sekt zugeben.*

Erntefrisches für den Herbst

Dinkelknödel

250 g alte Dinkelbrötchen
1/8 l Milch
1 kleine Zwiebel
1 EL Butter
2 Eier
1 Bund Petersilie
Salz, Pfeffer

■ *Die Dinkelbrötchen in dünne Scheiben schneiden und mit der lauwarmen Milch übergießen. Petersilie und Zwiebel kleinhacken, in Butter andünsten und zusammen mit den Eiern unter die Brötchen kneten. Den Teig mit Salz und Pfeffer abschmecken und 15 Minuten ruhen lassen. Nun die Hände anfeuchten und aus dem Teig Knödel formen. Bei schwacher Hitze im Wasser 20 Minuten garen lassen.*

Apfel-Birnen-Marmelade

500 g Äpfel
500 g Birnen
750 g Gelierzucker
2 Vanilleschoten
4 cl Apfelschnaps
(Calvados)

■ *Äpfel und Birnen gut abwaschen, schälen, entkernen und in kleine Scheiben schneiden. Zusammen mit dem Gelierzucker in einen Topf geben, unter ständigem Rühren zum Kochen bringen und 5 Minuten kochen lassen (dabei weiterrühren!). Calvados zugeben, in Einmachgläser geben und gut verschließen.*

Sellerie-Apfelsalat

2 kleine Sellerieknollen
1 Apfel
1 EL Öl
1 EL Weinessig
1/2 Tasse Buttermilch
Salz, Pfeffer
Petersilie, Quendel,
Bertram, Schnittlauch

■ *Sellerieknollen putzen, schälen, in Scheiben schneiden und ca. 30 Minuten im Wasser gar kochen. Herausnehmen, abtropfen lassen und kalt stellen. Äpfel schälen, entkernen und in dünne Scheiben schneiden. Aus Buttermilch, zerhackten Kräutern, Öl, Essig, Salz und Pfeffer eine Marinade rühren. Sellerie- und Apfelscheiben dazugeben, kalt stellen und durchziehen lassen.*

Kürbissuppe

100 g Kürbisfleisch
10 g Dinkelvollkornmehl
1 kleine Zwiebel
1 EL Butter
2 Tomaten
1/2 l Gemüsebrühe
1/2 Bund Suppengrün
Salz, schwarzer Pfeffer

■ *Butter in einem Topf schmelzen, darin die kleingehackte Zwiebel andünsten, mit Mehl stauben. Mit der Gemüsebrühe auffüllen und die Suppe einmal aufkochen lassen. Nun die Tomaten, das Suppengrün und das kleingeschnittene Kürbisfleisch zugeben und alles zusammen weich kochen. Mit dem Pürierstab alles zerkleinern, abschmecken und servieren.*

Hirschgulasch mit Sellerie

400 g Hirschgulasch
1/2 TL Koriander
1/2 kleine Sellerieknolle
1/2 TL Kubeben
3 Wachholderbeeren
1 Zwiebel
1 EL Öl
1/4 l Rotwein
1/8 l Sahne, Salz

■ *Die Hirschwürfel salzen und in heißem Öl in einem Topf rundum anbraten. Gehackte Zwiebel dazugeben, kurz wenden, dann mit der Hälfte des Weins und ein wenig Wasser ablöschen, ca. 35 Minuten kochen lassen. Den zerkleinerten Sellerie, den Koriander, die Wacholderbeeren und den Kubebenpfeffer zugeben und für eine Stunde bei kleiner Hitze schmoren lassen. Nach und nach den restlichen Rotwein, Wasser oder Brühe zugeben. Sobald das Fleisch weich ist mit der Sahne abschmecken und sofort heiß servieren.*

Dinkelgrießauflauf mit Früchten

125 g Dinkelgrieß
1/2 l Milch
20 g Butter
Salz
40 g Butter
2 Eigelb
2 Eiweiß
50 g Fruchtzucker
200 g Apfel- oder Birnenscheiben

■ *Edelstahlkochtopf mit Butter einfetten und die Milch darin zum Sieden bringen. Eine Prise Salz zugeben. Unter ständigem Rühren den Dinkelgrieß zugeben und bei schwacher Hitze eindicken lassen. Butter, Eigelb und Fruchtzucker schaumig schlagen. Eiweiß separat steif schlagen. Beides der erkalteten Grießmasse beimengen. Die Hälfte der Masse in eine gefettete Auflaufform geben, darüber eine Schicht der Früchte legen, darauf den Rest der Masse geben. Im Backofen bei 220 Grad ca. 40 Minuten backen.*

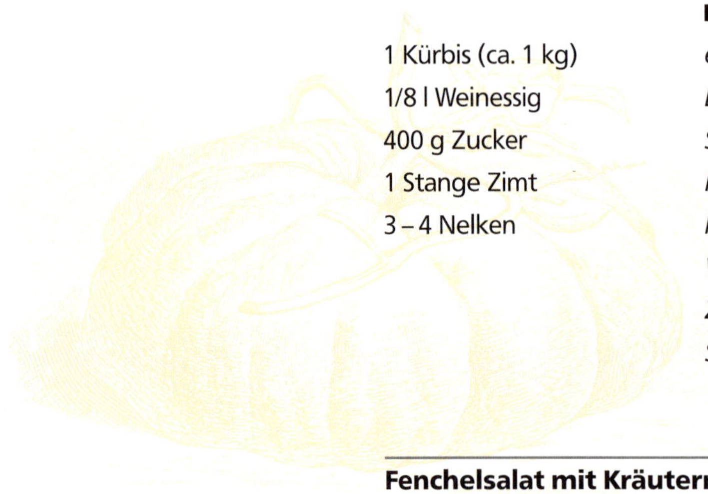

Kürbis süß-sauer

1 Kürbis (ca. 1 kg)
1/8 l Weinessig
400 g Zucker
1 Stange Zimt
3 – 4 Nelken

■ *Kürbis vierteln, mit einem Löffel die Kerne entfernen, schälen und in kleine Würfel schneiden. Etwas Wasser und die Hälfte des Weinessigs in eine Steingutschüssel geben und die Kürbiswürfel über Nacht darin einlegen. Nun die Kürbisstückchen herausnehmen und abtropfen lassen. Restlichen Weinessig, Zucker, die Nelken und das Mark der Zimtstange zugeben und aufkochen lassen. Am Schluß die Würfel zugeben und leicht glasig kochen.*

Fenchelsalat mit Kräutern

2 Fenchelknollen
Saft einer 1/2 Zitrone
1 EL Öl
1 EL Weinessig
1/8 l süße Sahne
Petersilie, Dill, Bertram,
Quendel, Zitronenmelisse
Salz, Pfeffer, 1 Prise Zucker

■ *Fenchelknollen putzen, das zarte Grün entfernen und für die Dekoration beiseite legen. Fenchel abwaschen, grob raspeln, zusammen mit Zitronensaft in eine Schüssel geben und 10 Minuten ziehen lassen. Die Kräuter klein hacken und zusammen mit Essig, Öl, Salz, Pfeffer und Sahne zu einer Marinade verarbeiten. Mit Zucker abschmecken, Fenchel zugeben und kräftig durchmischen. Nochmals kurz ziehen lassen, servieren und mit dem kleingehackten Grün des Fenchels garnieren.*

Gefüllte Melone

1 kleine Wassermelone
1 kleiner Apfel
1 kleine Birne
1 Handvoll Weintrauben
1 Orange
1 EL Honig
1/8 l Apfelsaft

■ *Die Melone halbieren und aushöhlen, das Fruchtfleisch zerkleinern. Apfel, Birnen und Orange schälen, zusammen mit Weintrauben kleinschneiden. Alles zusammengeben und mit Apfelsaft und Honig vermischen. Den so entstandenen Fruchtsalat in die Melonenhälften füllen.*

Herzhaftes für den Winter

Eßkastaniensuppe

250 g Eßkastanien
3/4 l Gemüsebrühe
1/8 l Weißwein
1 Zwiebel
1 EL Butter
1 MS Nelkenpulver
Salz, Zucker

■ *Die Kastanien schälen und in kochendem Wasser aufbrühen. Nun von ihrer Haut befreien, Zwiebel hacken und beides in Butter andünsten, mit dem Weißwein aufgießen und die Kastanien weich köcheln lassen. Anschließend die weichen Kastanien durch ein Sieb passieren. Den so entstandenen Brei zusammen mit der Gemüsebrühe zurückgießen und unter kräftigem Rühren aufkochen lassen. Mit Zucker oder Salz abschmecken und kurz vor dem Servieren noch das Nelkenpulver zugeben.*

Borschtsch-Suppe

250 g mageres Rindfleisch
3 rote Bete
1 Tasse Weißkohl
3 Kartoffeln
1 Zwiebel
2 Karotten
2 EL Butter
1 Knoblauchzehe
1 Bund Petersilie
1/8 l saure Sahne
Salz, schwarzer Pfeffer

■ *Etwas weniger als 1 Liter Wasser zum Kochen bringen. Salz, Pfefferkörner und Knoblauch zugeben. Kleingewürfeltes Rindfleisch dazugeben und eine halbe Stunde kochen lassen. Rote Bete waschen, schälen (Handschuhe tragen) und kleinwürfeln. Zwiebeln hacken, Karotten in Scheiben schneiden. Zusammen mit dem gehobelten Weißkohl in etwas Butter andünsten und in die Fleischbrühe geben. Bei mittlerer Hitze garkochen lassen. Suppe mit Salz und Pfeffer abschmecken und vor dem Servieren die Sahne darübergeben.*

Vollkornpfannkuchen

1 Ei
1/4 l Milch
100 g Dinkelvollkornmehl
2 Äpfel
2 EL Preiselbeerkompott
Öl

■ *Ei, Milch, Salz und Mehl zu einem Teig rühren und ca. eine halbe Stunde stehen lassen. Dann Pfannkuchen backen. Die Äpfel schälen, entkernen und in 0,5 cm dicke Scheiben schneiden. In einem Topf mit ganz wenig Wasser dünsten, die Äpfel in die Pfannkuchen füllen und das Kompott dazu servieren.*

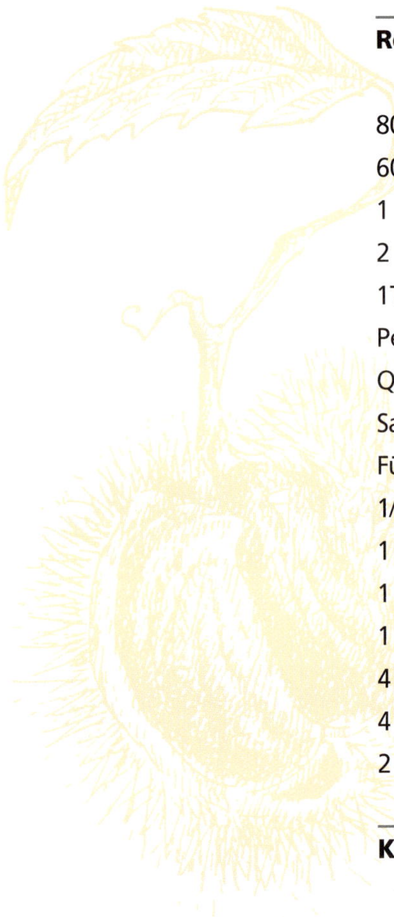

Rehkeule mit Eßkastanien

800 g Rehkeule
60 g Speck (zum Spicken)
1 kleine Zwiebel
2 EL Öl
1TL Kräuter (Majoran, Petersilie, Basilikum, Quendel)
Salz, schwarzer Pfeffer
Für die Marinade:
1/4 l Rotwein
1 Zwiebel
1 Bund Suppengemüse
1 Zweig Quendel, Petersilie
4 EL Weinessig
4 EL Öl
2 Lorbeerblätter

■ *Rehkeule enthäuten und mit dem Speck spicken. Zwiebel und Kräuter kleinhacken und zusammen mit Suppengemüse, Essig, Öl, den Lorbeerblättern und dem Rotwein eine Marinade herstellen. Die Rehkeule in einen Gefrierbeutel geben, mit der Marinade auffüllen und gut verschließen. Das ganze mindestens über Nacht ziehen lassen (mehrmals wenden).*
Zum Braten das Fleisch vorsichtig abtupfen und in eine gut eingeölte Bratreine geben, dazu die Zwiebel. Mit Wein und Fleischbrühe angießen. Den Ofen auf 220 Grad vorheizen. Die Garzeit liegt bei ca. 10 – 15 Minuten pro 500 g Fleisch.

Kohlrüben mit Walnüssen

400 g Kohlrüben
1 EL Öl
1 Zwiebel
1/8 l Saure Sahne
2 TL Kerbel
2 EL gehackter Walnüsse
Salz, weißer Pfeffer, Muskatnuß

■ *Kohlrüben putzen und vom Grün befreien. Rübe in 1 cm dicke Stifte schneiden. Zwiebel fein hacken und in dem Öl glasig dünsten. Kohlrabistifte dazugeben und mitbraten, bis sie vollkommen vom Öl überzogen sind. Nun mit Salz, Pfeffer und Muskat würzen. Mit wenig Wasser aufgießen und zugedeckt 5 – 8 Minuten bißfest garen. Den Kerbel und das feine Kohlrabigrün kleinhacken, unter das Gemüse mischen, kurz mitdünsten. Dann Saure Sahne einrühren, Walnüsse darüberstreuen und servieren. Dazu kann Naturreis oder Kartoffeln gereicht werden.*

Fischragout

400 g Goldbarsch
200 g Sellerie
1 Zwiebel
4 Karotten
4 Tomaten
1/16 l Weißwein
Thymian, Dill,
Petersilie, Lorbeer
Salz, schwarzer Pfeffer

■ *Den Fisch in Stücke teilen und salzen. Karotten waschen und kleinschneiden. Tomaten mit heißem Wasser überbrühen und schälen. Beides klein schneiden. Öl in eine Pfanne geben und zuerst die Zwiebel glasig dünsten, dann den Fisch zugeben und 5 Minuten dünsten, anschließend den Rest zugeben. Wein darübergießen und in einer Pfanne mit Deckel bei sehr schwacher Hitze in 30 – 40 Minuten garen. Mit gehackter Petersilie garnieren und Petersilienkartoffeln oder Vollkorngebäck dazu reichen.*

Dinkelmehlklöße

250 g Dinkelmehl
1 EL Butter
2 Eier
1/8 l Milch
10 g Hefe
1 TL Salz

■ *Das Mehl in eine Schüssel geben, eine Vertiefung machen. Die Hefe in lauwarmer Milch auflösen und die Eier und Butter dazugeben. Das ganze in das Mehl hineinrühren und den entstandenen Teig kräftig durchkneten. Zugedeckt eine Stunde gehen lassen. Teig nochmals kurz kneten. Mit nassen Händen Klöße herausformen und diese nochmals etwa 10 Minuten gehen lassen. In leicht kochendem Salzwasser köcheln lassen.*

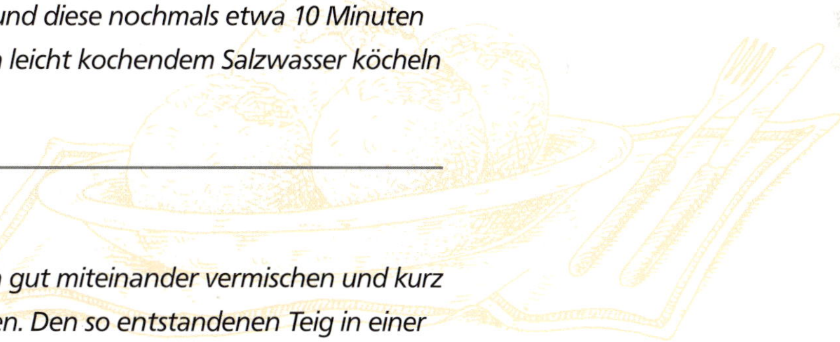

Quittenwürfel

200 g Zucker
1/2 kg dickes Quittenmus
50 g Hagebuttenmark
15 g Galgantpulver
10 g Bertram
1 g Kardamom

■ *Alle Zutaten gut miteinander vermischen und kurz aufkochen lassen. Den so entstandenen Teig in einer 1 cm dicken Schicht auf ein leicht gefettetes Backblech aufstreichen und trocknen lassen (mehrere Tage). Ist alles durchgetrocknet, den Teig in kleine Würfel (1 cm x 1 cm) schneiden und nochmals 4 bis 5 Tage nachtrocknen lassen. Vom Blech nehmen und in einer Keksdose aufbewahren.*

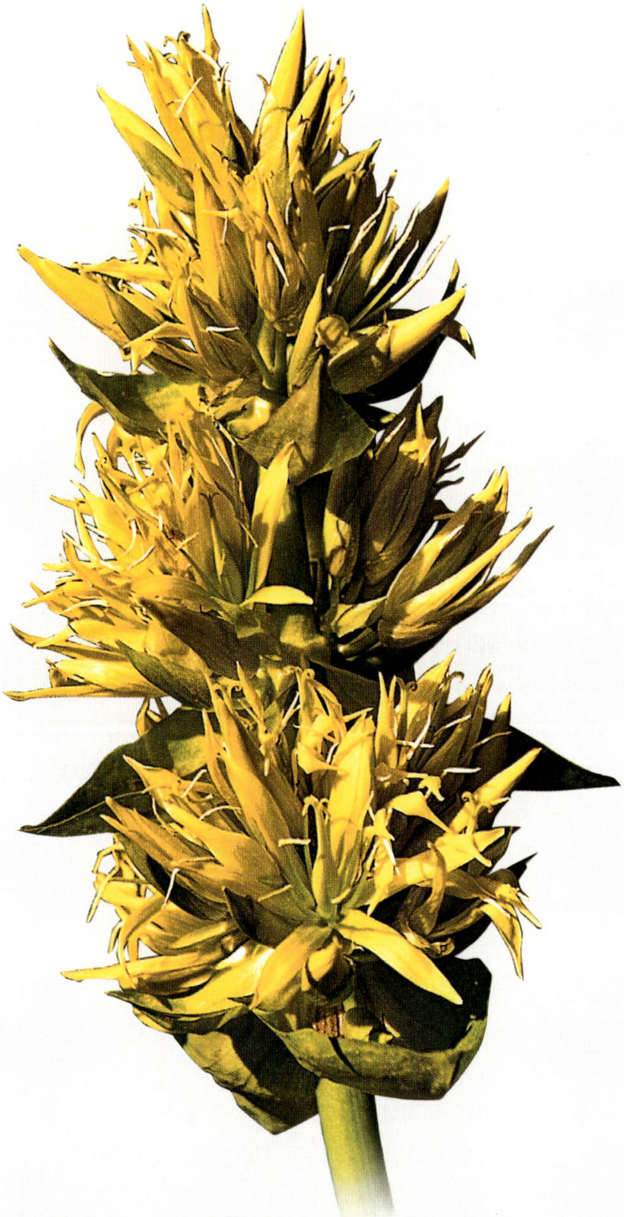

Heilpflanzen von A – Z

■ Die Kräutermedizin der Klöster war eine der wenigen Möglichkeiten zur Behandlung von Kranken im Mittelalter. Hildegard von Bingen brachte sie in Zusammenhang mit der Volksmedizin, überliefertem Wissen der Antike sowie ihren eigenen Beobachtungen, Erkenntnissen und Visionen. Daraus entstanden ihre beiden naturkundlichen Werke »Causae et curae« (Heilwissen) und »Physica« (Heilkraft der Natur), die die Grundlage der bis heute überlieferten Hildegard-Heilkunde sind.

Die Heilpflanzen

Hildegard war eine bemerkenswerte Frau mit außergewöhnlichen Fähigkeiten. Auf medizinischem Gebiet bestand eine dieser Fähigkeiten in einer ausgezeichneten Beobachtungsgabe im Bezug auf Krankheiten, deren Ursache und Behandlung. Eine der wenigen Möglichkeiten zur Behandlung von Kranken war im Mittelalter die Kräutermedizin der Klöster. Hildegard brachte diese in Zusammenhang mit der Volksmedizin, überliefertem Wissen der Antike, eigenen Beobachtungen und Erkenntnissen und ihren Visionen. Daraus entstanden ihre beiden Werke „Causae et curae" (Heilwissen) und „Physica" (Heilkraft der Natur).

■ *Bei Hildegard bezieht sich „warm" auf die Seele und „kalt" auf den Körper. Nur wenn beides im Einklang ist, ist der Mensch gesund.*

Im Vorwort zum ersten Buch der „Physica", das von den Pflanzen handelt, heißt es: *„Aber jedes Kraut ist entweder warm oder kalt, und so wächst es, weil die Wärme der Kräuter ihre Seele bezeichnet und die Kälte den Leib: und somit leben sie gemäß ihrer Art, wenn sie entweder an Wärme oder an Kälte überreich sind. Wenn nämlich alle Kräuter warm wären und keines kalt, würden sie in den sie Gebrauchenden Gegensätzliches auslösen. Wenn aber alle kalt wären und keines warm, würden sie ebenfalls in den Menschen ein Ungleichgewicht erzeugen, weil die warmen der Kälte und die kalten der Wärme des Menschen widerstehen."*

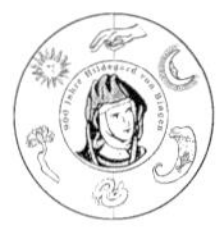

Aber jedes Kraut ist entweder warm oder kalt, und so wächst es, weil die Wärme der Kräuter ihre Seele bezeichnet und die Kälte den Leib.

Bei Hildegard bezieht sich „warm" auf die Seele und „kalt" auf den Körper. Nur wenn beides im Einklang ist, ist der Mensch gesund. Ähnlich verhält es sich mit ihrer Einteilung der Pflanzennatur in „feucht" und „trocken". In der „Physica" beschreibt Hildegard insgesamt über 200 Pflanzen. Selbstverständlich können hier nicht alle aufgezählt werden. So ist nur ein Teil der Heilpflanzen in alphabetischer Reihenfolge wiedergegeben. Verzichtet wurde z. B. auf Pflanzen, die Hildegard selbst als Unkraut bezeichnet, oder solche, deren mögliche giftige Inhaltsstoffe einen bei Hildegard aufgeführten therapeutischen Nutzen zunichte machen würden.

Leitfaden zur Interpretation der „Physica"

Das Original der „Physica" ist bis heute nicht aufgetaucht. Erste Abschriften erschienen erst 150 – 300 Jahre nach dem Tod Hildegards. Eine erste vollständige Übersetzung ins Deutsche gab es erst in den achtziger Jahren dieses Jahrhunderts. Trotz der unbestrittenen visionären Kraft der heiligen Hildegard sollten wir die hier abgedruckten Zitate nicht blind übernehmen. Die „Physica" ist ein Werk des Mittelalters und daher auch vornehmlich für diese Zeit bestimmt und richtig.

■ *Die „Physica" ist ein Werk des Mittelalters. Ihre Übertragbarkeit in die heutige Zeit muß kritisch und eigenverantwortlich geprüft werden.*

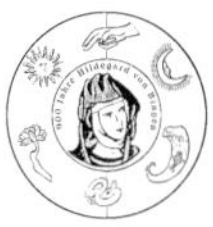

Werden sie aber von jemandem genommen, so soll er dies mit dem rechten Maß und bei Bedarf vernünftig gebrauchen.

Manche der darin erwähnten Pflanzen können heute nicht mehr eindeutig zugeordnet werden. Einige der verwendeten Krankheitsbezeichnungen sind trotz vieler Bemühungen immer noch unklar, für andere gibt es keine Übersetzung. Die „Physica" ist nicht als abgeschlossen zu verstehen, und wenn Hildegard heute noch leben würde, hätte sie bestimmt viele neue Einträge hinzugefügt. Daher ist jeder Mensch gefordert, eigenverantwortlich und im Sinne Hildegards alte Einträge auf ihre Übertragbarkeit in die heutige Zeit zu überprüfen und neue, für sich gültige Einträge zu erstellen.

Leitfaden zur Heilkräuteranwendung

Die Liste der Heilkräuter und ihre Anwendung stellt keinen medizinischen Ratgeber oder gar eine Liste von „Wundermitteln" gegen jegliche Art von Krankheiten dar. Nicht alles, was aus der Natur kommt, ist „gut" und „unschädlich". Bedenken wir nur die Giftigkeit von Knollenplätterpilzen, Tollkirschen oder der Herbstzeitlosen. Vor jeder Anwendung ist unbedingt ein Arzt, Heilpraktiker oder mit der Hildegard-Heilkunde vertrauter Apotheker aufzusuchen. Mit seinem Wissensschatz und seiner Fachkenntnis ist ein solcher Experte unerläßlich für die Diagnose. Ebenso verhält es sich bei der Auswahl und Dosierung der Heilmittel. Die hier angegebenen Rezepte dienen nur zur Orientierung und als Anregung, um bei der Auswahl von Heilmitteln gezielt nachfragen zu können. Es ist jedoch unbedingt angeraten, Menge und Dosierung zusammen mit einem Fachmann oder einer Fachfrau auf die jeweilige Diagnose und deren Therapie abzustimmen. Nur so können die Heilmittel auch wirksam sein. Wird dies nicht beachtet, so wird meist mehr Schaden als Nutzen erzielt. Hildegard von Bingen schreibt dazu:

„Werden sie aber von jemandem genommen, so soll er dies mit dem rechten Maß und bei Bedarf vernünftig gebrauchen [...]. Gleichsam wie der Staub der Erde dem Menschen schadet, wenn er in einatmet, so bringen auch diese Kräuter dem Menschen mehr Schaden als Gesundheit, wenn er sie nicht ordnungsgemäß nimmt."

Akelei (Aquilegia vulgaris)

„Die Akelei ist kalt. Und ein Mensch, in dem Anfälle, was »selega« genannt wird, zu entstehen beginnen, der esse rohe Akelei, und die Anfälle verschwinden."

So beschreibt Hildegard die Wirkungsweise dieser von Mai bis Juni blühenden Pflanze. Erkennbar ist das Gewächs vor allen an der Blütenfarbe, die von blau bis ins rötliche hineinreichen kann. Im übrigen wird die Akelei auch bei anderen Krankheitsbildern empfohlen.

„Aber auch wer viel Schleim auswirft, der beize Akelei in Honig und esse sie oft, und der Schleim nimmt ab, und sie reinigt ihn so. Wer aber Fieber hat, der zerstoße Akelei, und er seihe ihren Saft durch ein Tuch, und diesem Saft gebe er Wein bei, und so trinke er oft, und es wird ihm besser gehen."

Aber auch wer viel Schleim auswirft, der beize Akelei in Honig und esse sie oft, und der Schleim nimmt ab, und sie reinigt ihn so.

■ *Die heilende Wirkung der Akelei wurde von Hildegard entdeckt.*

Verwendeter Pflanzenteil (Ernte):
Akeleikraut (vor und während der Blüte)

- ▶ Indikation 1: Mandelentzündung, Bronchitis, Katarrh der oberen Luftwege, Schnupfen
- ▶ Anwendung: Ca. 1 Eßlöffel feingeschnittenes Akeleikraut auf 1 Glas Honig geben und gut vermischen.

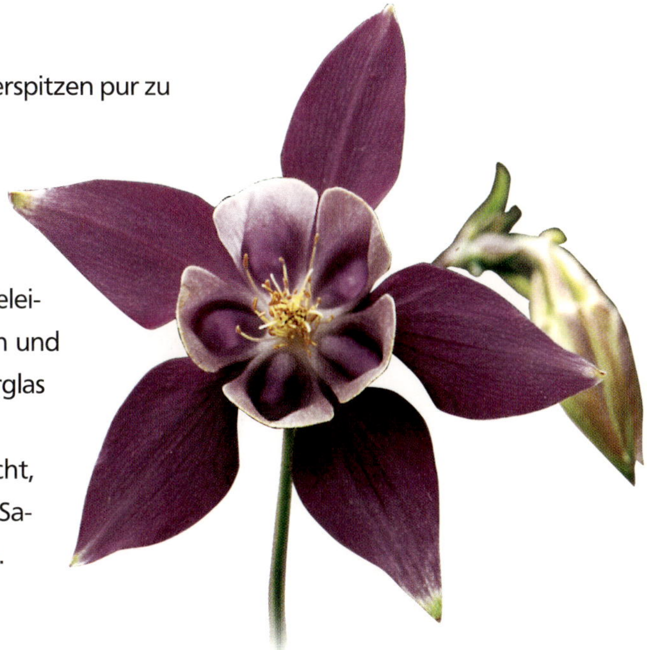

Zwei- bis dreimal täglich 3 Messerspitzen pur zu sich nehmen.

- Indikation 2: Fieber, bei fiebrigen Erkältungen als unterstützendes Heilmittel
- Anwendung: 3–5 Tropfen Akeleisaft in 1/8 Liter Weißwein geben und über den Tag verteilt je 1 Likörglas voll davon trinken.
- Wichtig: Es besteht der Verdacht, daß die Akelei, besonders ihr Samen, ein schwaches Gift enthält.

Die Akeleipflanze gibt es in jeder Gärtnerei. Sie benötigt viel Sonne und einen mäßig feuchten Boden.

Alant (Inula helenium)

„Der Alant ist von warmer und trockener Natur und hat nützliche Kräfte in sich. Und das ganze Jahr über soll er sowohl dürr als auch grün in reinen Wein gelegt werden. Aber nachdem er sich im Wein zusammengezogen hat, schwinden die Kräfte in ihm, und dann soll er weggeworfen werden und neuer eingelegt werden. Und wer in der Lunge Schmerzen hat, der trinke ihn täglich mäßig vor dem Essen und nach dem Essen, und das Gift – das ist der Eiter – nimmt er aus seiner Lunge weg, und er unterdrückt die Migräne und reinigt die Augen."

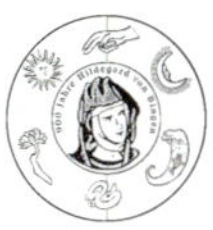

Der Alant ist von warmer und trockener Natur und hat nützliche Kräfte in sich. Und wer in der Lunge Schmerzen hat, der trinke ihn täglich mäßig vor dem Essen und nach dem Essen, und das Gift – das ist der Eiter – nimmt er aus seiner Lunge weg.

Beim Alant empfiehlt Hildegard im übrigen eine vorsichtige Dosierung. Zuviel sollten Sie auf keinen Fall trinken, da sich ansonsten die Wirkung ins Gegenteil verkehren würde und der Körper zusätzlich geschwächt wird. Außerdem beobachtete Hildegard, daß Alant nur dann zu empfehlen sei, wenn der Patient ausschließlich an „Lungenschmerzen" laboriert. Kommen andere Symptome hinzu, ist das Mittel eher schädlich.

Verwendeter Pflanzenteil (Ernte):
Alantwurzel (Herbst oder zeitiges Frühjahr)
Alantkraut (vor und während der Blüte)

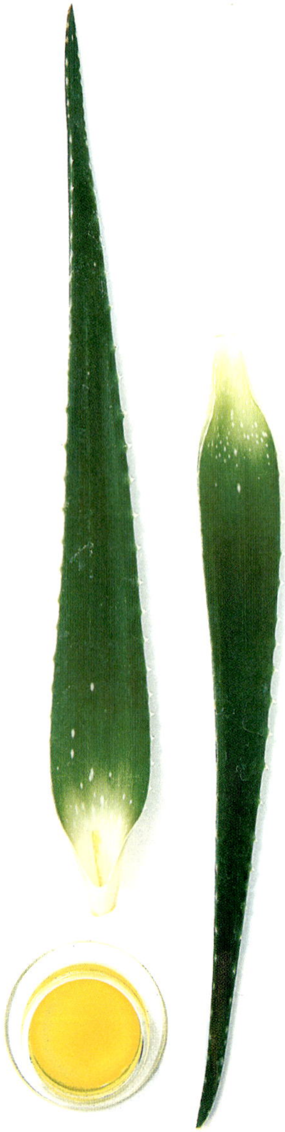

- Indikation: akute eitrige Lungenentzündung, akute Tbc, akute Migräne, als Augenheilmittel
- Anwendung: Alantwurzel oder getrocknetes Alantkraut in Wein einlegen und dreimal täglich je ein Eßlöffel vor und nach dem Essen einnehmen. Wein immer frisch zubereiten.
- Wichtig: Alant in großen Mengen genossen ist giftig! Anwendung nur nach Vorschrift der Apotheke.

Aloe (Aloe barbadensis, Aloe ferox)

„Der Saft dieses Krautes ist warm und hat große Kraft. Und wer Gelbsucht hat, der lege Aloe in kaltes Wasser, und morgens sowie wenn er schlafen geht, trinke er, und dies tue er drei- oder viermal, und er wird geheilt werden."

Verwendeter Pflanzenteil (Ernte):
Aloeblätter (während der Wachstumsphase)

- Indikation: Gelbsucht
- Anwendung: Maximal 0,1 g Aloepulver abends mit einem Glas Wasser ansetzen, am Morgen in ein zweites Glas geben (ohne den Aloe-Bodensatz) und trinken. Auf die gleiche Weise nun ein zweites Glas für den Abend zubereiten. 3 – 4 Tage hintereinander durchführen.
- Wichtig: Aloe nicht während der Schwangerschaft oder Stillzeit, bei Darmverschluß, Hämorrhoiden, Nierenschäden oder während der Menstruation anwenden.

Und wer Gelbsucht hat, der lege Aloe in kaltes Wasser und trinke dies drei- oder viermal.

■ *Aloe liebt trockene Böden und einen sonnigen Platz. Sie muß im Haus überwintern, da Frost sie schädigt.*

Andorn (Marubium vulgare)

Für Hildegard von Bingen war Andorn fast ein Wundermittel, das für die verschiedensten Krankheitsbilder eingesetzt werden konnte. Möglicherweise wurde diese Pflanze deswegen ein bißchen zu viel gesammelt. Heute ist Andorn vom Aussterben bedroht, alle wildwachsenden Pflanzen gelten als geschützt und dürfen nicht gepflückt werden.

„Und wer in der Kehle krank ist, der koche Andorn in Wasser, und er siebe jenes gekochte Wasser durch ein Tuch, und er füge zweimal so viel Wein bei, und er lasse es nochmals in einer Schüssel aufkochen unter Beigabe von genügend Fett, und so trinke er es oft, und er wird in der Kehle geheilt werden. Aber auch wer Husten hat, der nehme Fenchel und Dill in gleichem Gewicht und er füge ein Drittel Andorn bei, und er koche das mit Wein, und dann siebe er es durch ein Tuch und trinke es, und der Husten wird weichen. Und wer kranke und gebrochene Eingeweide hat, der koche Andorn mit Wein unter Beigabe von genügend Honig. Und dieses Gekochte schütte er in einen Topf und trinke es oft abgekühlt, und die Eingeweide werden geheilt."

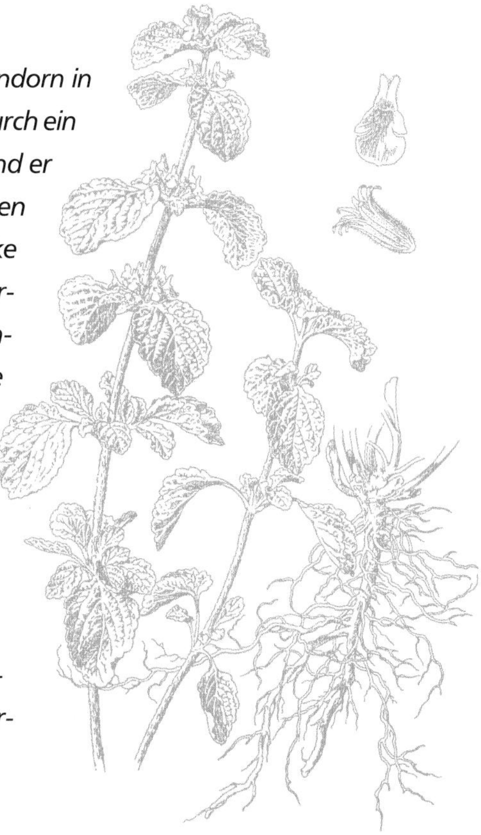

Verwendeter Pflanzenteil (Ernte):
Andornkraut (vor und während der Blüte)

- **Indikation 1:** Mandel-, Rachen- und Halsentzündungen
- **Anwendung:** 1 Eßlöffel Andornkraut mehrere Minuten in wenig Wasser kochen, abseihen und in das Wasser ein Glas Wein und etwas Butter oder Sahne geben. Nochmals aufkochen und warm trinken.

■ *Andorn ist anspruchslos und wächst auf sandigem und steinigem Boden.*

Und wer kranke und gebrochene Eingeweide hat, der koche Andorn mit Wein unter Beigabe von genügend Honig. Und dieses Gekochte schütte er in einen Topf und trinke es oft abgekühlt, und die Eingeweide werden geheilt.

- **Indikation 2:** einfacher Husten
- **Anwendung:** Fenchelkraut (4 EL), Dillkraut (4 EL) und Andornkraut (3 EL) zusammen mit einer Flasche Wein ca. 5 Minuten kochen. Abseihen und in sterile Flasche füllen. Davon dreimal täglich ein volles Likörglas (Zimmertemperatur) trinken.
- **Indikation 3:** Eingeweide-, Leistenbrüche (Bindegewebsschwäche)
- **Anwendung:** 1 EL Andornkraut und 1 Glas Wein ca. 5 Minuten kochen, abseihen und 3 EL Honig zugeben. Dreimal täglich kühl trinken.

Wichtig: Andorn steht unter Naturschutz. Alle wild wachsenden Pflanzen sind geschützt!

Aronstab (Arum maculatum)
Vorsicht giftig!

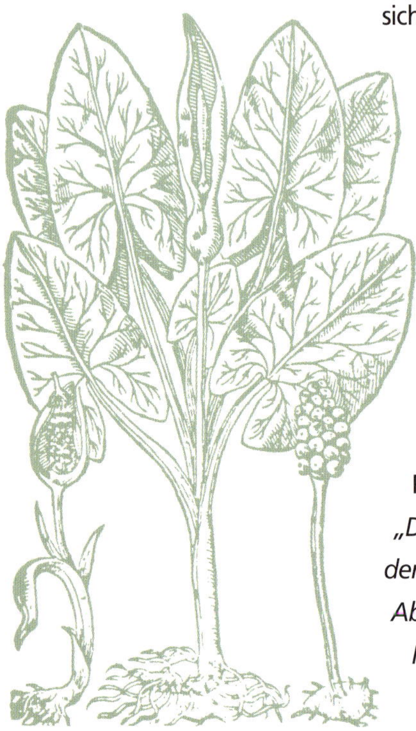

Der Aronstab ist ein Musterbeispiel für Hildegards Ansicht, daß die körperlichen Krankheiten des Menschen stets mit seiner Psyche in unmittelbarem Zusammenhang stehen. So solle ein trauriger Mensch *„in dem die Melancholie wächst"*, den Wein mit der gekochten Wurzel trinken und es werde ihm besser gehen. Inwieweit diese Therapie tatsächlich funktioniert hat, entzieht sich leider der heutigen Kenntnis, doch dürfte sie zumindest vom gesamtgesundheitlichen Standpunkt aus nicht schädlicher sein, als die Bombardierung mit Psychopharmaka. Im übrigen beschrieb Hildegard die Pflanze und ihre Eigenschaften folgendermaßen: *„Der Aronstab ist weder lauwarm noch zu stark, sondern er hat gleichmäßige und maßvolle Wärme [...]. Aber auch ein Mensch, der ein schleimiges Fieber im Magen hat, aus dem verschiedenartiger Schüttelfrost erwächst, der koche die Wurzel des Aronstabs in reinem Wein, und dann lasse er es abkühlen, und dann tauche er einen erhitzten Stahl in diesen Wein, und er wärme ihn so wieder, und so warm trinke er dies, und es nimmt den Schleim, der in seinem Magen ist und das Fieber von ihm weg wie das Feuer den Schnee zum Schmelzen bringt."*

Und ein Mensch, in dem die Melancholie wächst, der hat ein finsteres Gemüt und ist immer traurig.Und dieser trinke oft den Wein mit der gekochten Aronwurzel, und sie mindert die Melancholie in ihm.

■ *Beim Aronstab handelt es sich um einen Farn. Wird er im Kräutergarten angepflanzt, so ist zu bedenken, daß er giftig ist . Vorsicht bei Kindern!*

Verwendeter Pflanzenteil (Ernte):
Aronstabwurzel (August – Oktober)

► Indikation: Magenverschleimung, Gastritis, Dyspepsie (Verdauungsstörung, -schwäche), Melancholie, Depression, Schwermut, klimakterische Verstimmungen, Reizbarkeit

► Anwendung: Sämtliche Pflanzenteile des frischen Aronstabes sind giftig! Eine Anwendung nur nach vorheriger Rücksprache mit einem Arzt oder Apotheker durchführen!

Bachbunge (Veronica beccabunga)

„Die Bachbunge ist von warmer Natur, und wer daraus ein Mus kocht unter Beigabe von Fett oder Öl, und sie so ißt, der erleichtert seinen Bauch durch Abführen wie mit einem Trank. Und auch gegessen unterdrückt sie die Gicht."

■ *Die Bachbunge liebt feuchten Boden und trägt blaue Blüten.*

Die Bachbunge bevorzugt schlammige Untergründe oder feuchte Gräben. Sie gehört zur Familie der Rachenblütler.

Verwendeter Pflanzenteil (Ernte):
Bachbungenkraut (während der Vegetationsperiode)

- ▶ Indikation: Verstopfung, Verdauungsstörungen, Hämorrhoiden, Gicht
- ▶ Anwendung: Zubereitung wie Spinat. Je 3 Handvoll in etwas Butter gedünstet und über den Tag verteilt gegessen sind ausreichend.

Basilikum (Ocimum basilicum)

Aber ein Mensch, der an seiner Zunge eine Lähmung hat, der lege Basilikum unter seine Zunge, und er wird die Sprache wiedererlangen.

Basilikum läßt sich gut in einem Zimmerkräutergarten ziehen oder im Töpfchen kaufen. Er dient besonders auch in der italienischen Küche als schmackhaftes Küchengewürz.

„Das Basilikum ist kalt [...]. Aber auch wer starke Fieber hat, entweder Dreitage- oder Viertagefieber, der koche Basilikum in Wein und gebe Honig bei, und er seihe das und er trinke das oft nüchtern und nach dem Essen des Abends, und die Fieber in ihm werden weichen."

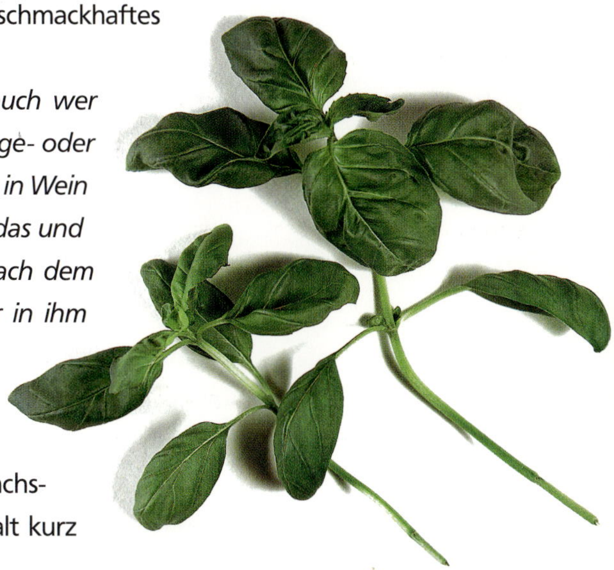

Verwendeter Pflanzenteil (Ernte):
Basilikumkraut (während der Wachstumsphase höchster Wirkstoffgehalt kurz vor der Blüte)

- ▶ Indikation: Drei- und Viertagefieber (Malaria?)

▶ Anwendung: 1 Bund Basilikum in 1 Liter Wein ca. 10 Minuten kochen, abseihen und 3 – 4 EL Honig zugeben. Drei Likörgläser über den Tag verteilt trinken, jeweils vor dem Essen. Ein letztes Glas vor dem Schlafengehen.

Beifuß (Artemisia vulgaris)

Der Beifuß besticht durch seine Anspruchslosigkeit und wird noch immer recht häufig in freier Natur gefunden. Vor allem an Bachufern und Waldrändern, gelegentlich aber auch auf stillgelegten Baustellen und an Wegesrändern wächst die Pflanze in sonnigen oder halbschattigen Lagen. Sie fällt dabei jedoch kaum ins Auge – ihre Blüten sind von unscheinbar gelblicher Farbe und viele Menschen neigen dazu, den Beifuß für Unkraut zu halten. Hildegard wußte jedoch viel Nützliches von ihm zu berichten:

„Der Beifuß ist sehr warm, und sein Saft ist sehr nützlich, und wenn er gekocht wird und in Mus gegessen wird, heilt er kranke Eingeweide, und er wärmt den kranken Magen. Aber wenn jemand ißt und trinkt und davon Schmerzen leidet, dann koche er mit Fleisch, oder mit Fett oder in Mus oder in einer anderen Würze und Gemisch den Beifuß und esse ihn, und diese Fäulnis, die der Kranke sich durch frühere Speisen und Getränke zugezogen hat, nimmt er weg und vertreibt sie."

Der Beifuß ist sehr warm, und sein Saft ist sehr nützlich, und wenn er gekocht wird und in Mus gegessen wird, heilt er kranke Eingeweide.

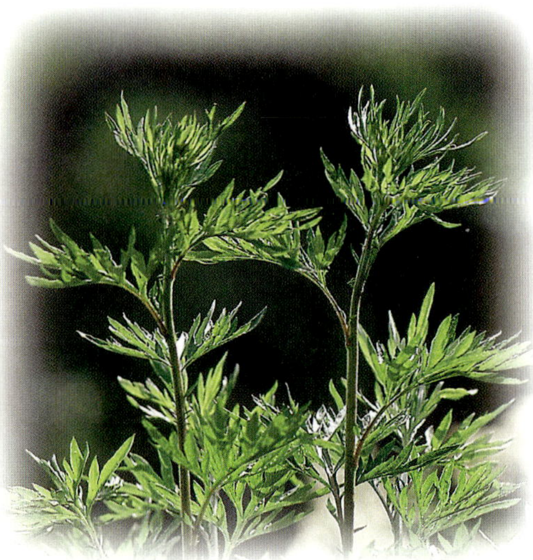

■ *Der Beifuß ist ein anspruchsloser, bis zu 150 cm hoher Korbblütler. Seine Blätter sind oberseitig grün, auf der Unterseite weiß.*

Verwendeter Pflanzenteil (Ernte):
Blätter und Blütenrispen (während des Wachstums)

▶ Indikation: Verdauungsstörungen, Magenschmerzen, Resorptionsstörungen, verdorbener Magen, Magenschleimhautentzündung

▶ Anwendung: Als Gewürz zu fettem Gänse- oder Entenbraten. Aus frischem Kraut kann, wie bei der Bachbunge, ein Spinat als Beilage zubereitet werden.

Bertram (Anacyclus pyrethrum)

Nicht nur Heilung, sondern auch die Prophylaxe (Vorbeugung) behielt Hildegard von Bingen in ihren Schriften stets im Auge. So empfahl sie immer wieder Pflanzen, die auch *„für den gesunden Menschen gut zu essen seien"*, da sie ihn widerstandsfähiger gegen eventuelle Krankheitserreger machen. Wir würden beispielsweise bei ihrer „Bertram-Therapie" wahrscheinlich von einer „Stärkung des Immunsystems" sprechen – ein Begriff, der Hildegard natürlich noch fremd war. Doch was anderes als dies könnte es bedeuten, wenn sie notiert:

„Der Bertram ist von gemäßigter und etwas trockener Wärme, und diese rechte Mischung ist rein und erhält gute Frische. Denn für einen gesunden Menschen ist er gut zu essen, weil er die Fäulnis in ihm mindert und das gute Blut in ihm vermehrt und einen klaren Verstand im Menschen bereitet. Aber auch den Kranken, der schon fast in seinem Körper gestorben ist, bringt er wieder zu Kräften, und im Menschen schickt er nichts unverdaut heraus, sondern bereitet ihm eine gute Verdauung [...]. Aber auch häufig genossen vertreibt er die Brustfellentzündung aus dem Menschen, und er bereitet reine Säfte im Menschen und macht seine Augen klar [...]. Denn wenn ein Mensch ihn oft ißt, vertreibt er von ihm die Krankheit und verhindert, daß er krank wird."

Denn für einen gesunden Menschen ist er gut zu essen, weil er die Fäulnis in ihm mindert und das gute Blut in ihm vermehrt und einen klaren Verstand im Menschen bereitet.

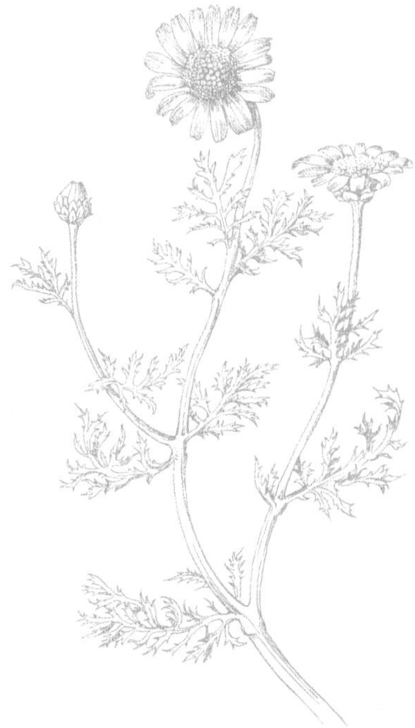

■ *Die Wurzel des römischen Bertram kann bis zu 20 cm lang werden. Er liebt sonnige Lagen und leicht kalkhaltige Böden.*

Verwendeter Pflanzenteil (Ernte):
Bertramwurzel (im Herbst)
Bertramkraut (vor und während der Blütezeit)

- ▶ Indikation: blutreinigend, stärkt den Verstand, Verschleimungen im Kopf, Brustfellentzündungen, Augenmittel, krankheitsvorbeugend, kräftigend, verdauungsfördernd
- ▶ Anwendung: Drei- bis viermal täglich 1 TL Bertrampulver pur oder als Gewürz in Speisen.

Betonie (Betonica officinalis, Stachys officinalis)

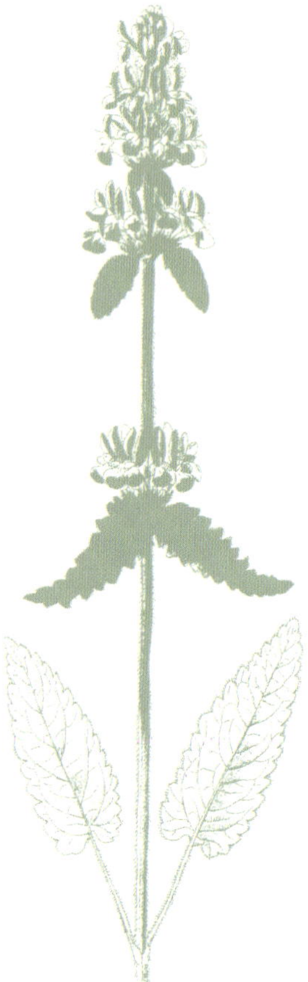

Wie eng zu Hildegards Zeiten das, was wir heute unter wissenschaftlichem Anspruch verstehen mit einer gehörigen Portion Magie vermischt waren, beweist ihre kurze Abhandlung über die Betonie:
„Das Betonienkraut ist warm und bezeichnet in sich die Zeichen der Wissenschaft des Menschen mehr als andere Kräuter, wie auch häusliche und reine Tiere mehr mit dem Menschen verkehren als wilde Tiere [...].“
Abgesehen von dieser vollmundig-blumigen Beschreibung hat das Betoniakraut auch durchaus heilbringende Eigenschaften: *„Und wer von falschen Träumen geplagt zu werden pflegt, der habe Betonienkraut bei sich, wenn er abends schlafen geht und wenn er schläft, und er wird weniger falsche Träume sehen und spüren. [...]“*
Enthalten ist im Hildegard´schen Text allerdings auch eine sehr konkrete Warnung: *„Und niemand esse auf irgendeine Weise Betonienkraut, denn wenn er es ißt, schädigt er seinen Sinn und Verstand, und es macht ihn beinahe wahnsinnig.“*
Im Kräutergarten benötigt die Betonie einen halbschattigen und eher feuchten Standort. Sie gehört zur Familie der Lippenblütler.

Und wer von falschen Träumen geplagt zu werden pflegt, der habe Betonienkraut bei sich, wenn er abends schlafen geht und wenn er schläft, und er wird weniger falsche Träume sehen und spüren.

■ *Im Kräutergarten benötigt die Betonie einen halbschattigen und eher feuchten Standort. Sie gehört zur Familie der Lippenblütler.*

Verwendeter Pflanzenteil (Ernte):
Betonienkraut (vor und während der Blüte)

- Indikation: Alpträume, Schlafstörungen
- Anwendung: Kraut trocknen, schneiden und in einen kleinen Leinensack nähen. Entweder ins Kopfkissen legen, oder während der Nacht auf der Haut tragen.

Brennessel (Urtica dioica, Urtica urens)

Fast jeder hat mit der gemeinen Brennessel schon einmal ungute Erfahrungen gemacht – vor allem Kinder neigen dazu, ihre „brennende“ Wirkung zunächst zu unterschätzen. Doch ungeachtet dieser eher peinigenden

Wirkung auf die menschliche Haut, war und ist die Brennessel aus medizinischer Sicht ein interessantes Gewächs, wie schon Hildegard eindrucksvoll belegen konnte:
„Die Brennessel ist in ihrer Art sehr warm. In keiner Weise nützt es, daß sie roh gegessen wird, wegen ihrer Rauheit. Aber wenn sie frisch aus der Erde sprießt, ist sie gekocht nützlich für die Speisen des Menschen, weil sie den Magen reinigt und den Schleim aus ihm wegnimmt."
Übrigens hatte die Brennessel laut Hildegard auch etliche nützliche Nebenwirkungen für den menschlichen Geist aufzuweisen – vor allem im Kampf gegen Vergeßlichkeit. So sollten konzentrationsschwache und vergeßliche Zeitgenossen die Pflanze zu Saft zerstampfen, etwas Olivenöl beifügen und sich vor dem Gang ins Bett damit die Brust und die Schläfen einreiben. Keine Angst – der Nesselsaft wird dann nicht mehr brennen (etwas erwärmen könnte aber nicht schaden) und angeblich wird dann *„die Vergeßlichkeit in ihm gemindert werden"*.

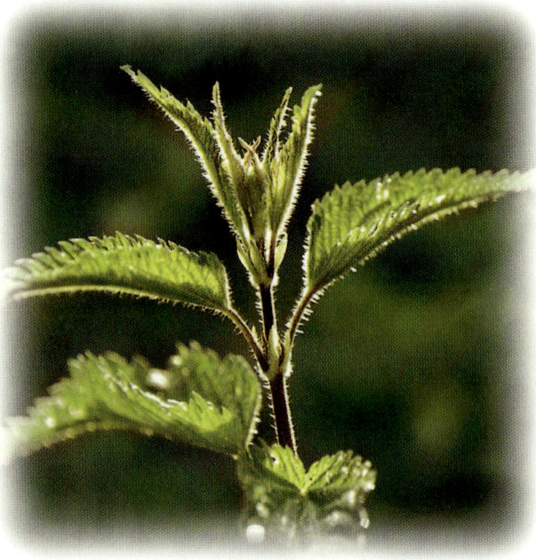

■ *Brennesseln sind fast überall zu finden. Es gibt sie sowohl als einjährige wie auch als zweijährige Pflanze.*

Aber wenn sie frisch aus der Erde sprießt, ist sie gekocht nützlich für die Speisen des Menschen, weil sie den Magen reinigt und den Schleim aus ihm wegnimmt.

Verwendeter Pflanzenteil (Ernte):
Brennesselkraut (nur frisches von April bis Mai)

- Indikation 1: Magenverstimmung, Magenverschleimung, Frühjahrskur
- Anwendung: Zubereitung wie Spinat, kurz blanchieren, kleinschneiden oder pürieren, in Butter dünsten und mit süßer Sahne, Salz, Bertram abschmecken. Als Tee 1 TL grob gepulvertes Kraut mit heißem Wasser überbrühen und 10 Minuten ziehen lassen. Durch ein Teesieb geben. Mehrmals täglich 1 Tasse zubereiten.
- Indikation 2: Vergeßlichkeit, Konzentrationsschwäche
- Anwendung: frisches Kraut zu Saft zerstoßen, mit Olivenöl mischen und Brust und Schläfe vor dem Schlafengehen einreiben.

Diptam (Diptamnus albus)

Nieren-, Blasen- und Gallensteine sind keine „Erfindung" der Neuzeit, sondern waren schon zu Hildegards Zeiten höchst unerfreuliche Begleiter des menschlichen Körpers. Wie so häufig in ihren Schriften, bewies die rheinische Äbtissin auch bei diesen Krankheitsbildern eine ungemein scharfe Beobachtungsgabe und nahm vorweg, was die moderne Medizin erst Jahrhunderte später nachweisen konnte: *„Denn der Stein wächst von fetter Natur im Menschen."* Das Mittel, das Hildegard dagegen empfahl, basiert auf der Pflanze Diptam:

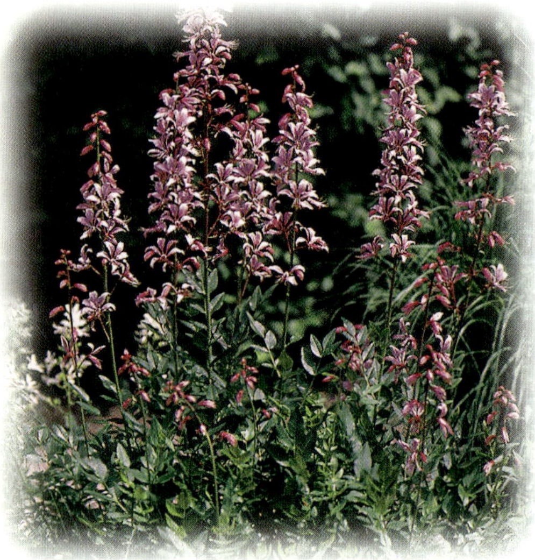

■ *Diptam gehört wie alle Citrusgewächse zur Familie der Rautengewächse.*

„Der Diptam ist warm und trocken, und er hat die Kräfte des Feuers und die Kräfte des Steins in sich, weil er wie der Stein hart ist in seinen Kräften. [...] Wenn der Stein so zu wachsen beginnt, pulverisiere der Kranke Diptam und esse dieses Pulver oft mit Weizenbrot, und er hindert den Stein am Wachsen. Und der Mensch, in dem der Stein wuchs, der lege das Diptampulver in Essig, der mit Honig vermischt ist, und er trinke dies oft nüchtern, und der Stein in ihm wird zerbrochen. Aber auch wer im Herzen Schmerzen hat, esse das aus Diptam gemachte Pulver, und der Herzschmerz wird weichen."

Aber auch wer im Herzen Schmerzen hat, esse das aus Diptam gemachte Pulver, und der Herzschmerz wird weichen.

Noch zwei wichtige Hinweise: Diptam ist eine Giftpflanze. Die Berührung mit der bloßen Haut kann zu Hautentzündungen führen. Sie steht unter Naturschutz.

Verwendeter Pflanzenteil (Ernte):
Diptamwurzel (Herbst)
Diptamkraut (vor und während der Blütezeit von Mai bis Juni)

▶ Indikation: Nieren-, Blasen-, Gallensteine, Herzschmerzen, Coronarsklerose

- **Anwendung:** Diptampulver dreimal täglich auf eine Weizenbrotscheibe aufstreuen.
- **Wichtig:** Anwendung und Dosierung von Diptam nur nach Rücksprache mit dem Arzt oder der Apotheke.

Eisenkraut (Verbena officinalis)

Aber wenn jemandem die Kehle aufschwillt, wärme er mäßig Eisenkraut in Wasser, und er lege es so mäßig warm auf seine Kehle und binde ein Tuch darüber, und dies tue er, bis die Schwellung verschwindet.

Das Eisenkraut ist eine ausdauernd blühende Heilpflanze mit kleinen, blaß lilafarbenen Blüten. Die Pflanze benötigt einen sonnigen Platz.

„Das Eisenkraut ist mehr kalt als warm, und wenn entweder infolge von Geschwüren oder von Würmern fauliges Fleisch im Menschen ist, dann koche der Kranke Eisenkraut in Wasser, und dann lege er ein leinenes Tuch auf die fauligen Wunden [...] und lege das Eisenkraut, nach mäßigem Ausdrücken des Wassers, mäßig warm auf jenes leinene Tuch, das du auf die fauligen Fleischstellen gelegt hast."

Hildegard empfahl, diese Prozedur mehrmals zu wiederholen, *„bis die Fäulnis weggenommen wird"*. Im Klartext: Immer wenn das Eisenkraut ausgetrocknet ist, sollten Sie die Packung erneuern – im Zweifelsfall ein rundes Dutzend Mal.

„Aber wenn jemandem die Kehle aufschwillt, wärme er mäßig Eisenkraut in Wasser, und er lege es so mäßig warm auf seine Kehle und binde ein Tuch darüber, und dies tue er, bis die Schwellung verschwindet."

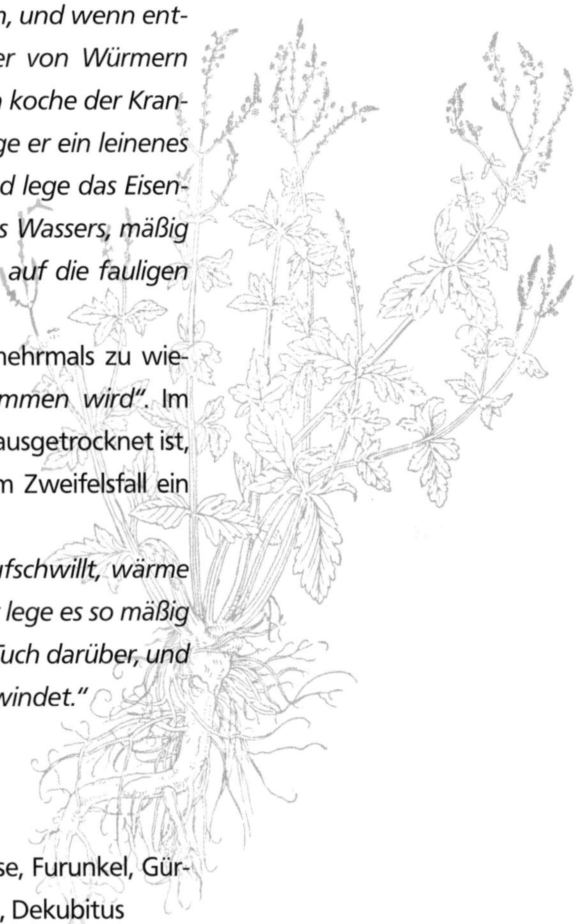

Das anspruchslose Eisenkraut findet sich häufig an Feld- und Wegrainen.

Verwendeter Pflanzenteil (Ernte):
Eisenkraut (Mai – September)

- **Indikation 1:** eitrige Wunden, Abszesse, Furunkel, Gürtelrose, Brustentzündung, Ulcus cruris, Dekubitus
- **Anwendung:** Entsprechende Menge Eisenkraut auskochen, gut auspressen, körperwarm in einen Leinensack füllen und auf die Wunde legen. Bei Bedarf eine zweite Packung auflegen. Bis zu dreimal täglich.
- **Indikation 2:** Kehlkopfentzündung, Kropf, Mandelentzündung

- Anwendung: Kraut aufkochen, körperwarm auf den Hals legen und mit Leinentuch umwickeln. Bis zu zwei Stunden wirken lassen.
- Wichtig: Bei Schwellungen am Kehlkopf unbedingt eine Diagnose vom Arzt oder Heilpraktiker einholen.

Enzian, gelber (Gentiana lutea)

Blau, blau, blau blüht der Enzian – so behauptet es jedenfalls das deutsche Liedgut, verrät damit aber nur die halbe Wahrheit. Tatsächlich nämlich ist der „blaue Enzian" weitaus seltener als sein „gelber" Artgenosse, dem wiederum von Hildegard ein beeindruckender Nutzwert bescheinigt wurde:

Wer aber solchen Schmerz des Herzens leidet, wie wenn es kaum an seinem Strang hinge, der pulverisiere Enzian, und er esse dieses Pulver in Suppen, und es stärkt sein Herz.

„Wer aber solchen Schmerz des Herzens leidet, wie wenn es kaum an seinem Strang hinge, der pulverisiere (gelben) Enzian, und er esse dieses Pulver in Suppen, und es stärkt sein Herz. Aber auch wer Fieber im Magen hat, der trinke oft, von diesem Pulver in warmem Wein, der durch erhitzten Strahl erwärmt wurde, und sein Magen wird vom Fieber gereinigt werden."

Übrigens: Bauen Sie den Enzian lieber im eigenen Kräutergarten an, statt die vom Aussterben bedrohte Pflanze zu sammeln.

■ *Alle wildwachsenden Enzianpflanzen stehen unter Naturschutz und dürfen nicht beschädigt werden!*

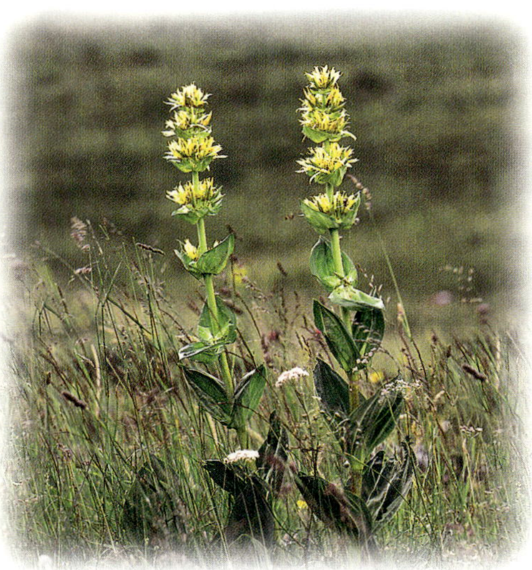

Verwendeter Pflanzenteil (Ernte): Enzianwurzel (September bis Oktober, Februar bis März)

- Indikation: Herzschmerz
- Anwendung: Enzianpulver (2–3 g pro Tag) über eine Suppe streuen (nicht mitkochen).
- Wichtig: Enzianpulver ist kein Herzmittel. Es lindert nur die Beschwerden. Treten akute Herzschmerzen auf, so ist sofort ein Arzt oder Krankenhaus aufzusuchen, da es sich um einen Herzanfall handeln kann. Hier zählt jede Minute.

- Indikation 2: „Fieber im Magen", Magenschleimhautentzündung
- Anwendung: 1 Glas Wein im Edelstahltopf erwärmen, Pulver einrühren und warm trinken (zwei- bis dreimal täglich).

Fenchel (Foeniculum vulgare)

Viel Gutes hatte die rheinische Äbtissin über den Fenchel zu berichten. So *„macht er den Menschen fröhlich und vermittelt ihm angenehme Wärme und guten Schweiß"* – ein Aspekt, den körperliche arbeitende Menschen oder Sportler gar nicht hoch genug bewerten können.

■ *Es kann sowohl der Körnerfenchel als auch der Gemüsefenchel angepflanzt werden.*

„Auch sein Samen ist von warmer Natur und nützlich für die Gesundheit des Menschen, wenn er andern Kräutern beigegeben wird in Heilmitteln. Denn wer Fenchel oder seinen Samen täglich nüchtern ißt, der vermindert den üblen Schleim oder die Fäulnisse in ihm und er unterdrückt den üblen Geruch seines Atems, und der bringt seine Augen zu klarem Sehen. Ein Mensch aber, der üblen Schleim in seinem kranken Magen hat, der nehme Fenchel und etwas mehr Brennessel und Liebstöckel, zweimal soviel wie jene zwei, und er mache daraus mit etwas Mehl oder etwas Brot eine Speise und esse sie oft, und es nimmt dem kranken Magen den Schleim weg."

Wie auch immer Fenchel gegessen wird, macht er den Menschen fröhlich und vermittelt ihm angenehme Wärme und guten Schweiß, und der verursacht gute Verdauung.

Im übrigen empfahl Hildegard den Fenchelsaft, mit dem man sich Stirn, Brust und Schläfen einzureiben habe, auch als gutes Hilfsmittel gegen Melancholie und Depressionen und bewertete den Nutzen der Pflanze sogar nach kosmetischen Aspekten:

„Der Mensch nehme auch Fenchelsamen und zur Hälfte davon Galgant und zur Hälfte von Galgant Diptam und zur Hälfte von Diptam Habichtskraut, und dies pulverisiere er gleichzeitig und seihe es durch ein Tuch, und nach einer mäßigen Stunde des Mittagessens schütte er dieses Pulver in warmen Wein, nicht heiß, und er

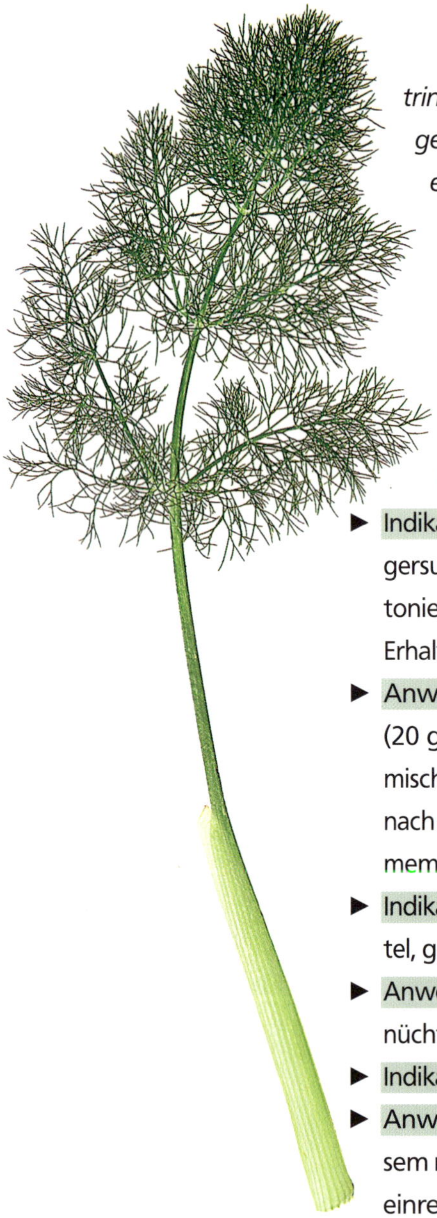

trinke. Und dieses Pulver hält den Menschen, der gesund ist, gesund, den Kranken aber stärkt es, und es verschafft dem Menschen Verdauung und verleiht ihm Kräfte und es vermittelt eine gute und schöne Gesichtsfarbe, und jedem Menschen, ob er gesund oder krank ist, nützt es, wenn es nach dem Essen gegessen wird."

Verwendeter Pflanzenteil (Ernte): Fenchelfrüchte, Fenchelknollen (Sommer)

- Indikation 1: Verdauungsstörungen, Abmagerung, Magersucht, Verdauungsschwäche, Kraftlosigkeit, Hypotonie/Hypertonie, Wetterfühligkeit, zur allgemeinen Erhaltung der Gesundheit
- Anwendung: Fenchelfrüchte (40 g), Galgantwurzel (20 g), Diptamkraut (10 g) und Habichtskraut (5 g) mischen und vollständig pulverisieren. Ca. 1/2 Stunde nach dem Mittagessen 1/2 TL in ein Likörglas mit warmem Wein einrühren und trinken.
- Indikation 2: Erhaltung der Gesundheit, als Augenmittel, gegen Mundgeruch
- Anwendung: Jeweils vor dem Essen Fenchelkörner auf nüchternen Magen zerkauen.
- Indikation 3: Depressionen, Melancholie, Traurigkeit
- Anwendung: Fenchel zu Saft zerstoßen und mit diesem mehrmals täglich Stirn, Schläfe Brust und Magen einreiben.

Den bedrückten Geist eines Menschen macht Flohkraut durch seine angenehme Mischung froh, und es fördert und stärkt sein Gehirn.

Flohsamen (Plantago ovata, Plantago afra)

■ *Das Flohkraut ist ein Korbblütler und bevorzugt feuchte Böden.*

„Das Flohkraut ist von kalter Natur, und in jener Kälte hat es eine angenehme Mischung, und wer es in Wein kocht und den Wein so warm trinkt, dem nimmt es starke Fieber, das heißt »fiber«. Und den bedrückten Geist eines Menschen macht es durch seine angenehme Mischung froh, und es fördert und stärkt sein Gehirn, sowohl durch Kälte als auch durch seine Mischung, zur Gesundung. Aber auch wer Fieber im

Magen hat, koche Flohkraut in Wein, und, nach Abgießen des Weines, gebe er das Flohkraut in ein Tuch und binde es so warm auf seinen Magen, und er wird die Fieber in seinem Magen vertreiben."

Verwendeter Pflanzenteil (Ernte):
Flohsamenfrüchte (nach Ausreifung der Samen), Flohsamen (Juni bis August)

- ▶ Indikation: Depressionen, Melancholie, Allergieneigung, Stimmungsschwankungen, Allergiefieber
- ▶ Anwendung: Den Flohsamen (1–2 TL) im Wein (1 Glas) kochen, abseihen und trinken. Das Flohkraut in einen kleinen Leinenbeutel geben und auf den Magen legen. Flohsamen (1–2 TL) täglich pur essen.

Galgant (Alpina officinarum)

Und wer im Rücken oder in der Seite wegen üblen Säften Schmerzen hat, der siede Galgant in Wein und trinke ihn oft warm, und der Schmerz wird aufhören.

Viele sogenannte „Zivilisationskrankheiten" tauchen in der medizinischen Literatur zuallererst in den Hildegard'schen Werken auf. So beispielsweise auch die heutzutage weit verbreiteten Rückenprobleme, deren Ursachen im Mittelalter jedoch weniger die schlechte Körperhaltung der Menschen waren (obwohl dies auch vorgekommen sein mag), als vielmehr Mangelerscheinungen bei der Ernährung und falsche Belastung bei schwerer, körperlicher Arbeit.

Diese orthopädischen Gesichtspunkte spielten für Hildegard zwar auch eine wichtige Rolle, doch schloß sie stets darauf, daß körperliche Schäden durch „üble Säfte" im Leibesinneren mitverursacht würden – eine Ansicht, die wir heute mit dem modernen Wort „Übersäuerung" untermauern können. Ein wichtiges Heilmittel dagegen war der Galgant:

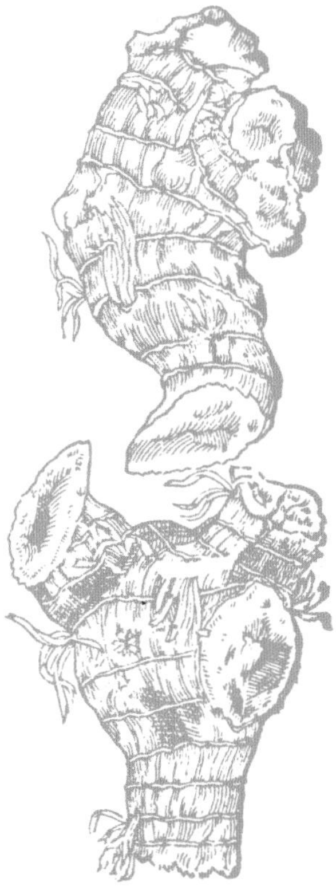

■ Die Wurzeln des Galgants enthalten appetitanregende ätherische Öle.

„Der Galgant ist ganz warm und hat keine Kälte in sich und ist heilkräftig. [...] Und wer im Rücken oder in der Seite wegen üblen Säften Schmerzen hat, der siede Galgant in Wein und trinke ihn oft warm, und der Schmerz wird aufhören. Und wer Herzweh hat und

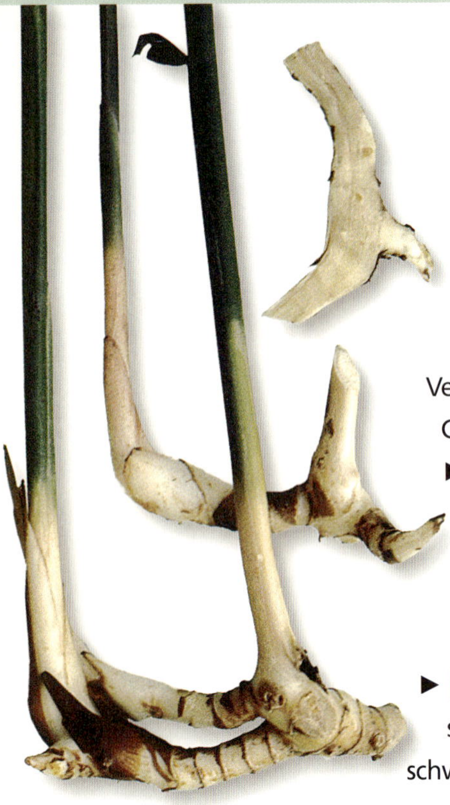

■ *Galgant riecht würzig und schmeckt sehr scharf.*

wer im Herz schwach ist, der esse bald genügend Galgant, und es wird ihm besser gehen."

Galgant gehört ebenfalls zur Familie der Ingwergewächse. Er hat einen brennend scharfen Geschmack.

Verwendeter Pflanzenteil (Ernte):
Galgantwurzel

- ▶ Indikation 1: Rückenschmerzen, Seitenstechen
  - ▶ Anwendung: 1 Liter Weißwein und etwas Galgantwurzeln (20 g) aufkochen, mehrere EL Honig zugeben, abschäumen und heiß in kleine sterile Fläschchen füllen.
- ▶ Indikation 2: Herzschmerz, Herzstechen, Herzsensationen, Kraftlosigkeit, Angina pectoris, Kreislaufschwäche, Magenschmerzen, Durchblutungsstörungen, rasche Ermüdbarkeit
- ▶ Anwendung: Galganttabletten (aus der Apotheke) drei- bis fünfmal täglich im Mund langsam zergehen lassen, Galganthonig (Art und Dosierung in der Apotheke erfragen)
- ▶ Wichtig: Galgant ist kein Herzmittel. Es lindert nur die Beschwerden. Treten akute Herzschmerzen auf, so ist unverzüglich ein Arzt oder Krankenhaus aufzusuchen, da es sich um einen Herzanfall handeln kann.

Gewürznelke (Syzygium aromaticum)

„Die Gewürznelke ist sehr warm und hat auch eine gewisse Feuchtigkeit in sich. [...] Und wenn jemand Kopfschmerzen hat, so daß ihm der Kopf brummt, wie wenn er taub wäre, esse er oft Nelken, und das mindert das Brummen, das in seinem Kopf ist." Durch den häufigen Verzehr von Gewürznelken war für Hildegard auch eine Krankheit behandelbar, die wir heute unter dem Begriff „Aszites" kennen und die damals etwas schlichter „Bauchwassersucht" hieß. Heute ist diese Krankheit beinahe in Vergessenheit geraten, so daß an

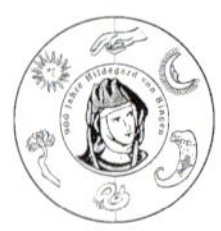

Und wenn jemand Kopfschmerzen hat, so daß ihm der Kopf brummt, wie wenn er taub wäre, esse er oft Nelken, und das mindert das Brummen, das in seinem Kopf ist.

dieser Stelle nicht weiter darauf eingegangen wird.
„Aber auch die Wärme des Markes des Menschen schwitzt wiederholt und verursacht Fußgicht in ihm. Wenn diese schon im Menschen zuzunehmen beginnt, und wenn jener oft Nelken ißt, geht ihre Kraft in das Mark jenes Menschen und verhindert, daß die Fußgicht wächst und weiter in ihm vorrückt, wenn sie bereits am Anfang ist."

■ *Wegen ihres süßlichen Aromas ist die Nelke bei der Weihnachtsbäckerei beliebt.*

Bei der Gewürznelke handelt es sich um die getrockneten Blütenknospen des gleichnamigen Baumes. Er wächst in Ländern mit tropischem Klima.

Verwendeter Pflanzenteil (Ernte):
Gewürznelken

- ▶ Indikation: Kopfbrummen, Kopfschmerzen, Bluthochdruck, beginnende Aszites (Bauchwassersucht), unterstützend bei Knalltrauma, Fußgicht
- ▶ Anwendung: Mehrmals täglich Gewürznelken kauen.

Gundelrebe (Glechoma hederacea)

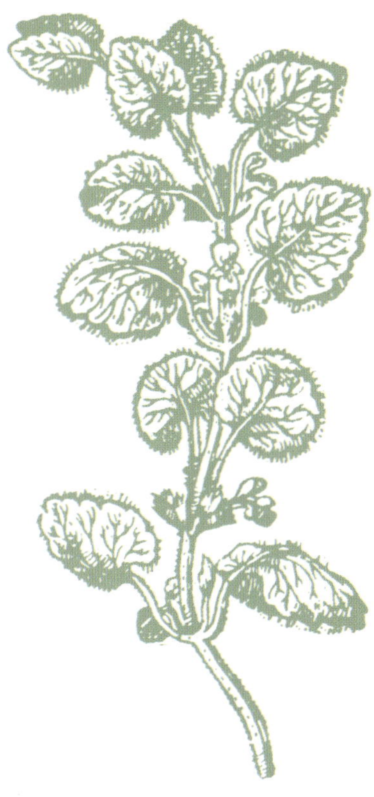

Freunde lauter Musik, Fernfahrer, die über ständigen Motorenlärm klagen und Arbeiter, die laute Maschinen bedienen müssen – sie alle klagen zuweilen über eine Art „Ohrensausen". Gerade für diese Zeitgenossen dürften die folgenden Worte der Heiligen Hildegard von Interesse sein.

Die Gundelrebe ist mehr warm als kalt, und sie ist trocken, und sie hat gewisse Kräfte der Farbstoffe, weil ihr Grün nützlich ist.

„Aber wem üble Säfte den Kopf wie »doum« plagen, so daß auch seine Ohren tosen, der bringe Gundelrebe in warmem Wasser zum Sieden, und nach Ausdrücken des Wassers lege er sie so warm um seinen Kopf, und sie mindert das »doum«, das in seinem Kopf ist, und öffnet sein Gehör."

In speziellen Fällen aber schien Hildegard die Gundelrebe auch als schlichtes Schmerzmittel durchaus geeignet zu sein:
„Und wer in der Brust und um die Brust Schmerzen hat, wie wenn er innerlich Geschwüre hätte, der lege die im

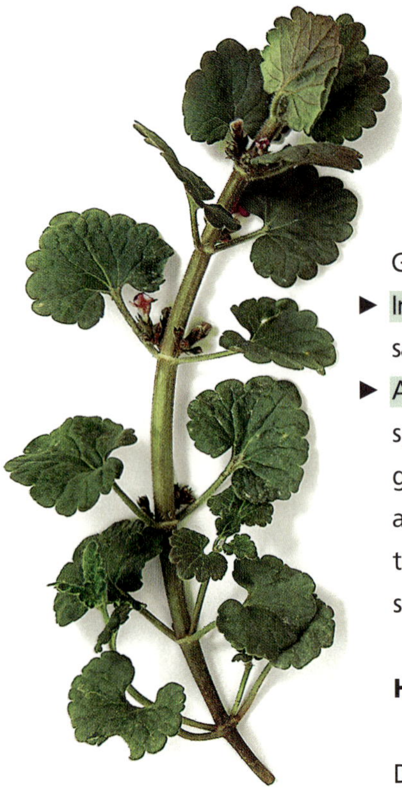

Bade gekochte und warme Gundelrebe um seine Brust, und es wird ihm besser gehen."

Verwendeter Pflanzenteil (Ernte):
Gundelrebenkraut (April – Oktober)

▶ Indikation: Kopfgeräusche, Morbus Ménière, Ohrensausen, unterstützend bei Knalltrauma, Brustschmerzen

▶ Anwendung: In Edelstahltopf Wasser erwärmen, entsprechende Menge Kraut in bereits warmes Wasser geben und zum Kochen bringen. Wasser abgießen und aus Pflanze ausdrücken. Gundelrebe dann auf ein Handtuch legen. Dieses um den Kopf binden. Bei Brustschmerzen das Kraut ohne Handtuch auf die Brust legen.

Und wer in der Brust und um die Brust Schmerzen hat, wie wenn er innerlich Geschwüre hätte, der lege die im Bade gekochte und warme Gundelrebe um seine Brust, und es wird ihm besser gehen.

■ *Die Gundelrebe ist ein Lippenblütler. Sie ist anspruchslos und kommt in vielen Gärten und Wiesen als Unkraut vor.*

Hirschzunge (Phyllitis scolopendrium)

Die sogenannte „Hirschzunge" ist eine immergrüne Farnpflanze, deren Blätter immerhin die stattliche Länge von 30 bis 50 Zentimetern erreichen. Da sie zu den stark gefährdeten Pflanzenarten gezählt werden muß, steht sie unter strengem Naturschutz und sollte unbedingt im eigenen Garten angebaut werden. Für ein gutes Gedeihen benötigt sie einen Platz im Schatten sowie mäßig feuchte Erde. Sie wächst gerne in einer Gruppe von bis zu fünf Pflanzen und bildet ihre Sporen zwischen Juli und September aus. Für Hildegard von Bingen war die Hirschzunge ein äußerst vielseitig verwendbares Heilmittel:

„Nimm daher Hirschzunge und koche sie stark in Wein, und dann füge reinen Honig bei, und dann lasse sie so wiederum einmal aufkochen. Dann pulverisiere langen Pfeffer und zweimal so viel Zimt, und laß es so mit dem vorgenannten Wein wiederum einmal aufkochen, und siebe es durch ein Tuch und mach so einen Klartrank und trinke ihn oft nach dem Essen und nüchtern, und es nützt der Leber und reinigt die Lunge und heilt die schmerzenden Eingeweide. Und nimmt die innere Fäulnis und den Schleim weg. Und dörre sachte wiederum

Hirschzunge in der heißen Sonne oder auf einem warmen Ziegelstein, und pulverisiere sie so und lecke dieses Pulver nüchtern und nach dem Essen oft aus deiner Hand, und es nimmt den Schmerz im Kopf und in der Brust und dämpft andere Schmerzen, die in deinem Körper sind."

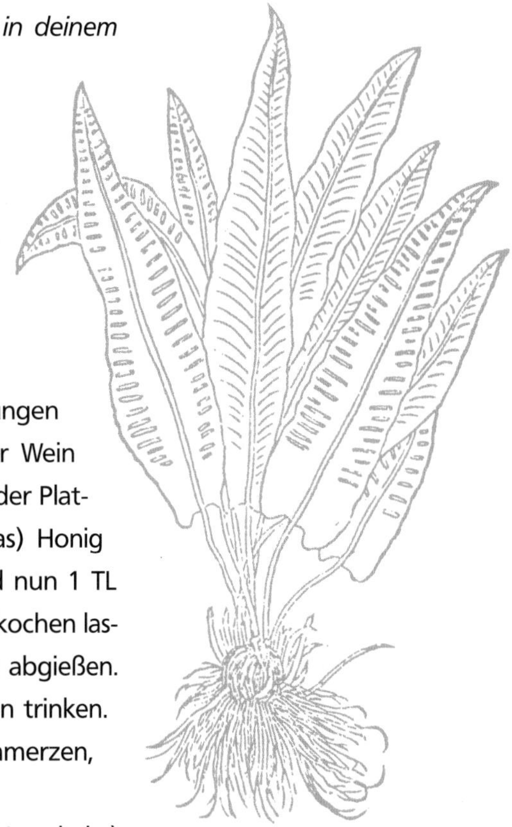

Verwendeter Pflanzenteil (Ernte):
Hirschzungenblätter (Mai bis August)

- Indikation 1: Lungenentzündung, Mucoviscidose, Asthma, Husten, Bauchschmerzen, Entzündungsherde, Störungen im Hormonhaushalt, unterstützend bei Menstruationsstörungen, unterstützend bei Lebererkrankungen
- Anwendung: 2 Blätter Farnkraut in 1 Liter Wein mehrere Minuten stark kochen lassen. Von der Platte nehmen, nach belieben (bis zu 1/2 Glas) Honig zugeben, wieder kochen, abschäumen und nun 1 TL weißer Pfeffer und 2 TL Zimt zugeben. Aufkochen lassen und durch ein Sieb in sterile Fläschchen abgießen. Zwei- bis dreimal täglich ein Likörglas davon trinken.
- Indikation 2: Gehirnerschütterung, Kopfschmerzen, Schmerzen in der Brust
- Anwendung: Ein wenig Hirschzungenpuler (Apotheke) vor und nach dem Essen in die Hand geben und ablecken.
- Indikation 3: Schwächeanfall aufgrund heftiger Schmerzen, Koliken
- Anwendung: 1–2 Messerspitzen in ein Glas mit warmem Wein geben und sofort trinken.

Hirschzunge ist warm und hilft der Leber und der Lunge und den schmerzenden Eingeweiden.

■ *Die Hirschzunge steht unter Naturschutz! Es dürfen nur Blätter aus dem eigenen Garten verarbeitet werden.*

Ingwer (Zingiber officinalis)

Ein gutes Beispiel für die scharfe Beobachtungsgabe der Hildegard von Bingen ist ihre Abhandlung des Themas „Ingwer". Zwar gesteht sie der Pflanze viele Einsatzmöglichkeiten und Heilkräfte zu – warnt aber gleichzeitig vor schädlichen Nebenwirkungen. Hildegards Warnungen vor dem „übermäßigen" Genuß fußen offensichtlich auf der Beobachtung von Einzelfällen und können heute nicht mehr als allgemeingültig akzeptiert werden. Schließlich ist Ingwer bei manchen unserer fernöstlichen Nachbarn eines der beliebtesten Gewürze überhaupt und hat nachweislich keinen schädlichen Einfluß auf deren Gesundheit.

■ *Die Heimat des Ingwer ist Ostasien. Er spielt in der chinesischen Medizin eine große Rolle und wird auch zum Würzen von Speisen verwendet.*

Verwendeter Pflanzenteil (Ernte):
Ingwerwurzel

„Der Ingwer ist sehr warm und ausgedehnt, das heißt zerfließlich, und sein Genuß schadet einem gesunden und fetten Menschen, weil er ihn unwissend und unkundig und matt und zügellos macht. Aber wer in seinem Körper trocken ist und schon fast stirbt, der pulverisiere Ingwer und nehme nüchtern dieses Pulver mäßig in Suppen und esse es bisweilen mäßig mit Brot, und es wird ihm besser. Aber sobald es ihm besser geht, esse er es nicht mehr, damit er davon nicht Schaden nimmt."

- Indikation 1: Abmagerung, Magersucht, Kraftlosigkeit, Auszehrung (Kachexie)
- Anwendung: Morgens eine Messerspitze Ingwerpulver in eine Suppe streuen, ab und zu ein Butterbrot mit einer Messerspitze Pulver bestäuben und essen.
- Wichtig: Achten Sie darauf, daß die Tagesdosis 3 g nicht überschreitet. Tritt Besserung ein, ist laut Hildegard die Ingwerbehandlung umgehend zu beenden, da sie im weiteren Verlauf eher schaden als nutzen würde.

„Und wer geschwürige, das heißt schwärige, und trübe Augen hat, der pulverisiere Ingwer und binde dieses Pulver in ein Tuch und lege es in Wein, damit der Wein davon dunkel, das heißt »zanger« wird, und nachts, wenn er schlafen geht, streiche er um die Augenlider und Augen von diesem Wein. Und wenn ein wenig davon in die Augen gelangt, wird es nicht schaden. Und so nimmt es Eiter und Trübung von den Augen weg. [...]"

- Indikation 2: Augenleiden
- Anwendung: 1 TL Ingwerpulver in ein Leinensäcken füllen und in 1/8 l Wein geben, bis sich dieser dunkel ver-

Ebenso pulverisiere ein Mensch, der im Magen irgendwelchen Schmerz leidet, Ingwer und zweimal soviel Galgant und halb soviel Zitwer. Und nach dem Essen schütte er dieses Pulver in Wein, und so trinke er es [...] und im Magen wird es ihm besser gehen.

färbt hat. Vor dem Schlafengehen mit eine Pipette auf die geschlossenen Augenlieder tropfen und verreiben.

„Ebenso pulverisiere ein Mensch, der im Magen irgendwelchen Schmerz leidet, Ingwer und zweimal soviel Galgant und halb soviel Zitwer. Und nach dem Essen schütte er dieses Pulver in Wein, und so trinke er es, auch abends, wenn er schlafen geht. Und so mache er es oft, und im Magen wird es ihm besser gehen."

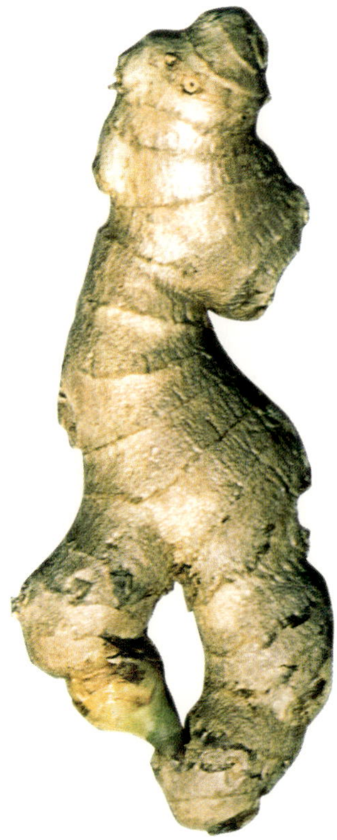

- ▶ Indikation 3: Magenschmerzen
- ▶ Anwendung: Ingwer- (10 g), Galgant- (20 g), Zitwerpulver (5 g) mischen und in 1 Glas Wein einrühren. Als „Dämmerschoppen" einnehmen.

„Und wenn jemand einen Flechtenausschlag an seinem Körper hat, der lege von dem vorgenannten in ein Tuch gebundenen Pulver in Essig und füge ein wenig Wein bei, wenn er hat, damit er nicht zu scharf, das heißt »zanger«, wird, und bestreiche die Haut mit einem Tuch und dem Pulver an der Stelle, wo der Flechtenausschlag ist, und er wird geheilt werden."

- ▶ Indikation 4: Flechtenausschlag
- ▶ Anwendung: Betroffene Stelle zwei- bis dreimal täglich mit Ingwerpulver bestäuben.

Knoblauch (Allium sativum)

Für Gesunde und Kranke ist er heilsamer zu essen als der Lauch. Und er muß roh gegessen werden.

Der Knoblauch ist eines der am meisten diskutierten Gewürze überhaupt. Viele Menschen schätzen ihn aufgrund seines würzigen Geschmacks, doch mindestens ebenso viele lehnen ihn aufgrund seines zuweilen recht penetranten Geruchs kategorisch ab. Festzuhalten bleibt, daß die heutzutage gerne und häufig zitierte lebensverlängernde Wirkung des Knoblauchgenußes und seine Stilisierung zum „Allheilmittel" nicht unumstritten ist. Allerdings wird ihm generell nicht unbeträchtlicher Heilnutzen zugeschrieben. Auch Hildegard gesteht dem Knoblauch allerlei zu.

■ *Der Knoblauch gehört zur Familie der Lauchgewächse. Für seinen „Geruch" ist er weithin bekannt.*

„Der Knoblauch hat die rechte Wärme, und er wächst aus der Stärke des Taues, und er hat Wachstum, das

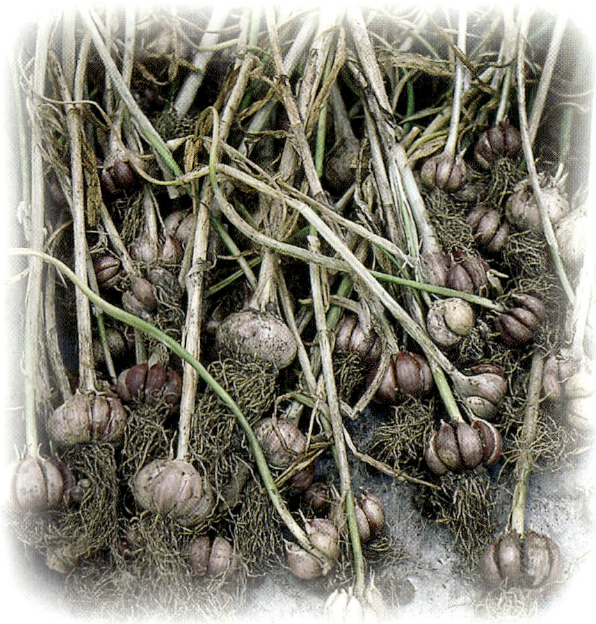

heißt vom Beginn der Nacht bis es schon beinahe zu tagen beginnt und wenn es schon Morgen ist. Für Gesunde und Kranke ist er heilsamer zu essen als der Lauch. Und er muß roh gegessen werden, denn wer ihn kochen würde, machte daraus sozusagen verdorbenen Wein. [...] Er schadet auch nicht den Augen. Trotzdem wird aber wegen seiner Wärme das Blut um die Augen des Menschen sehr erregt, aber nachher werden sie rein. Aber er soll mäßig gegessen werden, damit das Blut im Menschen nicht übermäßig erwärmt werde.

■ *Auch die Schulmedizin schätzt den Knoblauch wegen seiner wasserlöslichen Wirkstoffe.*

Verwendeter Pflanzenteil (Ernte): Knoblauchzwiebel

- Indikation: Magen-, Darm- und Augenleiden.
- Anwendung: Frische Knoblauchzehe roh, z.B. als Knoblauchbrot essen.
- Wichtig: Tagesdosis sollte 4 g nicht überschreiten, da es sonst zu Erkrankungen im Magen-Darmbereich kommen kann. Kinder sollten keinen rohen Knoblauch essen.

Aber sie macht auch seinen Geist fröhlich und macht seinen Verstand und sein Wissen rein, weil die nützliche und gemäßigte Wärme der Kubebe die ungeziemenden Gluten der Begierde auslöscht.

Kubebe (Piper cubeba)

Die Kubebenpflanze ist ein sogenannter Kletterstrauch, der heute nur noch in einigen Gegenden Afrikas (vor allem im Kongobecken), auf Java und Borneo sowie in Westindien kultiviert wird. Zu Hildegards Zeiten war er allerdings auch in Mitteleuropa noch durchaus geläufig. Die Früchte werden kurz vor der Reife geerntet und hinterlassen bei längerem Kauen einen angenehm kühlenden Geschmack im Mund, der ein wenig an

Minze erinnert. Als einer der Hauptindikationen bei Hildegard ist die Kubebe eine Art „Tranquilizer" gegen sexuelle Überreizung:

„Und wenn jemand Kubebe ißt, wird jene ungeziemende Begierde, die in ihm ist, gemäßigt. Aber sie macht auch seinen Geist fröhlich und macht seinen Verstand und sein Wissen rein, weil die nützliche und gemäßigte Wärme der Kubebe die ungeziemenden Gluten der Begierde, in denen stinkende und schlammige Flüssigkeiten verborgen sind, auslöscht, und den Geist des Menschen und seinen Verstand macht sie erhellend klar."

Eingesetzt werden kann die Frucht der Kubebe übrigens auch bei Kindern, die Schwierigkeiten haben, sich zu konzentrieren.

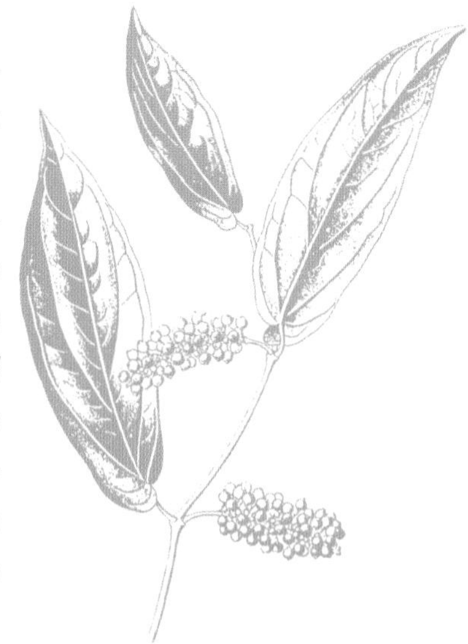

■ *Die Kubebe gehört zu den Pfeffergewächsen. Die Kubeben sind die kurz vor der Reife geernteten und getrockneten Früchte.*

Verwendeter Pflanzenteil (Ernte):
Kubebenfrüchte

- ▶ Indikation: Traurigkeit, geistige Ermüdung, sexuelle Überreizung, Unterstützung bei Lernschwierigkeiten
- ▶ Anwendung: Entweder mit Kubebenpfefferpulver Speisen würzen oder mehrere Kubebenfrüchte über den Tag verteilt zerkauen.

Kümmel oder Kreuzkümmel (Cuminum cyminum)

Ein Mensch, der gekochten oder gebratenen Käse essen will, streue Kümmel darauf, damit er nicht davon Schmerzen leidet.

Höchst umstritten – nicht nur bei den Feinschmeckern unserer Tage – ist und war der Kümmel. Hildegard jedenfalls sah sich genötigt, in ihrer Abhandlung zum Thema gleich mehrere Warnungen miteinzubauen.

„Der Kümmel ist von gemäßigter Wärme und trocken. Für den Menschen, der dämpfig ist, ist er gut und nützlich und gesund zu essen, auf welche Weise auch immer er gegessen wird. Aber jenem, der Schmerz im Herzen leidet, schadet er, wenn er ihn ißt, weil er das Herz nicht vollkommen erwärmt, das immer warm sein muß. Für den Gesunden ist er jedoch gut zu essen, weil

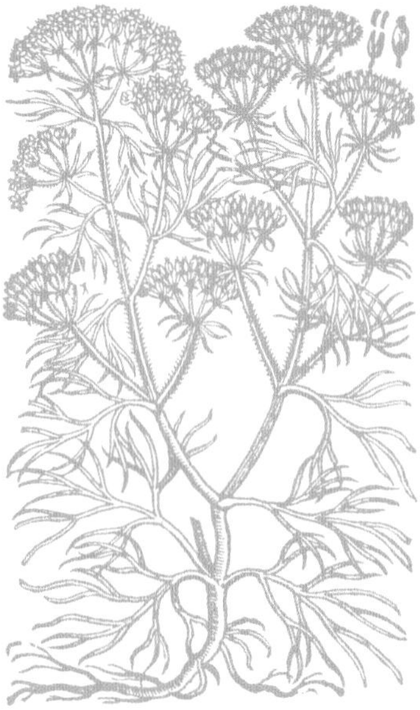

■ *Beim Kümmel handelt es sich um eine einjährige Pflanze. Er benötigt einen Sonnenplatz und mäßig feuchte Erde.*

er ihm einen guten Verstand bereitet und jenem milde Wärme einbringt, der zu warm ist. Aber jedem schadet er, der krank ist, wenn er ihn ißt, weil er die Krankheit in ihm auflodern läßt, ausgenommen jenem, der in der Lunge Schmerzen leidet."

Besonders empfahl Hilegard den Kümmel bei Übelkeit, denn *„es unterdrückt in den Eingeweiden die warmen und kalten Säfte, die dem Menschen Übelkeit verursachen."* Hildegards Originalrezept finden Sie unten.

Aber jenem, der Schmerz im Herzen leidet, schadet Kümmel, weil er das Herz nicht vollkommen erwärmt.

Verwendeter Pflanzenteil (Ernte):
Kümmelsamen (sobald sich die Früchte verfärben)

- Indikation 1: Käseunverträglichkeit, Verdauungshilfe
- Anwendung: Einige Messerspitzen Kümmelpulver über den Käse streuen.
- Indikation 2: Übelkeit, Erbrechen, Schwangerschaftserbrechen
- Anwendung 1: Wer Kümmel nicht essen mag, kann sich auch einen Tee zubereiten. Auf eine Kanne Tee ca. 3 – 4 TL Kümmelpulver in eine Tasse heißes Wasser geben, zugedeckt min. 5 Minuten ziehen lassen. Bis zu 3mal täglich eine Tasse davon trinken.
- Anwendung 2: *„Wer jedoch unter Übelkeit leidet, der nehme Kümmel, und zu dessen dritten Teil Pfeffer und zu einem vierten Teil des Kümmels Bibernell, und dies pulverisiere er und nehme reines Semmelmehl, und er schütte dieses Pulver in das Mehl, und so mache er mit Eidotter und mäßig Wasser Törtchen [...] und er esse diese Törtchen. Aber er esse auch das vorgenannte Pulver aufs Brot gestreut."*

Liebstöckel (Levisticum officinale)

Heute ist die stark duftende und bis zu 170 cm hohe Pflanze meist als „ Maggikraut" bekannt. Die Hildegard-Heilkunde setzt Liebstöckel bei diversen Erkrankungen im Halsbereich ein: Schilddrüsenschwellung durch Überfunktion, Husten aber auch bei Lungenbeschwerden.

„Und wenn ein Mensch an Drüsen am Hals Schmerzen leidet, so daß die Halsadern aufgebläht sind, dann nehme er Liebstöckel und etwas mehr Gundelrebe, und er koche das gleichzeitig in Wasser. Nach Ausgießen des Wassers lege er das warm um den Hals, weil seine Halsadern übermäßig auseinander gezogen sind, und er wird geheilt werden.
Und wenn jemand in der Brust hustet, so daß er dort zuerst Schmerz zu empfinden beginnt, dann nehme er Liebstöckel und Salbei auf gleiche Weise und Fenchel zweimal soviel wie diese zwei, und er lege das gleichzeitig solange in guten Wein, bis dieser Wein den Geschmack davon annimmt, und dann, nach Wegwerfen der Kräutlein, wärme er diesen Wein, und er trinke ihn warm nach dem Essen, bis er geheilt wird."

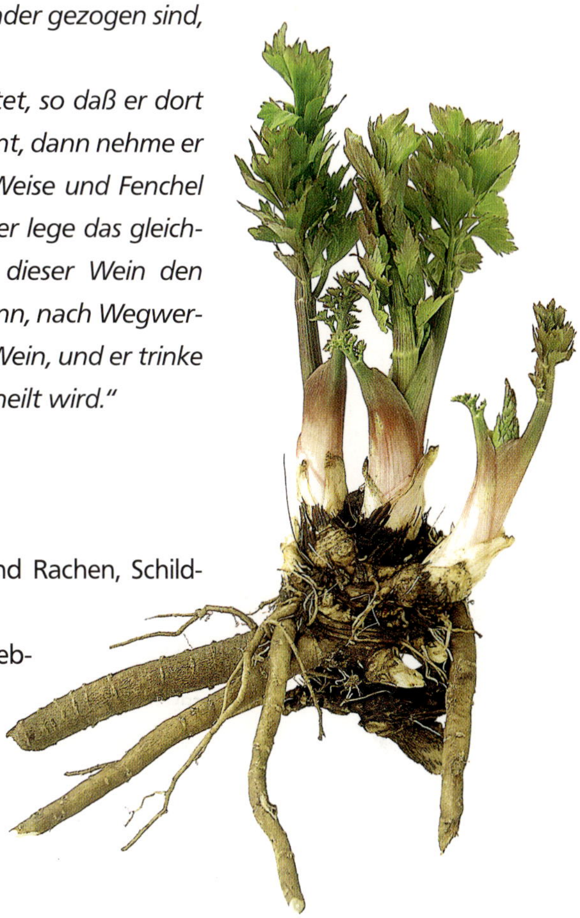

■ *Im Volksmund wird der Liebstöckel wegen seines Geruchs auch Maggikraut genannt. Er benötigt einen mäßig feuchten Boden und Halbschatten.*

Verwendeter Pflanzenteil (Ernte):
Liebstöckelkraut (April bis Oktober)

- ▶ Indikation 1: Schwellung im Hals und Rachen, Schilddrüsenüberfunktion
- ▶ Anwendung: Je 1–2 Handvoll Liebstöckelkraut und Gundelrebe 2–3 Minuten im heißem Wasser kochen, herausnehmen, auf ein Leinentuch geben und um den Hals binden.
- ▶ Wichtig: Bei Schwellungen im Halsbereich immer einen Arzt oder Heilpraktiker aufsuchen.
- ▶ Indikation 2: Husten, Rippenfellentzündung, Brustfellentzündung
- ▶ Anwendung: Für eine Tagesration nimmt man auf 1 Glas Wein 2 g Liebstöckel, 2 g Salbei und 8 g Fenchel. Die Kräuter in einen Leinenbeutel geben und ca. 2 Tage in Wein einlegen, bis dieser den Geschmack angenommen hat. Dann die Kräuter entfernen und je nach Schwere des Hustens den Liebstöckelwein entweder angewärmt (bei Schmerzen in der Brust) oder normal temperiert trinken.

Aber wenn jemand Liebstöckel gekocht ohne andere Würzen allein äße, würde es ihn schwer und »unlustig« in Geist und Körper machen. Wenn er aber mit anderen Würzen gekocht und gegessen wird, dann schadet er dem, der ihn ißt, nicht sehr.

Lungenkraut (Pulmonaria officinalis)

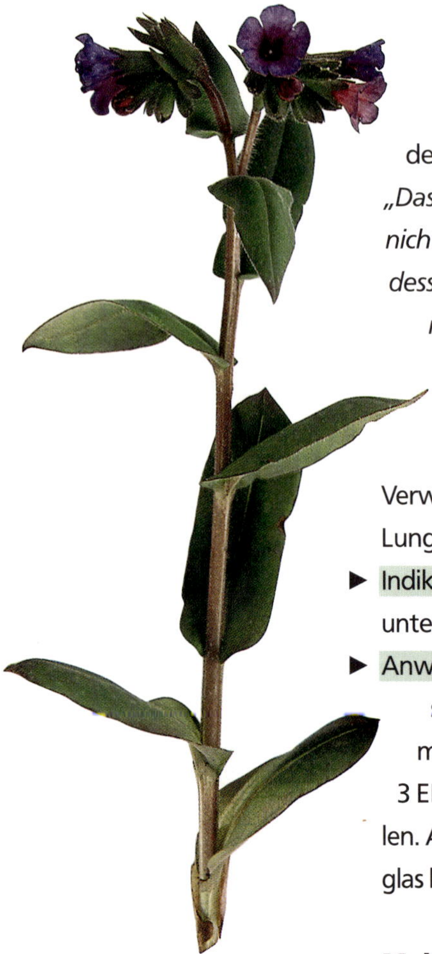

Das Lungenkraut ist eine Heilpflanze, die ihren im Volksmund gebrauchten Namen von ihrem Einsatz in der Heilkunde hat. Auch bei Hildegard findet sich ein derartiger Hinweis:

„Das Lungenkraut ist kalt und etwas trocken und taugt nicht viel zum Nutzen des Menschen. Aber ein Mensch, dessen Lunge aufgeblasen ist, so daß er hustet und nur mit Mühe einatmet, der koche Lungenkraut in Wein und trinke es oft nüchtern, und er wird geheilt werden."

Verwendeter Pflanzenteil (Ernte):
Lungenkraut (April bis August)

- Indikation: Lungenödem, Atemnot, Lungenemphysem, unterstützend bei Asthma
- Anwendung: In einem Edelstahltopf 1 l Weißwein zusammen mit 2–3 EL getrocknetem Lungenkraut mehrere Minuten kochen lassen, abseihen, evtl. noch 3 EL Honig zugeben und heiß in sterile Flaschen abfüllen. Auf nüchternen Magen mehrmals täglich ein Likörglas leicht angewärmt zu trinken.

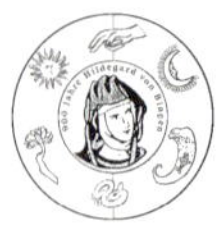

Die Meisterwurz ist warm und taugt gegen Fieber. Denn wer Fieber hat, welcher Art es auch sei, der nehme Meisterwurz.

■ *Lungenkraut eignet sich sehr gut für einen schattigen und feuchten Standort. Es gehört zur Familie der Rauhblattgewächse.*

Meisterwurz (Peucedanum ostruthium)

Der Meisterwurz liebt die Sonne und benötigt im Kräutergarten einen feuchten bis nassen Boden. Er gehört zur Familie der Doldengewächse.

„Die Meisterwurz ist warm und taugt gegen Fieber. Denn wer Fieber hat, welcher Art es auch sei, der nehme Meisterwurz und zerstoße sie mäßig, und wenn sie so zerstoßen oder zerrieben ist, gieße er einen halben Becher bis über die obersten Stücke über diese Meisterwurz, und so lasse er das mit diesem Wein über Nacht stehen, und am Morgen gieße er wiederum Wein dazu, und so trinke er nüchtern, und das während drei Tagen oder während fünf Tagen, und er wird geheilt werden."

Verwendeter Pflanzenteil (Ernte):
Meisterwurzkraut (vor und während der Blüte)
Wurzelstock (Herbst)

- ▶ Indikation: Fieber jeden Ursprungs
- ▶ Anwendung: Einige Wurzelstücke und etwas Kraut grob zerhacken und in ein Glas geben. Halbvoll mit Wein bedecken und über Nacht ziehen lassen. Am Morgen das Glas mit Wein auffüllen und über den Tag verteilt vor den Mahlzeiten trinken. Kur über drei oder fünf Tage durchführen.

Muskat (Myristica fragrans)

Und wenn ein Mensch die Muskatnuß ißt, öffnet sie sein Herz und reinigt seinen Sinn und bringt ihm einen guten Verstand.

Im Mittelalter galt die Muskatnuß einige Jahre als „echte Sensation" und sogar als „Luxusware". Schließlich war sie in Mitteleuropa so gut wie unbekannt und wurde – so jedenfalls sagen es einige historische Quellen – erst mit der Rückkehr der ersten Kreuzritter in unseren Gefilden populär. Der Anbau jedoch erwies sich als äußerst schwierig – der Muskatnußbaum, der heute zumeist in Südamerika, in Indonesien und in Ostafrika kultiviert wird und eine Höhe von rund 10 bis 20 Metern erreicht, braucht nämlich ein wesentlich wärmeres Klima, als das unserer Breiten. Dessen ungeachtet interessierte sich die Heilige Hildegard in hohem Maße für den „nützlichen Import":

„Die Muskatnuß hat große Wärme und eine gute Mischung in ihren Kräften. Und wenn ein Mensch die Muskatnuß ißt, öffnet sie sein Herz und reinigt seinen Sinn und bringt ihm einen guten Verstand. Nimm, wie auch immer, Muskatnuß und in gleichem Gewicht Zimt und etwas Nelken und pulverisiere das. Und dann mach mit diesem Pulver und mit Semmelmehl und etwas Wasser Törtchen, und iß diese oft, und es dämpft die Bitterkeit des Herzens und deines Sinnes, und es öffnet dein Herz und deine stumpfen Sinne, und es macht deinen Geist fröhlich und reinigt deine Sinne."

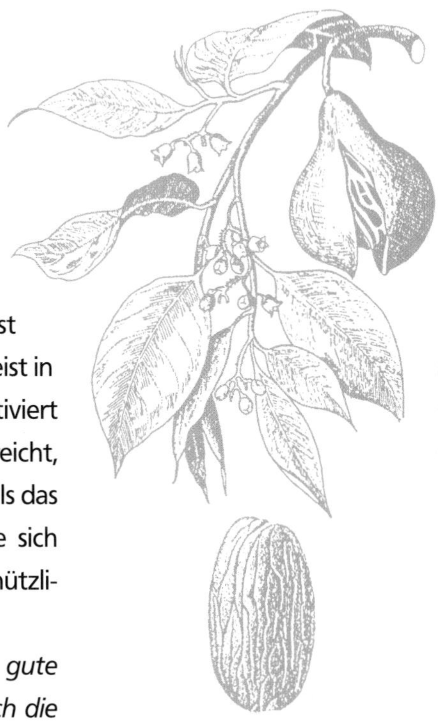

■ *Die Muskatnuß ist die Frucht des Muskatnußbaumes. Aus seiner Blüte entwickelt sich eine aprikosengroße Beere, in der sich die Muskatnuß verbirgt.*

Verwendeter Pflanzenteil (Ernte):
Muskatnuß

- Indikation: Traurigkeit, Trägheit, zur Belebung abgestumpfter Sinne, zur Blutreinigung, bei Nervenleiden
- Anwendung: Zur Kekszubereitung braucht man 2 gestrichene EL Zimt, 2 gestrichene EL Muskatnußpulver, 1 TL Gewürznelkenpulver, 250 g Butter, 500 g Dinkelmehl, 2 Eier, 150 g Rohzucker und 2 EL Honig. Den fertig gekneteten Teig rollt man aus und sticht kleine Plätzchen aus. Bei 180 Grad im Ofen ca. 5 – 10 Minuten backen. Über den Tag verteilt können Erwachsene bis maximal 5 Plätzchen essen.
- Wichtig: Wegen des halluzinogenen Inhaltsstoffes Myristicin sind die Kekse nicht für Kinder, Schwangere und stillende Mütter geeignet! Nur das rechte Maß an Keksen essen.

Und gegessen mildert Petersilie die Fieber, die den Menschen nicht erschüttern, sondern (ihn nur) leicht berühren. Jedoch im Geist des Menschen erzeugt sie Ernst.

Petersilie (Petroselinum crispum)

Vor allem Kinder lieben die Petersilie im heimischen Kräutergarten, deren kräftiger Geschmack sie magisch anzuziehen scheint. Keine Sorge – auch der Genuß der rohen Pflanze ist offenbar vollständig unbedenklich: *„Und sie ist für den Menschen besser und nützlicher roh als gekocht zu essen. Und gegessen mildert sie die Fieber, die den Menschen nicht erschüttern, sondern ihn nur leicht berühren. jedoch im Geist des Menschen erzeugt sie Ernst. Aber wer im Herz oder in der Milz oder in der Seite Schmerzen hat, der koche Petersilie in Wein und füge etwas Essig und genug Honig bei, und dann siebe er es durch ein Tuch, und so trinke er oft, und es heilt ihn."*

■ *Die Petersilienwurzeln wirken wassertreibend.*

Verwendeter Pflanzenteil (Ernte):
Petersilienkraut (Mai bis September)

- Indikation: Herzschmerz, Milzschmerzen, zur unterstützenden Behandlung nach Herzinfarkt
- Anwendung: Ein Bund Petersilie 5 – 8 Minuten in 1 Liter Wein kochen, Kräuter abseihen, dann 1 – 2 EL Weinessig

und 250 g Honig beigeben, nochmals kurz erhitzt und dann heiß in sterile Flaschen abgefüllt. 2–3mal täglich ein Likörglas davon trinken.

▶ Wichtig: Für Schwangere ist Petersilienwein nicht geeignet!
Petersilie kann auch problemlos im Zimmerkräutergarten gezogen werden. Sie benötigt mäßig feuchte, humushaltige Erde.

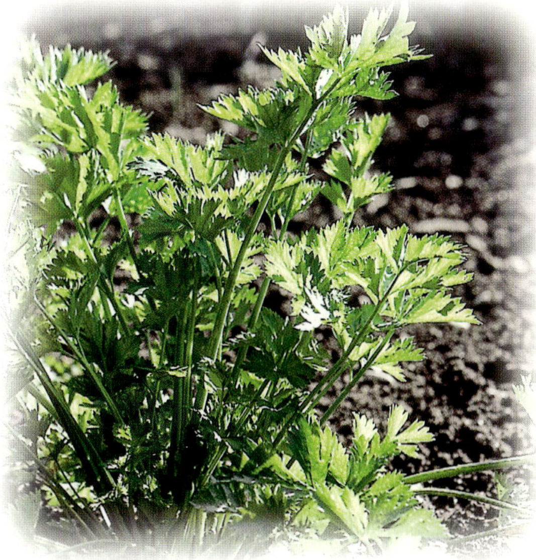

■ *Die Heimat der Petersilie ist Südeuropa, bei uns wird Petersilie angebaut.*

Quendel/Feldthymian (Thymus serpillum)

Heute gibt es viele Wässerchen und Tinkturen gegen Akne und unreine Haut, die zumeist teuer und in ihrer Wirksamkeit höchst umstritten sind. Gemeinsam haben diese Mittel, daß sie fast alle auf Akoholsubstanz basieren – eine kosmetische Behandlung, die laut Hildegard nicht unbedingt nötig ist. Ihr „Wässerchen" basierte auf der Pflanze Quendel. Der Quendel ist auch unter der Bezeichnung Feldthymian bekannt. Es handelt sich um eine anspruchslose Pflanze mit rosaroten Blüten, die häufig sonnigen Abhängen oder an Wegesrändern wächst. Die Pflanze wird in der Regel nicht höher als 20 Zentimeter: „Und ein Mensch, der krankes Fleisch des Körpers hat, so daß sein Fleisch wie die Krätze ausblüht, der esse oft Quendel entweder mit Fleisch oder im Mus gekocht, und das Fleisch seines Körpers wird innerlich geheilt und gereinigt werden. Aber wer die kleine Krätze, das heißt den kleinen Grind hat, der zerstoße Quendel mit frischem Fett, und so mache er daraus eine Salbe, und er salbe sich damit, und er wird die Gesundheit erlangen."

Und ein Mensch, der krankes Fleisch des Körpers hat, so daß sein Fleisch wie die Krätze ausblüht, der esse oft Quendel entweder mit Fleisch oder im Mus gekocht, und das Fleisch seines Körpers wird innerlich geheilt und gereinigt werden.

Verwendeter Pflanzenteil (Ernte):
Quendelkraut (Juni bis August)

▶ Indikation 1: Hautausschläge, Neurodermitis, Ekzeme, Dermatitis, Akne

- Anwendung: Mitkochen von Quendelkrautpulver in jedem Essen.
- Indikation 2: Hautunreinheiten, Hautausschläge
- Anwendung: Aus 1 EL fein zerriebenem Quendelkraut und 3 EL Fett (nach Möglichkeit Ziegen- oder Schaffett) eine Salbe herstellen. Dazu das Kraut in das erwärmte Fett einrühren bis dieses wieder fest wird. Die Fettsalbe zwei- bis dreimal täglich auf die betroffene Stelle auftragen.

Denn wer den Schnupfen hat und dadurch hustet, der esse Rainfarn, entweder in Suppen oder in Kuchen, oder mit Fleisch [...] Er unterdrückt die Säfte, daß sie in ihm nicht überhandnehmen, und so werden sie weniger.

Rainfarn (Tanacetum vulgare)

Vor medizinischen Selbstversuchen mit dem Rainfarn sei ausdrücklich gewarnt. Die Pflanze, die am besten auf nährstoffreichen Lehmböden gedeiht, ist aufgrund ihres giftigen Stiels nicht unumstritten. Deswegen sollten Sie den im Folgenden beschriebenen Rainfarntee oder auch den entsprechenden Saft nicht selbst zubereiten, sondern sich das Elixier möglichst von ihrem Arzt, Heilpraktiker oder Apotheker mischen lassen. Nur so haben Sie die Gewißheit einer korrekten und unschädlichen Dosierung.

■ *Der Rainfarn ist ein Korbblütler. Er bevorzugt lehmige Böden, ist aber häufig auch an Bahndämmen zu finden.*

Übrigens: Tödlich ist das Rainfarngift in der Regel nicht (außer bei kleinen Kindern), es kann jedoch höchst unangenehme Folgen für den Kreislauf haben und zuweilen auch Fieber hervorrufen. Als Heilmittel zu verwenden sind ohnehin ausschließlich die Blätter der Pflanze. Bei der heilkundigen Äbtissin findet sich kein Hinweis auf die Nebenwirkungen des Rainfarns, sie unterstrich vor allem die nutzbringenden Aspekte:

„Der Rainfarn ist warm und etwas feucht, und er ist gut gegen alle überfließenden und ausfließenden Säfte. Denn wer den Schnupfen hat und dadurch hustet, der esse Rainfarn, entweder in Suppen oder in Kuchen, oder mit Fleisch oder auf irgendeine Weise. Er unterdrückt die Säfte, daß sie in ihm nicht überhandnehmen, und so werden sie weniger [...]. Und wer immer den

Harn nicht lassen kann, so daß er vom Stein bedrängt wird, der zerstoße Rainfarn und siebe seinen Saft durch ein Tuch, und er gebe etwas Wein bei, und so trinke er oft, und das Harnverhalten wird gelöst, und er läßt ihn hinaus."

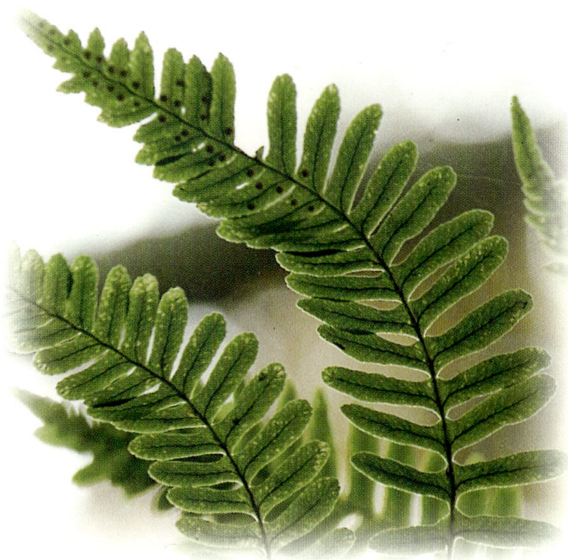

Verwendeter Pflanzenteil (Ernte): Rainfarnblätter (Mai bis Juli)

- ▶ Indikation 1: Schnupfen, trockener Husten
- ▶ Anwendung: Aus den getrockneten Blättern ein Pulver herstellen und jeweils eine Messerspitze über das Essen geben.
- ▶ Indikation 2: Harnverhalten, Prostatavergrößerung
- ▶ Anwendung: Rainfarnsaft und Wein mischen, davon mehrmals täglich eine kleine Menge trinken.
- ▶ Wichtig: Die Pflanze ist giftig! Das BGA warnt vor einer Therapie mit Rainfarn. Eine unkontrollierte Behandlung sollte wegen der gesundheitlichen Risiken auf keinen Fall vorgenommen werden! Vor jeder Behandlung muß ein Arzt oder Heilpraktiker zu Rate gezogen werden!

■ *Vorsicht! Der Stiel des Rainfarns ist giftig, nur die Blätter verwenden.*

Raute (Ruta graveolens)

Und so wird es dem Menschen, der melancholisch ist, besser gehen, wenn er sie nach anderen Speisen ißt.

Die Raute benötigt einen sonnigen Standort und kommt gut mit eher trockener Erde zurecht. Sie gehört zur Familie der Rautengewächse. Weniger die körperlichen Indikationen als vielmehr eventuelle seelische Belastungen des Menschen hatte Hildegard von Bingen im Auge, als sie sich mit der Raute beschäftigte:
„Und wenn sie gegessen ist, unterdrückt sie die unrechte Hitze des Blutes im Menschen. Denn die Wärme der Raute vermindert die unrechte Wärme der Melancholie und mäßigt die unrechte Kälte der Melancholie. Und so wird es dem Menschen, der melancholisch ist, besser

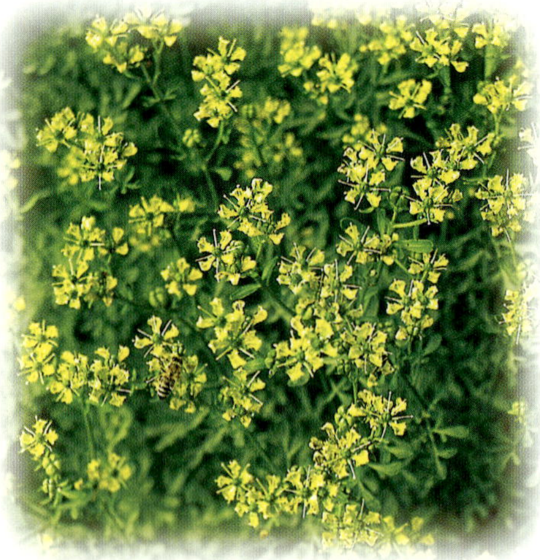

gehen, wenn er sie nach anderen Speisen ißt. Aber auch wenn jemand eine andere Speise gegessen hat, wovon es ihn schmerzt, esse er nachher Raute, und es schmerzt ihn weniger."

Verwendeter Pflanzenteil (Ernte): Rautenblätter (während der Wachstumsphase)

- Indikation: Melancholie, Magenschmerzen, Völlegefühl
- Anwendung: Jeweils nach dem Essen ein paar Rautenblätter zerkauen. In Apotheken gibt es auch ein Rautengranulat gegen Magendrücken.

Ringelblume (Calendula officinalis)

„Die Ringelblume ist kalt und feucht, und sie hat starke Grünkraft in sich, und sie ist gut gegen Gift. Denn wer Gift ißt, oder wem es verabreicht wurde, der koche Ringelblume in Wasser, und nach Ausdrücken des Wassers lege er sie so warm auf seinen Magen und sie erweicht das Gift, und es wird von ihm ausgeschieden. Aber dieser Mensch wärme alsbald guten Wein, und er lege genug Ringelblume hinein, und damit wärme er wiederum den Wein, und weil er Gift genommen hat, trinke er so jenen halbwarmen Wein, und er schneuzt das Gift entweder aus der Nase aus, oder er wirft es durch den Schaum, das heißt »schum«, von sich aus."

Die Ringelblume ist kalt und feucht, und sie hat starke Grünkraft in sich, und sie ist gut gegen Gift.

Vor allem für Hunde- und Katzenbesitzer könnte der soeben gelesene Absatz von Interesse sein, denn immer wieder kommt es vor, daß unsere vierbeinigen Freunde etwas Giftiges zu sich nehmen und der Tierarzt nicht mehr rechtzeitig eingreifen kann. Versuche haben ergeben, daß die Ringelblumentherapie auch bei Tieren einen durchschlagenden Erfolg hat, wobei Sie nicht unbedingt Wein als vielmehr lauwarmen „Ringelblumentee" verwenden sollten. Auf Alkohol nämlich spre-

■ *Die Ringelblume ist mit ihren leuchtend gelben Blüten in fast jedem Garten vertreten.*

chen Tiere wesentlich empfindlicher an als Menschen, – die beabsichtigte Wirkung könnte somit durch Wein aufgehoben werden.

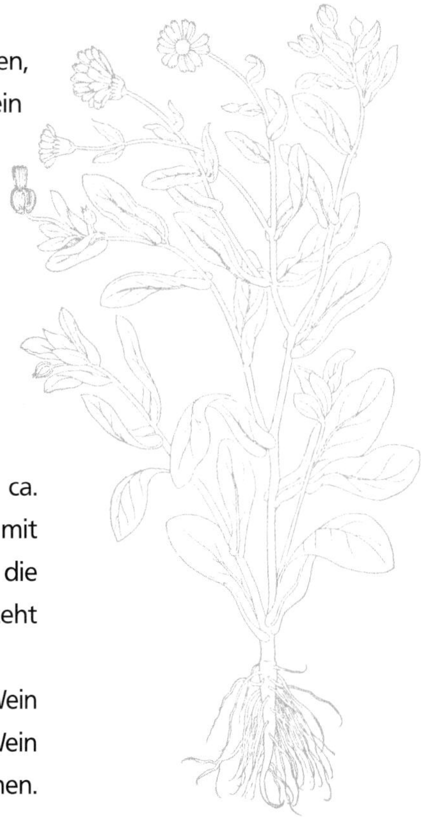

■ *Die Ringelblume enthält ätherisches Öl, Bitterstoff und Harz und wirkt ähnlich wie Arnika.*

Verwendeter Pflanzenteil (Ernte):
Ringelblumenblüten (Blütezeit Juni bis Oktober)

- ▶ Indikation: Vergiftungen, Entzündungen, verdorbener Magen, Lebensmittelvergiftungen, Pilzvergiftungen, Arzneimittelvergiftungen, Vergiftung durch Chemikalien
- ▶ Äußere Anwendung: Eine Handvoll Ringelblüten ca. 5–10 Minuten in Wasser kochen, herausnehmen, mit einem Leinentuch das Wasser ausdrücken und auf die schmerzende Stelle legen (nicht zu heiß, sonst besteht Verbrennungsgefahr).
- ▶ Innere Anwendung: Ringelblütensud aus einem Glas Wein und einer Handvoll Blüten zubereiten. Zuerst den Wein erwärmen, dann Blüten zugeben und wieder erwärmen. Blüten abseihen und in kleinen Schlucken trinken.
- ▶ Wichtig: Ist die Ursache oder Schwere der Vergiftung nicht bekannt, so ist sofort das nächste Krankenhaus aufzusuchen. Hier kann jede Minute Leben retten! Grundsätzlich ist bei allen Vergiftungen den Arzt oder Heilpraktiker aufzusuchen.

Rose (Rosa gallica)

Und wer jähzornig ist, der nehme die Rose und weniger Salbei und zerreibe es zu Pulver. Und in jener Stunde, wenn der Zorn ihm aufsteigt, halte er es an seine Nase. Denn der Salbei tröstet, die Rose erfreut.

Die Rose – viel besungener Liebesbeweis, romantischste aller Blumen ist seit Urzeiten behaftet mit einem gewissen Zauber. Vor allem die Blätter der Rose hatten es bereits im Mittelalter den Edelfräuleins angetan – geradezu wundersame kosmetische Erfolge wurden ihnen zugeschrieben. Davon wurde offensichtlich auch die rheinische Äbtissin in ihren Beobachtungen inspiriert, wobei sie allerdings die erstaunliche Entdeckung machte, daß der Duft aus etlichen zerriebenen Rosenblättern und ein bißchen Salbei gut gegen plötzlich aufziehenden Jähzorn sei:

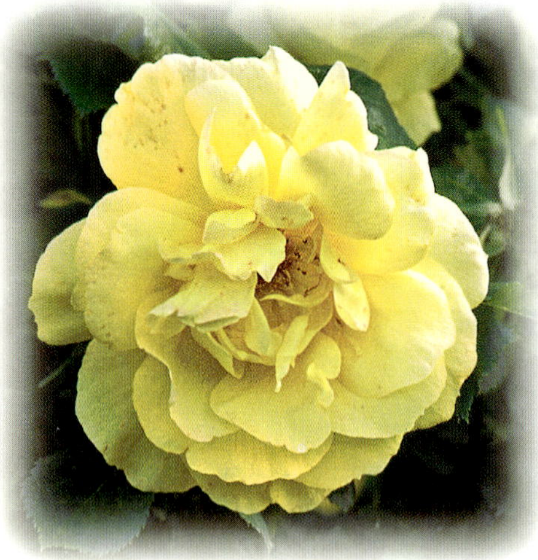

■ *Die Rose ist die Königin unter den Blumen. Sie gilt als Symbol der Vollkommenheit.*

„Die Rose ist kalt, und diese Kälte hat eine nützliche Mischung in sich. Am frühen Morgen oder wenn der Tag schon angebrochen ist, nimm ein Rosenblatt, lege es auf deine Augen. Es zieht den Saft, das ist das Trieffen, heraus und macht sie klar. Aber auch wer etwas Geschwüre an seinem Körper hat, lege Rosenblätter darauf und es zieht ihnen den Schleim heraus [...]. Die Rose werde genommen und zur Hälfte davon Salbei unter Beigabe von frischem Fett, das zerlassen ist. Und dies soll gleichzeitig in Wasser gekocht werden, damit daraus eine Salbe werde, und wo der Mensch vom Krampf oder von der Lähmung geplagt wird, dort soll er mit der Salbe gesalbt werden, und es wird ihm besser gehen."

Verwendeter Pflanzenteil (Ernte):
Rosenblätter und Rosenblüten (während der Blüte)

- Indikation 1: Geschwüre, Augenleiden
- Anwendung: Rosenblätter auf das Auge oder die betroffene Stelle legen. In Apotheken gibt es Rosenwasser, das mit einem Leinentuch auf das Auge oder Geschwür getupft wird.
- Indikation 2: Krämpfe, partielle Lähmungen
- Anwendung: Eine Salbe aus 70 g Rosenblüten und -blättern, 35 g Salbeiblätter und ca. 70 g Fett (nach Möglichkeit Ziegen oder Schweinefett). Kräuter fein zermalen und zu dem im Wasserbad verflüssigten Fett geben. So lange rühren, bis eine Salbe entsteht. zwei- bis dreimal täglich auftragen.
- Indikation 3: Jähzorn
- Anwendung: Zwei Teile getrocknete Rosenblüten und -blätter mit einem Teil getrocknetem Salbeiblättern mischen und zu einem Pulver zermahlen. Diese Mischung in ein kleines, dicht schließendes Gefäß geben. Bei Bedarf den Duft einatmen, ohne das Pulver selbst zu inhalieren.

Aber die Rose ist auch gut zu Tränken und zu Salben und zu allen Heilmitteln, wenn sie ihnen beigefügt wird.

Salbei (Salvia officinalis)

Ein äußerst vielseitiges Hausmittel war und ist laut Hildegard auch der Salbei, der schon in der antiken Heilkunde als Allheilmittel galt. Ob gegen Mundgeruch, Magen- und Darmbeschwerden oder Appetitlosigkeit. Im folgenden Hildegard-Text haben wir uns auf das Wesentlichste beschränkt:

„Denn roh und gekocht ist er gut für jenen zu essen, den schädliche Säfte plagen, weil er diese unterdrückt. Nimm aber Salbei und pulverisiere ihn, und iß dieses Pulver mit Brot, und es vermindert den Überfluß der schlechten Säfte in dir. Und wer von irgendeiner schmutzigen Sache Gestank erleidet, der stecke Salbei in die Nase, und es nützt ihm. Aber wenn jemand Überfluß an Schleim hat, oder wenn jemand stinkenden Atem hat, dann koche er Salbei in Wein, und dann seihe er es durch ein Tuch, und so trinke er oft, und die schlechten Säfte und der Schleim in ihm werden vermindert.

Wenn nun jener, der diese Krankheiten hat, etwas an Gicht leidet, dann koche er Salbei in Wasser und trinke, und die Säfte und der Schleim wird ihm vermindert. Wer aber Widerwillen gegen das Essen hat, der nehme Salbei und weniger Kerbel und etwas Knoblauch, und er zerstoße dies gleichzeitig in Essig, und so mache er eine Würze, und er tauche die Speise, die er essen will, hinein und er hat Appetit zu essen."

Salbei ist nützlich gegen die kranken Säfte, weil er trocken ist. Denn roh und gekocht ist er gut für jenen zu essen, den schädliche Säfte plagen, weil er diese unterdrückt.

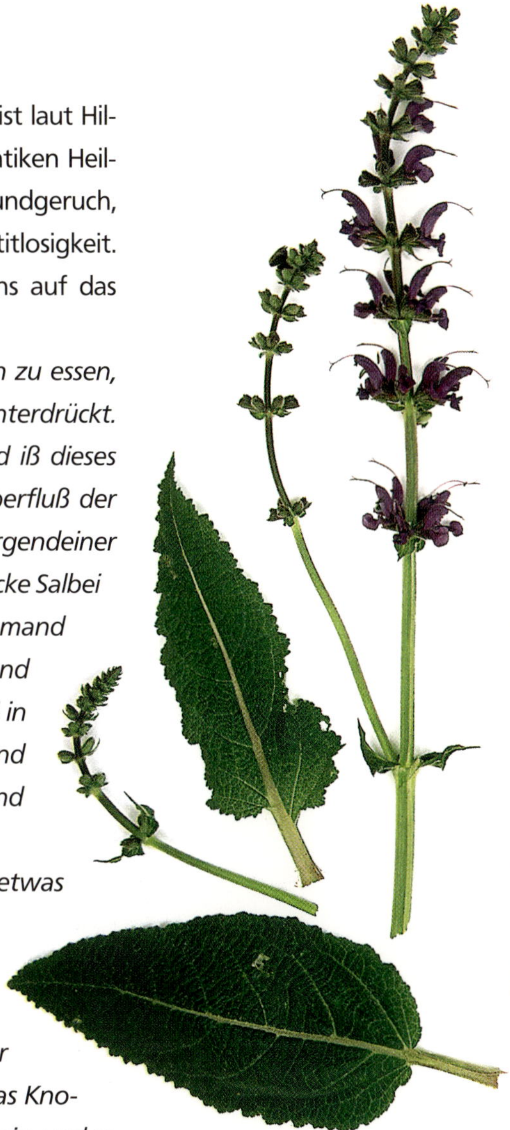

■ *Salbei braucht Sonne und einen mäßig feuchten, aber nährstoffreichen Boden. Er gehört zur Familie der Lippenblütler.*

Verwendeter Pflanzenteil (Ernte):
Salbeiblätter (während der Wachstumsphase)

- ▶ Indikation 1: Magen- und Darmbeschwerden („kranke Säfte"), Entschlackung, Mundgeruch
- ▶ Anwendung: Getrocknete Salbeiblätter pulverisieren und jeweils eine Messerspitze auf ein Dinkelbutterbrot geben. Als Gewürz für Speisen verwenden, oder aber 2 EL feingeschnittene Salbeiblätter mit 1 l Wein (oder

Wasser, als Tee) für 5–8 Minuten kochen, dann in sterilisierte Flaschen abfüllen und mehrmals täglich ein Likörglas davon trinkt.

- Indikation 2: Appetitlosigkeit
- Anwendung: 1 gut gehäufter TL feingeschnittener Salbeiblätter, 1 TL Kerbel und 1/2 Knoblauchzehe in Weinessig geben und darin zerstoßen. Als Würzmischung für Speisen verwenden.
- Wichtig: Salbei sollte nicht über einen längeren Zeitraum und in hohen Dosen angewandt werden. Auch Schwangere sollten darauf verzichten.

Schafgarbe (Achillea millefolium)

Und so nimmt die Schafgarbe der Wunde die Fäulnis und die Schwären, das heißt das Geschwür, und sie heilt die Wunde.

Hieb- und Stichverletzungen gehörten für den mittelalterlichen Menschen buchstäblich zum Alltag: Ob in der Feldschlacht oder auf der Jagd – ständig mußte man damit rechnen, kalten Stahl oder auch das Horn eines Wildebers in den Eingeweiden zu spüren. Heute sind vor allem Menschen, die mit Maschinen umgehen derartig gefährdet. Für diese Fälle empfahl Hildegard den Gebrauch der Schafgarbe, wobei wir heute natürlich wissen, daß zunächst eine gründliche Desinfektion der Wunde und damit eine ärztliche Grundversorgung die notwendigen primären Maßnahmen sind:

„Denn wenn ein Mensch durch einen Schlag verletzt wird, wäscht man nachher die Wunde mit Wein, und es soll in Wasser mäßig gekochte Schafgarbe, nachdem das Wasser mäßig ausgepreßt wurde, so warm über jenes Tuch leicht gebunden werden, das auf der Wunde liegt. Und so nimmt sie der Wunde die Fäulnis und die Schwären, das heißt das Geschwür, und sie heilt die Wunde [...]. Wer aber im Körperinnern eine Wunde erhielt, sei es daß er durch Spieße verwundet oder daß er innerlich zusammengeschnürt wurde, der pulverisiere diese Schafgarbe, und er trinke jenes Pulver in warmem Wasser. Und wenn es ihm besser geht, dann nehme er dieses Pulver in warmem Wein, bis er geheilt wird."

■ *Die Schafgarbe ist ein weit verbreiteter Korbblütler. Man findet sie häufig auf eher feuchten Wiesen.*

Verwendeter Pflanzenteil (Ernte):
Schafgarbenkraut (Mai bis September)

- Indikation 1: Blutergüsse, oberflächliche Verletzungen, Fleischwunden
- Anwendung: Entsprechende Menge Schafgarbe ca. 5 Minuten im Wasser leicht kochen lassen. Währenddessen Wunde mit Wein auswaschen und mit einem sterilen Leintuch (gekocht, heiß gebügelt) abdecken. Das Wasser einmal aus den Kräutern pressen und diese auf den Verband legen, mit zweitem Leinentuch abdecken und mit einem Verband fixieren. Je nach Schwere und Beschaffenheit der Verletzung sollte der Verband öfters erneuert werden (Schafgarbe immer frisch aufbrühen).
  Sobald sich die Wunde geschlossen hat, die warme Schafgarbe direkt auf die betroffene Stelle geben (Verbrennungsgefahr beachten).
- Indikation 2: Operationen aller Art, tiefe Wunden
- Anwendung: Schon ein bis zwei Wochen vor der Operation, je nach Grad der Schwere, mehrmals täglich einen Tee aus Schafgarbe zu sich nehmen. Dazu 1 TL feingeschnittener Schafgarbe mit einer Tasse heißem Wasser überbrühen, ca. 5 Minuten ziehen lassen, absieben und warm trinken. Nach der Operation zwei- bis dreimal täglich 1 Messerspitze Schafgarbenpulver in warmen Wein einrühren und trinken.
- Wichtig: Bei einer Allergie gegen Schafgarbe oder andere Korbblütler darf diese Anwendung nicht eingesetzt werden!

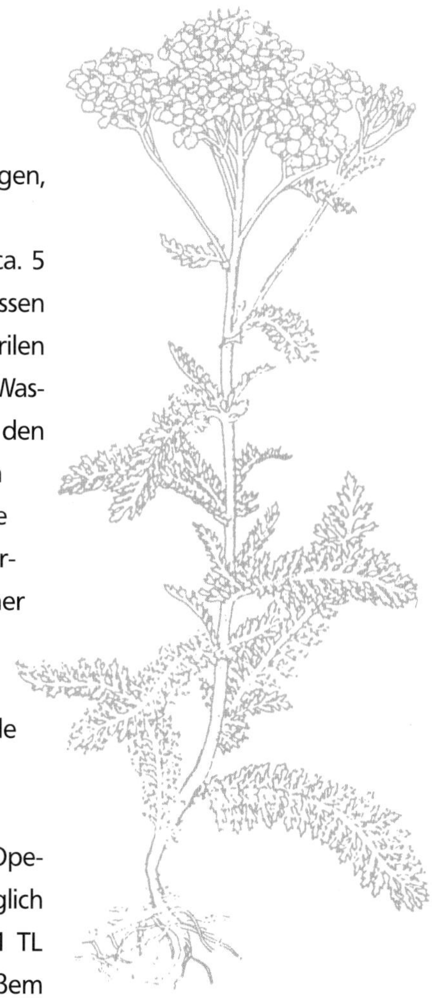

■ *Der beste Sammeltag für die Schafgarbe ist, wenn ihre Blüten reinweiß blühen.*

Schöllkraut (Chelidonium majus)

Das Schöllkraut ist sehr warm und enthält einen giftigen und schleimigen Saft.

Im Zusammenhang mit Schöllkraut sollten Sie sich stets vor Augen halten, daß diese Pflanze hochgiftig ist und der wie auch immer geartete Verzehr sogar lebensbedrohliche Folgen haben kann. Die Anwendung, die im folgenden Text beschrieben wird, ist demzufolge auch ausschließlich äußerer Natur:

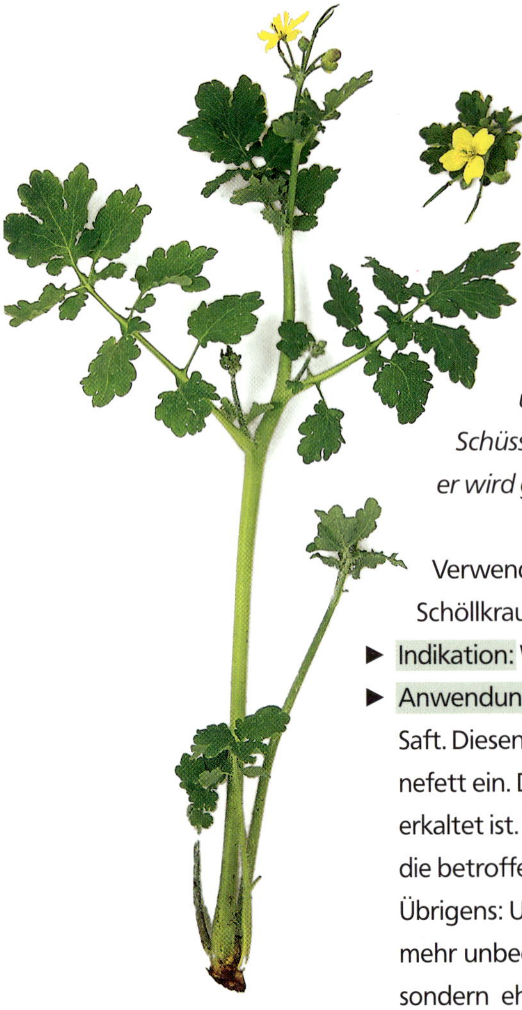

„Das Schöllkraut ist sehr warm und enthält einen giftigen und schleimigen Saft. [...] Wer aber etwas Unreines ißt oder trinkt oder berührt, wovon er geschwürig im Körper wird, der nehme altes Fett und gebe ihm genug Saft von Schöllkraut bei und zerstoße es damit, und so zerlasse er es gleichzeitig in einer Schüssel, und dann salbe er sich mit Talg, und er wird geheilt."

Verwendeter Pflanzenteil (Ernte):
Schöllkraut (Mai – September)

- Indikation: Warzen, Geschwüre
- Anwendung: Aus dem Schöllkraut gewinnt man 1 EL Saft. Diesen reibt man in 2 EL altes Ziegen- oder Schweinefett ein. Dann erwärmt man den Brei und rührt bis er erkaltet ist. Mit der so gewonnene Salbe 1–2mal täglich die betroffene Stelle einreiben.
  Übrigens: Unter „altem Fett" verstehen wir heute nicht mehr unbedingt „ranzige Butter" oder „stinkendes Öl", sondern eher gut abgelagertes, aber durchaus noch genießbares Schweinefett. Auch eine sogenannte „Fettcreme" wäre eine verwendbare Substanz.
- Wichtig: Schöllkraut ist hochgiftig und sollte nicht ohne Rücksprache mit dem Arzt oder Heilpraktiker verwendet werden!

■ Schöllkraut liebt einen eher sonnigen Platz und einen mäßig feuchten Boden. Es handelt sich bei ihm um ein Mohngewächs.

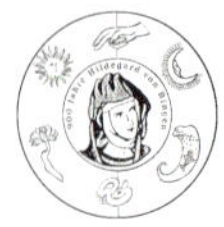

Schöllkraut hat ein so schwarzes und herbes Gift in sich, daß es dem Menschen keine Gesundheit verleihen kann.

Schwertlilie
(Iris germanica, -versicolor, -florentina)

Es gibt heute noch drei verschiedene Arten der Schwertlilie, die Höhen zwischen 15 und 150 Zentimetern erreichen. Alle Arten benötigen einen feuchten bis nassen Boden (wachsen also sehr gut in moorigen Gegenden) und gleichzeitig viel Sonnenschein. Da auch diese Pflanze mittlerweile vom Aussterben bedroht ist, steht sie unter Naturschutz und sollte nicht einfach

Und wer von Schwierigkeit des Harnlassens zusammengeschnürt wird, in dem erweicht der Saft der Schwertlilie den Stein und die Harnwege, und das, was zusammengeschnürt war, wird eröffnet werden.

abgerissen werden. Es empfiehlt sich der Anbau im eigenen Garten, was um so leichter fallen würde, wenn man im Rahmen des Gartenbaus ein kleines Feuchtbiotop anlegen würde. Dort, wo Frösche sich wohl fühlen, ist auch die Schwertlilie zu Hause.

„Im Mai aber nimm den Saft ihrer Blätter und mache Fett in einer Schüssel flüssig und füge diesen Saft bei und bereite so eine Salbe, so daß diese grün erscheint. Und jenen, der die kleine Krätze hat, den salbe oft mit dieser Salbe, und er wird geheilt werden [...]. Und zerstoße auch ihre Wurzel mit gutem Wein in einem Mörser und erwärme diesen Wein, nachdem er durch ein Tuch geseiht ist, und gib es so warm jenem zu trinken, der einen Stein hat. Und wer von Schwierigkeit des Harnlassens zusammengeschnürt wird, in dem erweicht es den Stein und die Harnwege, und das, was zusammengeschnürt war, wird eröffnet werden."

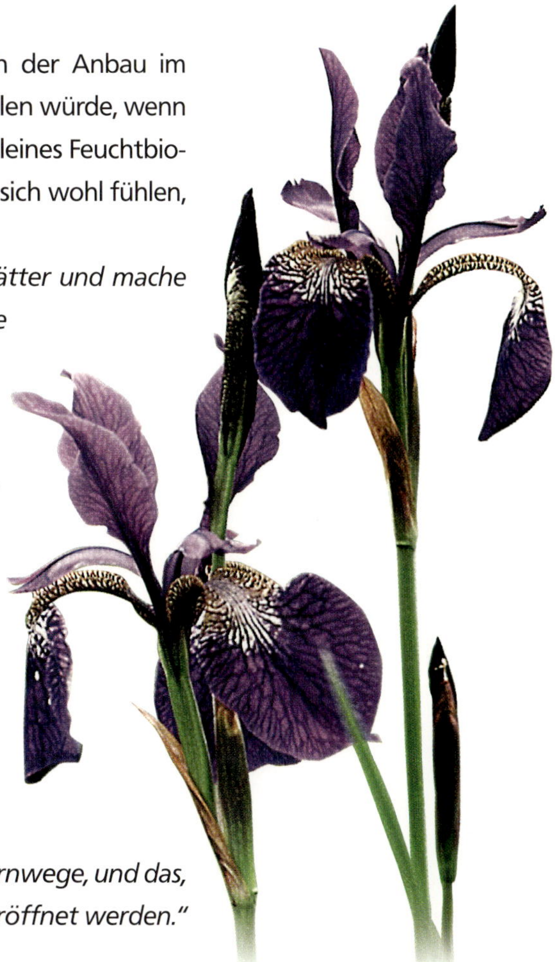

Verwendeter Pflanzenteil (Ernte):
Schwertlilienblätter (Mai)
Schwertlilienwurzeln (September bis Oktober)

- ▶ Indikation 1: frische Hautleiden, unreine Haut
- ▶ Anwendung: Aus den Blättern gewinnt man 1 EL Saft. Diesen gibt man zu 4 EL altem, flüssigem Ziegen- oder Schweinefett, so daß sich dieses grün färbt. Nun rührt man, bis das Fett erkaltet ist. Mit der so gewonnene Salbe ein- bis zweimal täglich die betroffene Stelle hauchdünn einreiben.
- ▶ Indikation 2: Nieren und Blasenleiden
- ▶ Anwendung: Einige entrindete Wurzelstücke zusammen mit 1/4 l Wein in einem Mörser zerstoßen, dann den Wein aufkochen lassen, abseihen und 1mal täglich trinken. Den sogenannten Iriswein gibt es auch in der Apotheke zu kaufen.

■ *Die wildwachsenden Schwertlilien stehen unter Naturschutz! Für den Kräutergarten können wir alle drei Schwertlilienarten anpflanzen.*

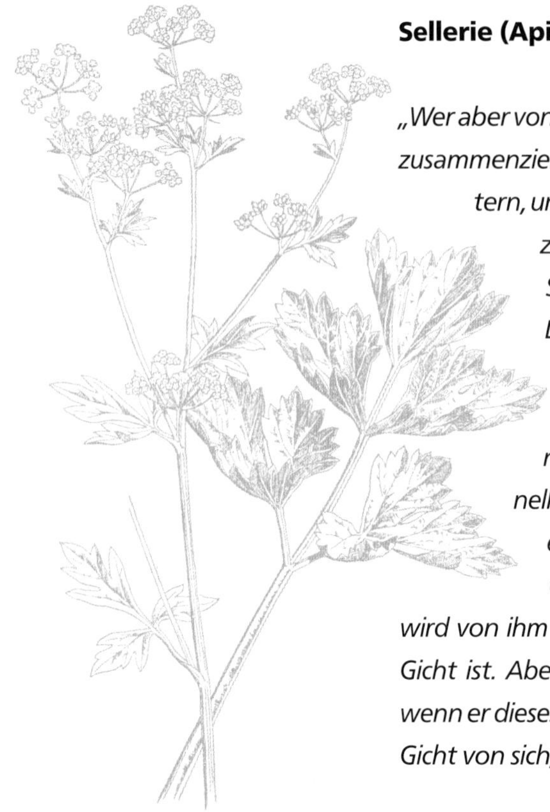

Sellerie (Apium graveolens)

„Wer aber von Gicht so geplagt wird, daß sein Mund sich zusammenziehend verzerrt, und daß seine Glieder zittern, und daß er auch in seinen anderen Gliedern zusammengezogen wird, der pulverisiere Selleriesamen und füge dem zu einem Drittel Raute bei und auch von der Muskatnuß weniger als Rautenpulver, und weniger Gewürznelken als Muskatnuß und weniger Steinbrech als Gewürznelken. Und dies alles mache er zu Pulver, und er esse sowohl nüchtern wie auch nach dem Essen dieses Pulver, und die Gicht wird von ihm weichen, weil es das beste Mittel gegen Gicht ist. Aber wer von der Gicht geplagt wird, auch wenn er dieses Pulver oft gegessen hat, der vertreibt die Gicht von sich, damit er nicht Schaden nehme."

Der Sellerie ist warm, und er ist mehr von grüner als von trockener Natur. Er hat viel Saft in sich, und roh taugt er dem Menschen nicht zum Essen.

■ *Sellerie ist ein zweijähriges Doldengewächs. Er benötigt einen feuchtnassen Boden und ist gut an seinem typischen Geruch zu erkennen.*

Verwendeter Pflanzenteil (Ernte):
Selleriesamen (Herbst)

▶ Indikation: Rheuma, Gicht

▶ Anwendung: Da die Hl. Hildegard nur sehr ungenaue Mengenangaben macht, wird hier auf ein fertig gemischtes Pulver mit der Bezeichnung „Pulvis Apii compositus", erhältlich in guten Apotheken, hingewiesen.

Süßholz (Glycyrrhiza glabra)

Süßholz ist ein Schmetterlingsblütler und gedeiht am besten auf humushaltigem, nicht zu trockenem Boden *„Das Süßholz ist von gemäßigter Wärme und bereitet dem Menschen eine klare Stimme, auf welche Weise auch immer es gegessen wird, und es macht seine Sinne mild und erhellt seine Augen und erweicht seinen Magen zur Verdauung. Aber auch dem Geisteskranken nützt es sehr, wenn er es oft ißt, weil es die Wut, die in seinem Gehirn ist, auslöscht."*

Verwendeter Pflanzenteil (Ernte):
Süßholzwurzel (Herbst)

- ▶ Indikation: Heiserkeit, Verdauungsstörungen im Magen-Darmbereich, trübe Augen, Depressionen, Manien
- ▶ Anwendung: Süßholzwurzelsaft bei Heiserkeit oder Magenbeschwerden (Dosierung mit dem Arzt oder Apotheker abklären) mit etwas Wasser trinken. Einen Tee bereitet man sich aus 1/2 TL fein zerschnittenen Wurzel zu, die mit heißem Wasser übergossen werden und ca. 15 Minuten zugedeckt ziehen müssen. Durch ein Sieb geben. Mehrere Tassen am Tag trinken.

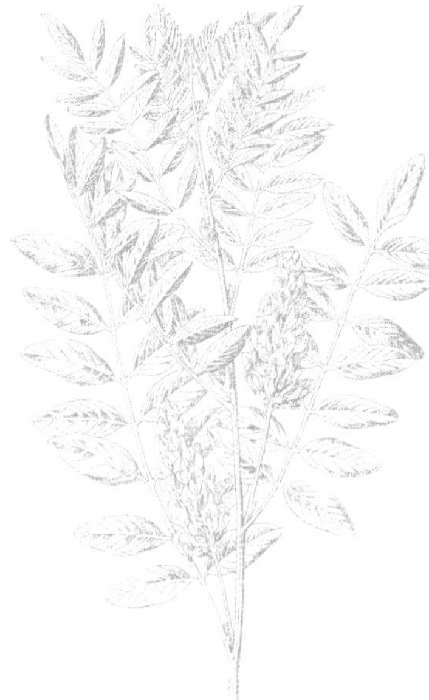

■ *Süßholz ist der Grundstoff für die beliebte Lakritze.*

Veilchen (Viola odorata, Viola tricolor)

Das Veilchen ist ein exzellentes Beispiel dafür, wie sich Volkswissen über die Jahrhunderte hält und behauptet. War zwischenzeitlich auch viel von dem verloren gegangen oder in Vergessenheit geraten, was Hildegard von Bingen berichtet und niedergeschrieben hatte – die heilsame Wirkung dieser kleinen, hübschen Pflanze blieb in den Überlieferungen stets präsent:

Und wenn jemand durch Melancholie und Verdruß im Sinn beschwert wird [...] so mache er einen Klartrank und trinke, und es unterdrückt die Melancholie und macht ihn froh.

„Und es ist gut gegen die Verdunkelung der Augen. Nimm daher gutes Öl und bring es entweder an der Sonne oder am Feuer in einem neuen Topf zum Sieden, und wenn es so siedet, wirf Veilchen hinein, damit es davon dick wird, und fülle es so in ein gläsernes Gefäß und bewahre es so auf. Und abends salbe mit diesem Öl um die Augenlider und deine Augen, jedoch so, daß es die Augen inwendig nicht berührt, und es wird die Verdunkelung der Augen vertreiben. [...] Und wenn jemand Kopfweh hat, oder wessen Fleisch die Krebse zerfressen, oder wenn er irgendwelche Geschwüre in seinem Körper hat, dann nehme er Veilchensaft und zum dritten Teil dieses Saftes Olivenöl, und gemäß der Menge des Veilchensaftes Bockstalg, und dies bringe er gleichzeitig in einem neuen Topf zum Sieden und bereite eine Salbe."

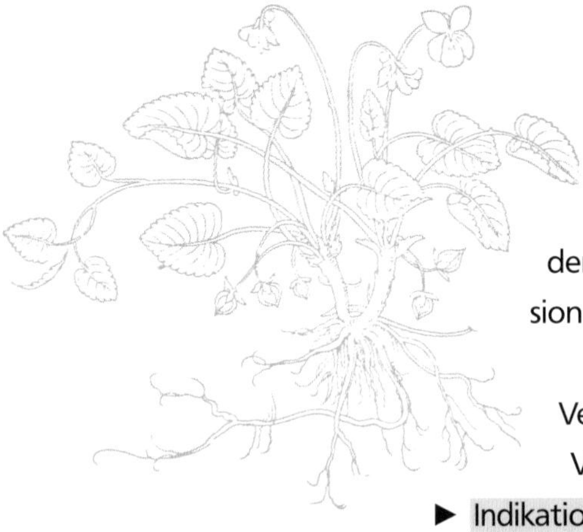

Übrigens: Veilchen, gekocht im reinen Wein und mit etwas Galgant und Süßholz veredelt, können laut Hildegard auch ein wunderbares Mittel gegen Schwermut und Depressionen sein.

Verwendeter Pflanzenteil (Ernte): Veilchenblätter und -blüten

- ▶ Indikation 1: müde, überanstrengte Augen
- ▶ Anwendung: Man erwärmt 30 ml Olivenöl und ca. 100 g Veilchen, filtert das Ganze durch ein Tuch und gibt es in ein dunkles Glasfläschchen.
- ▶ Indikation 2: Hautgeschwüre, Kopfschmerzen, geschwürige Erkrankungen der Brustdrüse, Narbennachbehandlung, Muttermale
- ▶ Anwendung: Je nach benötigter Salbenmenge drei Teile von Veilchensaft und Ziegenfett mit einem Teil Olivenöl schmelzen und daraus eine Salbe herstellen. Zweimal täglich dünn auftragen.

■ *Veilchen mögen einen halbschattigen bis sonnigen Standort. Der Boden sollte reich an Nährstoffen und nicht zu trocken sein.*

Wermut (Artemisia absinthium)

Hildegard hebt Wermut für die verschiedensten Anwendungsgebiete hervor.
„Der Wermut ist sehr warm und sehr kräftig und ist der wichtigste Meister gegen alle Erschöpfungen.[...] Und gieße auch von seinem Saft in Baumöl, so daß das Öl jenen Saft um zwei Teile übertrifft, und wärme es in einem gläsernen Gefäß an der Sonne, und bewahre es so auf für ein Jahr. Und wenn irgendein Mensch in der Brust oder um die Brust Schmerzen hat, so daß er davon hustet, dann salbe ihn auf der Brust damit. Und wer in der Seite Schmerzen hat, den salbe dort, und es heilt ihn innen und außen. [...]"

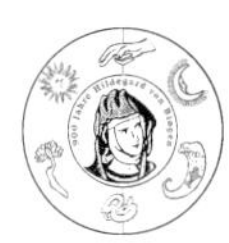

Der Wermut ist sehr warm und sehr kräftig und ist der wichtigste Meister gegen alle Erschöpfungen.

Fest stand für Hildegard aber auch, daß Wermut ein gutes Mittel für einige jener körperlichen Erkrankungen war, die mittel- oder unmittelbar mit psychischen Schäden in Zusammenhang standen: *„Und wenn der*

Wermut frisch ist, zerstoß ihn, und drücke seinen Saft durch ein Tuch, und dann koch Wein mit Honig ein wenig, und gieß diesen Saft in den Wein, so daß derselbe Saft den Wein und den Honig an Geschmack übertrifft, und trink dies nüchtern vom Mai bis zum Oktober jeden dritten Tag, und es unterdrückt die »Lancksucht« und die Melancholie in dir, und es macht deine Augen klar, und es stärkt das Herz, und es läßt nicht zu, daß die Lunge krank wird, und es wärmt den Magen, und es, reinigt die Eingeweide, und es bereitet eine gute Verdauung."

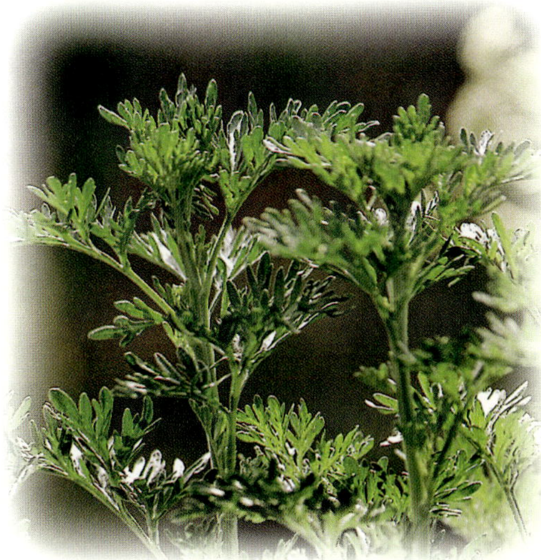

■ *Wermut ist ein bis zu 150 cm hoher Halbstrauch. Er bevorzugt einen sonnigen Platz und einen nicht zu trockenen Boden.*

Verwendeter Pflanzenteil (Ernte):
Wermutkraut (April bis August)

- Indikation 1: Husten, Rippenfellentzündung, Bronchitis
- Anwendung: Je nach benötigter Menge ein Teil Wermutsaft mit drei Teilen Olivenöl mischen und in einer Glasflasche mindestens zwei Wochen an der Sonne stehen lassen. Alle paar Tage schütteln. Danach an einen kühlen Ort aufbewahren und bei Bedarf Brust und Rücken einreiben.

Ein Mensch aber, der von fauligem Blut geplagt wird, und durch eine Ausscheidung des Gehirns an den Zähnen leidet, der koche Wermut und Eisenkraut in gutem Wein.

- Indikation 2: Nervenschwäche, Melancholie, Depressionen, Herz- und Kreislaufschwächen, Magenfunktionsstörungen, Verdauungsstörungen, als Schutz vor Lungenkrankheiten (Tbc)
- Anwendung: Blätter im April oder Mai ernten und daraus einen Saft pressen. Pro Liter Wein benötigen wir ca. 20 ml Wermutsaft und 100–150 g Honig. Den Wein ca. 5 Minuten kochen lassen, dann Honig und Saft zugeben. Dabei sollte der Geschmack des Wermutsaftes leicht überwiegen. Heiß in sterile Flaschen füllen, abkühlen lassen und im Kühlschrank aufbewahren. Jeden zweiten Morgen ein Likörglas vor dem Essen trinken.
- Indikation 3: Zahnschmerzen, Zahnwurzelgranulom, Herdgeschehen im Zahn- und Kopfbereich

► Anwendung: Auf 1 Glas Wein nimmt man je 1/2 EL feingeschnittenes Eisen- und Wermutkraut. Zusammen ca. 5 Minuten kochen, durch ein Tuch geben, etwas süßen und langsam in kleinen Schlucken trinken. Zwei- bis dreimal täglich wiederholen. Vor dem Schlafengehen entsprechende Menge Kräuter in einen kleinen Leinenbeutel geben, diesen kurz in 50 Grad heißes Wasser tauchen und dann auf die betroffene Stelle geben und mit einer Binde über Nacht fixieren.

Ysop (Hysoppus officinalis)

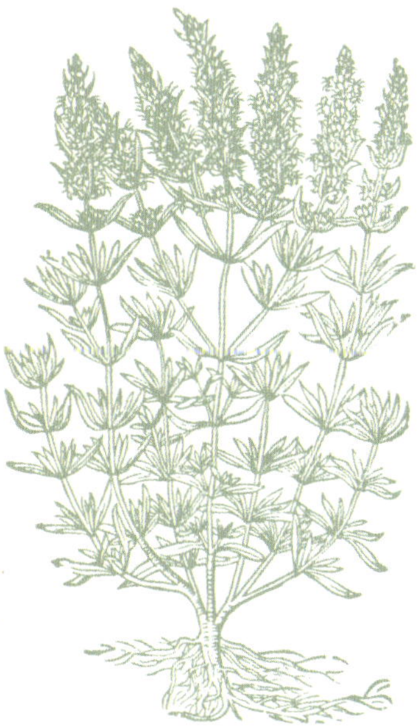

■ *Ysop ist ein Lippenblütler. Die Erde sollte reich an Nährstoffen und von guter Qualität sein. Er benötigt viel Sonne für sein Wachstum.*

Der Ysopstrauch ist eine Pflanze, die beinahe schon in Vergessenheit geraten ist, obwohl sie noch immer in vielen Gärten vorkommt. Für Hildegard war sie ein „zweischneidiges Schwert", denn einerseits konnte sie vor allem bei Lungen- und Leberschmerzen höchst heilsame Kräfte entfalten, andererseits aber auch durchaus schädlich wirken:

„Und wenn man ihn oft ißt, reinigt er den kranken und stinkenden Schaum der Säfte, wie die Wärme im Topf den Schaum aufwallen läßt, und ist für alle Speisen nützlich. Gekocht ist er aber nützlicher und pulverisiert ist er nützlicher als roh [...].

Aber auch wer hustet und an der Leber Schmerzen hat und wer dämpfig ist und an der Lunge leidet, von denen soll jeder Ysop entweder mit Fleisch oder mit Fett essen, und es wird besser werden. Wenn aber einer Ysop nur dem Wein oder nur dem Wasser beifügt und ihn ißt, wird er davon mehr geschädigt als gefördert werden [...]."

Aber wenn die Leber infolge der Traurigkeit des Menschen krank ist, soll er junge Hühner mit Ysop kochen, und er esse oft sowohl den Ysop als diese jungen Hühner. Aber auch den rohen in Wein eingelegten Ysop esse er oft, und diesen Wein trinke er.

Verwendeter Pflanzenteil (Ernte):
Ysopkraut (vor und während der Blüte)

► Indikation: Blutreinigung, Steinleiden, Leberschmerzen, Melancholie, Depressionen

► Anwendung: Ysop zu allen Fleischgerichten verwenden. Paßt auch gut zu Bohnen.

Zimt (Cinnamonum ceylanicum)

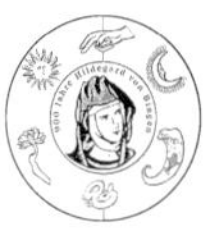

Der Zimt ist auch sehr warm und hat starke Kräfte [...] und wer ihn oft ißt, dem mindert er die üblen Säfte und bereitet gute Säfte in ihm.

Zimt ist seit Jahrtausenden ein Heilmittel, das z. B. die Chinesen und Ägypter kannten. Er wird aus der Rinde des Zimtbaumes hergestellt. Dazu werden die Triebspitzen abgeschnitten und entrindet . Diese Rinde wird getrocknet und gerollt oder gemahlen. Zimt gehört unter den Feinschmeckern zu den durchaus nicht unumstrittenen Gewürzen.

Mit den kulinarischen Aspekten jedoch hat sich Hildegard von Bingen so gut wie überhaupt nicht beschäftigt, obwohl die Bäcker sich nachweislich schon in ihrer Zeit des Zimts als Beimischung bedient haben: *„Der Zimt ist auch sehr warm und hat starke Kräfte und hält auch mäßige Feuchtigkeit in sich; aber seine Wärme ist so stark, daß sie jene Feuchtigkeit unterdrückt, und wer ihn oft ißt, (dem) mindert er die üblen Säfte und bereitet gute Säfte in ihm [...] Und ein Mensch, dem der Kopf schwer und stumpf ist, so daß er den Atem schwer durch die Nase ausstößt und einzieht, der pulverisiere Zimt und esse dieses Pulver oft mit einem Bissen Brot, oder er lecke es in seiner Hand, und es löst die schädlichen Säfte, durch die sein Kopf stumpf ist, auf."*

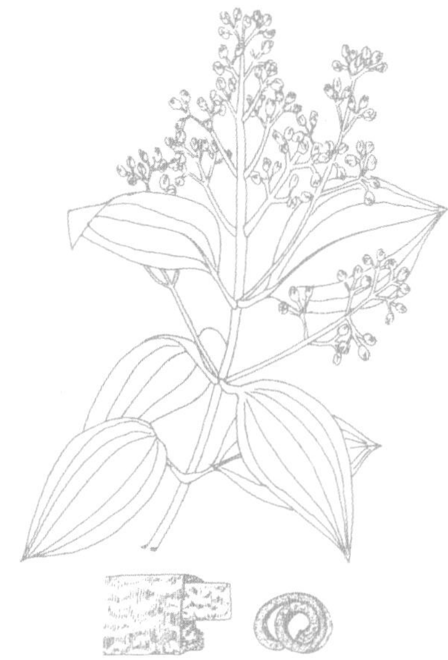

■ *Zimt wird heute eher als Gewürz denn als Heilmittel verwandt.*

Verwendeter Pflanzenteil (Ernte):
Zimtrinde

- ▶ Indikation: Nasen-Nebenhöhlenentzündungen, Nasenpolypen, Schwellungen der Nasenschleimhaut, Abstumpfung von Gehör-, Geruchs- und Geschmackssinn, zur allgemeinen Säftereinigung im Kopfbereich, unterstützend bei Depressionen und Nervenleiden
- ▶ Anwendung: Dinkelbutterbrot mit Zimtpulver bestreuen. Zimt zum Würzen von Speisen verwenden, zwei Messerspitzen in die Hand geben und ablecken.

Etwas in Mode gekommen ist auch der Zimttee, der aus Zimtrinden gewonnen wird. Schwangere Frauen und Patienten mit Magen- und Darmgeschwüren sollten allerdings davon Abstand nehmen.

Tips für Kräutersammler

Kräutersammeln erfordert sehr viel Verantwortungs- und Fingerspitzengefühl, eine gute Kenntnis der botanischen Merkmale der Heilpflanze und viel Erfahrung. Folgende Kräuter können bei uns leicht gefunden werden: Alant, Andorn, Bachbunge, Brennessel, Brunnenkresse, Dost, Gundelrebe, Lungenkraut, Quendel, Schafgarbe, Schöllkraut, Veilchen, Wermut, Zitwer.

- Naturschutz hat absoluten Vorrang! Darum sollten Sie die geltenden Naturschutzbedingungen unbedingt einhalten.
- Niemals feuchte Kräuter sammeln, also nicht bei Regen, Nebel oder bei Morgentau. Nach Regentagen erst am zweiten sonnigen Tag wieder sammeln.
- Kräuter immer morgens sammeln, nachdem der Tau verschwunden ist. Jetzt sind die Wirkstoffe am kräftigsten. Nie in der Mittagshitze sammeln.
- Nur einwandfreie Kräuter nehmen. Sie dürfen nicht verwelkt, angefressen, verschmutzt oder von Schädlingen befallen sein.
- Nie Kräuter verwenden, die durch Pestizide oder Umweltgifte (am Rand von Straßen, Autobahnen, Industrieanlagen, chemisch gedüngten Feldern) belastet sind.
- Nur kräftige, junge Pflanzen oder Pflanzenteile nehmen. Respektieren Sie die Natur. Lassen Sie genügend von den Heilpflanzen zurück, damit sich diese regenerieren können und ein Bestand in freier Natur erhalten bleibt. Nie alle Blätter und Blüten abernten.
- Wurzelstücke vorsichtig ausgraben und nur die benötigte Menge mit einem scharfen Gartenmesser abschneiden. Den Rest wieder mit Erde bedecken.
- Zum Transport eignet sich am Besten ein Korb. Möglichst keine dicht schließenden Gefäße oder Plastiktüten verwenden.

Tips für den eigenen Anbau

Es muß nicht unbedingt ein eigener Kräutergarten sein. Schon ein Balkon oder eine sonnige Fensterbank liefern einen guten Ausgangspunkt für den „Anbau" eigener Kräuter. Anfangs empfiehlt es sich, Setzlinge aus der Gärtnerei zu verwenden. Dort erhalten Sie auch die richtige Erde und die entsprechenden Pflegetips. Später, wenn Sie schon mehr Erfahrung gesammelt haben, können Sie mit der Aufzucht aus Samen beginnen.

Zimmergarten und Balkon

Folgende Kräuter bieten sich wegen ihrer Größe nur auf dem Balkon an: Basilikum, Bertram, Bohnenkraut, Dill, Eberraute, Kerbel, Melisse, Petersilie, Salbei, Thymian, Ysop, Liebstöckel und Beifuß.

- Richtiges Licht ist wichtig. West- und Ostlage sind besonders gut geeignet. Bei reiner Südlage müssen die Kräuter vor der prallen Mittagssonne geschützt werden. Bei Nordfenstern muß mit einer Pflanzenlampe nachgeholfen werden.
- Ideal ist feuchte, mäßig warme Luft, also nicht über einem Heizkörper.
- Pflanzen im Zimmer öfters drehen, damit sie gleichmäßig wachsen. Mehrmals täglich lüften. Zugluft ver-meiden.
- Balkonpflanzen müssen wesentlich öfter gegossen werden als die Kräuter im Zimmer.
- Zimmerkräuter sollten alle sechs bis acht Wochen gedüngt werden.

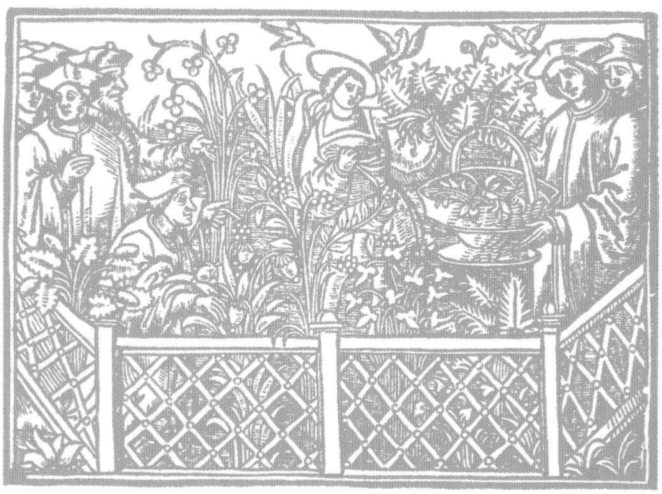

Kräutergarten

Informieren Sie sich, welche Kräuter für ihren Standort und die Bodenbeschaffenheit geeignet sind. Mögliche Pflanzen sind: Akelei, Brennessel, Enzian, Hirschzunge, Knoblauch, Rose, Schwerlilie, Veilchen und die bei Zimmergärten erwähnten Kräuter.

- Kräuter brauchen einen sonnigen bis halbschattigen Platz und vertragen keine Zugluft.
- Pflanzen Sie die Kräuter nicht zu dicht, – weniger ist mehr. Überschätzen Sie den eigenen Bedarf nicht. Ein Strauch genügt oftmals, wenn nicht, kann im neuen Jahr eine weitere Pflanze eingesetzt werden.
- Verwenden Sie, falls nötig, nur organischen Dünger und setzen Sie ihn sparsam ein.
- Keine chemische Schädlingsbekämpfung einsetzen.

Säen und Pflanzen

- Die richtige Erdmischung gibt es in Gärtnereien.
- Die Aussaat kann Anfang April beginnen.
- Samen mit reichlich Abstand in flache Schalen mit gutem Wasserabzug geben.
- Als Keimhilfe Schalen mit Folie oder Glasscheibe abdecken. So entsteht ein feuchtwarmes Klima. Zeigen sich die ersten Blattspitzen, die Abdeckung entfernen.
- Die Pflanzen sind bereit zum pikieren (vereinzeln), wenn sich zwei oder drei Blattpaare entwickelt haben. Dazu werden sie vorsichtig (Löffel oder Pinzette) aus der Schale entfernt und einzeln in kleine Töpfe gesetzt.
- In der ersten Wachstumsphase für viel Luft und eher mäßig Sonne sorgen.
- Mitte bis Ende Mai können die Setzlinge an ihrem endgültigen Pflanzplatz eingesetzt werden.

Tips zum Trocknen und Lagern der Kräuter

- Kräuter direkt nach dem Abschneiden trocknen.
- Der Trocknungsvorgang sollte langsam und gleichmäßig erfolgen.
- Der Platz zum Trocknen sollte schattig, luftig und vor direkter Sonneneinstrahlung geschützt sein.
- Kräuter, die zum Trocknen bestimmt sind, dürfen nicht gewaschen werden. Nur Wurzeln dürfen unter fließendem kalten Wasser mit einem Schwamm von Erde gesäubert werden.
- Das Trockengut muß von allen Seiten gleichmäßig Luft erhalten. Deswegen Kräuter bündeln und aufhängen oder flach auf einem speziellen Trockenrost ausbreiten.
- Getrocknete Kräuter lassen sich kaum mehr unterscheiden, deshalb einzelne Typen immer getrennt voneinander trocknen.
- Der Trockenvorgang kann, je nach Jahreszeit und Pflanze, von drei Tagen bis zu drei Wochen dauern.
- Kräuter sind fertig getrocknet, wenn sich die Blätter leicht abstreifen lassen, aber noch nicht zu staub zerbröseln.
- Verfärbt sich das Trockengut braun, wird fleckig oder bildet sich sogar Schimmel, ist es nicht verwendbar.
- Kräuter trocken, kühl und vor Sonne geschützt lagern.
- Getrocknete Kräuter zur Aufbewahrung in dunkle Schraubgläser oder gut schließende Blechdosen füllen. Plastikgefäße sind nicht geeignet.
- Vergessen Sie das Beschriften der einzelnen Dosen und Gläser nicht.

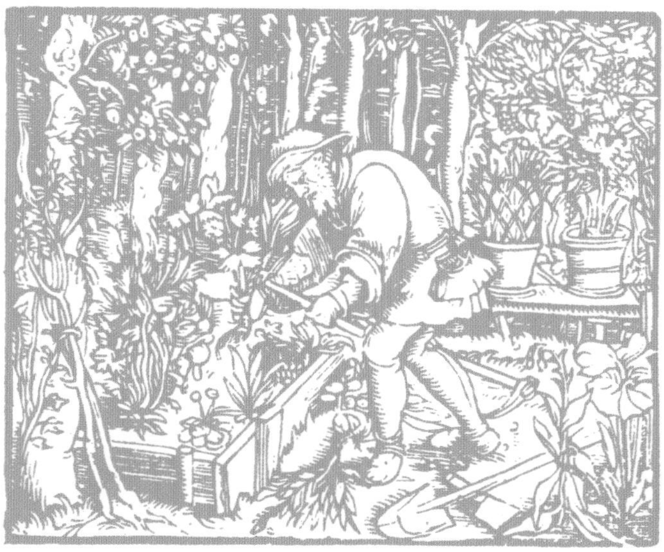

Tips zur Herstellung von Anwendungen

- Kräuterpulver

  Durch das Zerreiben der Kräuter in einem Mörser mit glatten Wänden oder mit Hilfe einer Getreide- oder Gewürzmühle erhalten Sie ein feines Pulver. Dieses enthält die pflanzlichen Wirkstoffe in hoch konzentrierter Form. Deswegen hat seine Dosierung sehr sparsam zu erfolgen. Eine Messerspitze Pulver kann einem Eßlöffel frischer Kräuter entsprechen.

- Kräutertee

  Für eine Tasse Kräutertee benötigen Sie meist etwa einen Eßlöffel fein geschnittener frischer Kräuter oder einen Teelöffel der getrockneten Pflanze. Überschreiten Sie die angegebene Menge nicht. Besonders bei den Heilkräutern ist das „rechte Maß" sehr wichtig. Die Kräuter gibt man in ein Gefäß und übergießt sie mit kochendem Wasser. Zugedeckt 3– max. 15 Minuten ziehen lassen. Bittere Kräuter und Blüten sind eher an der unteren Grenze, zähe Kräuter brauchen länger. Über ein Teesieb oder eine Filtertüte abgießen und nicht zu heiß in kleinen Schlucken trinken.

- Kräuterwein

  Am besten nehmen Sie biologisch angebauten reinen Wein. Dieser wird je nach Rezept entweder mit oder ohne Kräuter erwärmt. Sollen gleich größere Mengen Kräuterwein hergestellt werden, so ist dieser nach dem Aufkochen abzuseihen und noch heiß in sterile Flaschen (Dampfkochtopf oder mit kochendem Wasser ausspülen) zu füllen. Dabei ist peinlich auf Sauberkeit zu achten. Mit kleinen Likörgläsern kann dann später die richtige Tagesdosierung vorgenommen werden. Der Wein sollte nie eiskalt getrunken werden, bei Zimmer- oder Körpertemperatur ist er viel bekömmlicher.

- **Abkochen in Wasser**

  Hierzu wird der angegebene Pflanzenteil, meist die Rinde oder Wurzel, in kochendes Wasser gegeben und bei schwacher Hitze 5–15 Minuten gekocht. Abseihen wie beim Tee mit einem Sieb oder einer Filtertüte.

- **Salbe**

  Die Grundlage bilden Fett und die jeweilige Heilpflanze. Hildegard empfiehlt dabei zumeist das heute etwas schwer erhältiche Ziegenfett. Zuerst wird das Fett vorsichtig erwärmt (eventuell in einem Wasserbad). Davon nehmen Sie eine kleine Menge ab und rühren sehr sorgfältig das Pflanzenpulver ein. Diese Mischung geben Sie in das verbleibende Fett, verrühren alles noch einmal sehr gut, nehmen den Topf vom Herd oder aus dem Wasserbad und rühren gleichmäßig weiter, bis alles erkaltet ist. Die so gewonnene Salbe füllen Sie in Salbendosen aus Porzellan und bewahren sie im Kühlschrank auf.

- **Kaltauszug**

  Dabei werden die Kräuter in kaltes Wasser, Wein oder Essig eingelegt. Einen solchen Auszug mit Wasser nie länger als 12 Stunden stehen lassen, da sich sonst Keime und Mikroben bilden könne. Das Mischungsverhältnis besteht aus ca. 20 Teilen Flüssigkeit und einem Teil der gewünschten Heilpflanze. Größere Mengen sind wieder in sterile Flaschen abzufüllen. Bei Weinauszügen, egal ob warm oder kalt, sollte die Dosis von einem Likörglas pro Einnahme nicht überschritten werden.

- **Pflanzensaft**

  Dazu wird aus frisch geernteten Pflanzen der Saft herausgepreßt. Das funktioniert am einfachsten mit einem Entsafter oder einer Obstpresse. Stehen Ihnen derartige Hilfsmittel nicht zu Verfügung, legen Sie die gut zerkleinerten Pflanzenteile in die Mitte eines feinen Leinentuchs, schlagen das Tuch übereinander und pressen durch Eindrehen den Saft heraus.

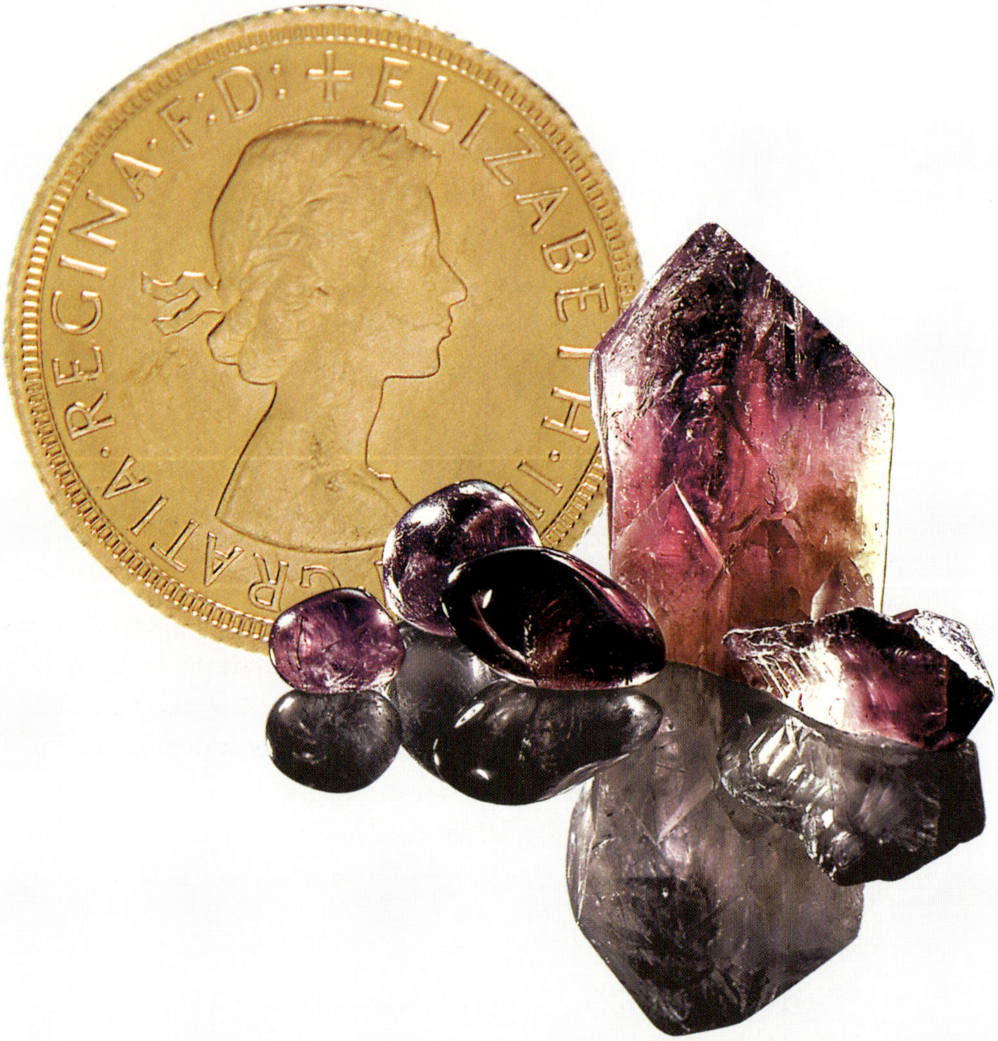
GRATIA·REGINA·F:D:+ELIZABETH·II·

Edelsteine und Metalle

Hildegard von Bingen ordnet Edelsteinen und Metallen heilende bzw. krankmachende Wirkungen zu. Für Hildegard sind sie ein Geschenk Gottes, mit dem sich Gutes tun und Leid lindern läßt. Damit fügen sie sich nahtlos an die anderen von ihr beschriebenen Heilmittel an und sollten demzufolge auch als solche betrachtet werden. Edelsteine lassen sich auf zwei unterschiedliche Arten anwenden – innerlich durch Einnahme in Form von Pulvern oder Weinauszügen, äußerlich durch Auflegen des Steines auf der Haut oder Auftragen als Salbe. Edelsteintherapie sollte immer nur als unterstützende Maßnahme, nie als einzige, ausschließliche Anwendungsform, betrachtet werden.

Von den Edelsteinen

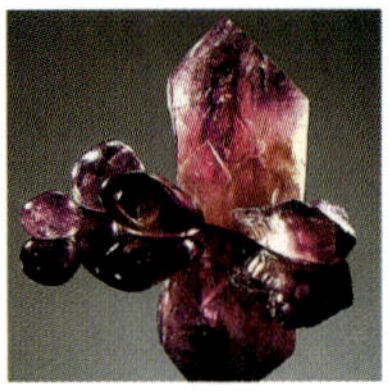

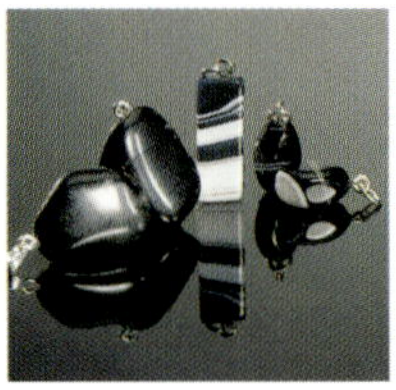

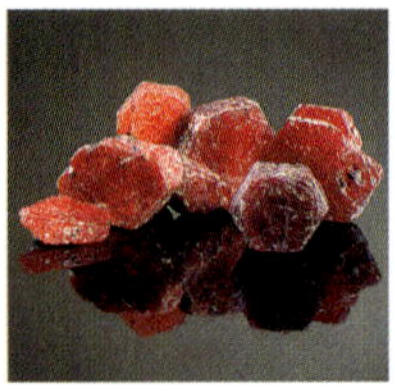

Hildegard von Bingen schreibt in ihrem Vorwort zum vierten Buch der Physica die folgenden Zeilen:
„[...] Und so entstehen die Edelsteine vom Feuer und vom Wasser, daher haben sie auch Feuer und Feuchtigkeit in sich, und sie enthalten auch viele Kräfte und viele Wirkungen der Kunstwerke, so daß vielerlei Arbeiten mit ihnen gemacht werden können, und zwar solche Werke, die gut und ehrbar und dem Menschen nützlich sind, nicht aber Werke der Verführung, Unzucht, des Ehebruchs, der Feindschaft, des Mords und ähnliches, was zu Laster hinstrebt und was dem Menschen entgegengesetzt ist [...] Und wie Gott den Adam zu einer besseren Beziehung wieder zurückgewann, so ließ Gott weder die Schönheit noch die Kraft dieser Edelsteine zugrunde gehen, sondern er wollte, daß sie auf der Erde seien zu Ehre und Segnung und für die Heilkunst."

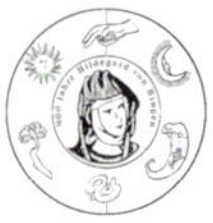

Gott wollte,
daß die Edelsteine
auf der Erde seien zu Ehre
und Segnung und für die
Heilkunst.

■ *Hildegard von Bingen beschäftigte sich auch mit der heilenden Wirkung von Edelsteinen.*

Für Hildegard sind Edelsteine ein Geschenk Gottes an die Menschheit, um mit ihnen Gutes zu tun und Leid zu lindern. Damit fügen sie sich nahtlos in die anderen von ihr beschriebenen Heilmittel ein und sollten demzufolge auch als solche betrachtet werden.
Auf den folgenden Seiten werden nur die wichtigsten Edelsteine aufgeführt. Die Wiedergabe der Original Hildegard-Zitate beschränkt sich größtenteils auf die für die Indikationen wichtigen Textstellen und die zuweilen höchst lyrisch zu lesende Beschreibung der Entstehung des jeweiligen Steins. Im vierten Buch der Physica beschreibt Hildegard neben den hier besprochenen Steinen noch Alabaster, Beryll, Hyazinth, Ligurius (Bernstein), Magnet (Magnetit), Perlen (Fluß- und Meerwasserperlen), Sarder, Sardonyx und Kalk.

Wer sich eingehender mit den Edelsteinen nach Hildegard befassen möchte, dem sei der „Atlas der Edelsteine und Metalle", ebenfalls im Pattloch Verlag erschienen, empfohlen.

Wirkungsweise der Steine

Laut Hildegard können die Edelsteine auf zwei unterschiedliche Arten angewandt werden. Sie gibt Hinweise für innerliche Anwendungen, etwa das Abkochen von Steinen in Wein oder die Einnahme in Form von Pulvern. Als äußerliche Anwendungsformen finden sich das Auflegen oder Tragen des Steines auf der Haut oder die Verwendung mit Salben. Edelsteine sind, rein chemisch gesehen, Mineralien von besonderer Schönheit, mit herausragenden Farben und speziellen Eigenschaften. Sie wurden bereits in den alten, vedischen Schriften als Heilmittel beschrieben. Uns sind Mineralien ebenfalls schon lange als Medikamente vertraut, so z.B. in Form von Calcium und Magnesium.

Edelsteine sind Mineralien, die durch ihre Verdichtung kristalline Form angenommen haben. Die Farben entstehen durch die vorhandenen Metalle oder Metalloxyde.

Selbst das beliebte Mineralwasser ist schließlich nichts anderes als Wasser, das sich auf seinem Weg durch die Tiefen der Erde mit Mineralstoffen in kleinsten Mengen angereichert hat. So ähnlich verhält es sich, wenn Hildegard uns empfiehlt, Wein zu trinken, in dem ein Edelstein abgekocht oder eingelegt wurde.
Beim Tragen auf der Haut, auch diese eine ihrer zeitlosen Thesen, werde das elektromagnetische Feld des Patienten geordnet und dadurch seine Selbstheilungskräfte gestärkt.

Anwendungshinweise

Bitte erwarten Sie von Edelsteinen keine Wunder. Gehen Sie, ganz im Sinne Hildegards, verantwortungsvoll mit Ihrem Körper und Ihrer Gesundheit um. Bevor Sie sich zu einer Behandlung mit Edelsteinen entschließen, besprechen Sie sich mit einem Arzt oder einem anerkannten Heilpraktiker Ihres Vertrauens. Nur so können gesundheitliche Gefahren durch eine falsche Selbstdiagnose abgewendet oder eine schwerwiegende, anderweitig behandlungsbedürftige Krankheit erkannt werden. Betrachten Sie die Edelsteintherapie immer als unterstützende Maßnahme, nie als einzige, ausschließliche Anwendungsform!

Achtung: Anwendungen, die Alkohol enthalten, sind für Kinder ungeeignet.

Im Folgenden lesen Sie, wie Hildegard von Bingen die verschiedenen Edelsteine beschrieb, und welche Wirkung sie sich ihnen zusprach:

Vom Achat

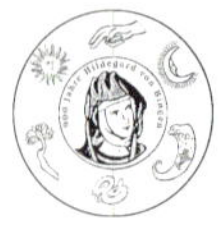

Und wenn ein Mensch diesen Stein mit sich trägt, lege er ihn auf seine nackte Haut, damit er so warm werde, und seine Natur macht jenen Menschen tauglich und verständig und klug beim Reden.

Der Achat ist ein Chalcedon mit gebänderter Zeichnung. Von Natur aus zeigen seine Vertreter viele verschiedene Farben, sie werden aber auch künstlich gefärbt. Achten Sie darauf und verwenden Sie ausschließlich naturgefärbte Achate. Wie alle Quarze bestehen Achate aus Kieselsäure. Sie sind aus mikroskopisch kleinen Fasern aufgebaut. Ihre Farben werden vor allem durch feinstverteilte Metalloxide hervorgerufen.

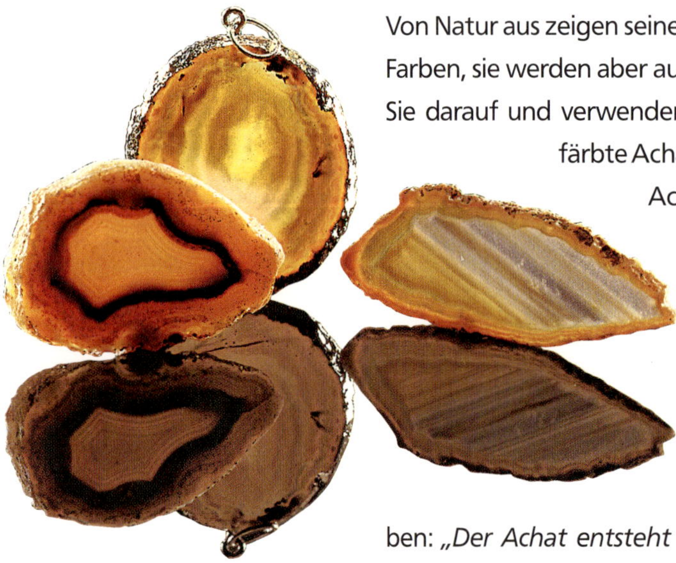

■ *Der Achat ist ein feinfaseriges Quarzaggregat. Keine nachträglich eingefärbten Achate verwenden.*

Hildegard hat diesen Stein folgendermaßen beschrieben: *„Der Achat entsteht aus dem Sand des Wassers, und wird zwischen Sonnenaufgang und Mittagszeit geboren. Der Achat ist ein warmer und feuriger Stein. Aber er hat doch größere Kraft von der Luft und vom Wasser als vom Feuer. Denn wenn jenes Wasser abnimmt, in dem er wächst, so daß der Sand ohne Wasser erscheint, dann wird ein gewisser Teil dieses Sandes von der Sonnenhitze und von der Reinheit der Luft übergossen, so daß er zu einem Stein aufblitzt. Wenn sich dann wieder eine Überschwemmung erhebt, nimmt diese den Stein aus dem Sand mit sich und bringt ihn in eine andere Gegend."*

- **Indikation:** Erhöht Feinfühligkeit, Geschick, Redegewandheit und Klugheit
- **Anwendung:** Eine Achatscheibe oder einen Achattrommelstein als Anhänger oder eine Achatkette auf der bloßen Haut tragen.

Vom Amethyst

Und wenn eine Spinne den Menschen an seinem Körper gestochen hat, dort streiche er den Stein über den Stich, und er wird geheilt werden.

Wie der Achat ist auch der Amethyst in der Typologie Hildegards ein warmer und feuriger Stein, der *„wenn die Sonne ihren Hof zeigt"* auch etwas *„luftig"* sein kann.
Er sei vor allem für die Behandlung von sogenannten Fieberflecken bestens geeignet: *„Ein Mensch aber, der Flecken im Gesicht hat, der mache den Amethyst mit seinem Speichel feucht, und mit dem so befeuchteten Stein bestreiche er die Flecken. Und er wärme auch Wasser am Feuer, und er halte den Stein über das Wasser, damit der aus dem Stein austretende Schweiß sich mit dem Wasser mische, und dann lege er ihn auch in das Wasser. Und mit diesem Wasser wasche er sein Gesicht, und das tue er oft, und er wird eine zarte Haut und eine schöne Farbe im Gesicht haben."*

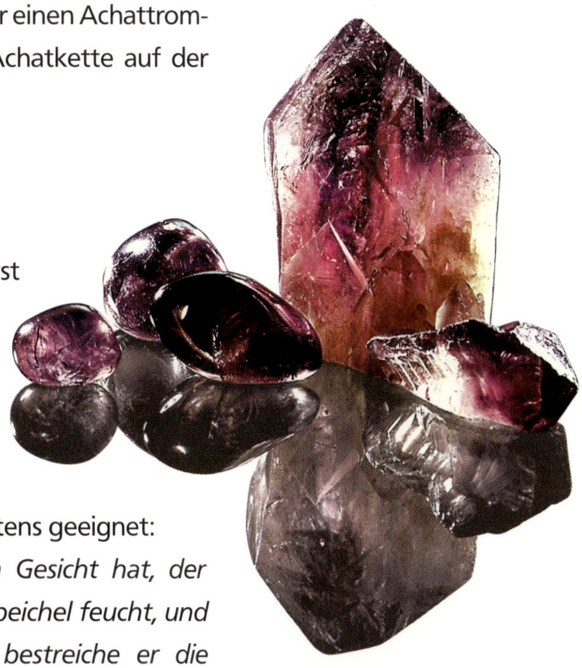

■ *Der Amethyst zählt zur Gruppe der Quarze und besitzt eine violette Farbe. Im Mittelalter wurde er vorwiegend in Pulverform als Heilmittel verabreicht.*

- **Indikation 1:** Flecken im Gesicht, Hautunreinheiten
- **Anwendung:** Trommelstein oder Kristall mit Speichel befeuchten und damit über die Flecken streichen und/oder den Amethyst über ausreichend kochendes Wasser halten, bis er beschlägt, dann in dieses Wasser legen, dieses abkühlen lassen und zum Waschen verwenden.

Hilfe vom Amethyst verspricht Hildegard von Bingen auch *„wenn ein Mensch durch eine frische Geschwulst irgendwo in seinem Körper anschwillt [...] oder wenn eine Spinne den Menschen an seinem Körper gestochen hat, dort streiche er den Stein über den Stich, und er wird geheilt werden."*

- **Indikation 2:** Schwellungen nach Schlag, Stoß oder bei Insektenstichen
- **Anwendung:** Mit speichelfeuchtem Stein bis zu 30 Minuten über die betroffene Stelle streichen.

Vom Bergkristall

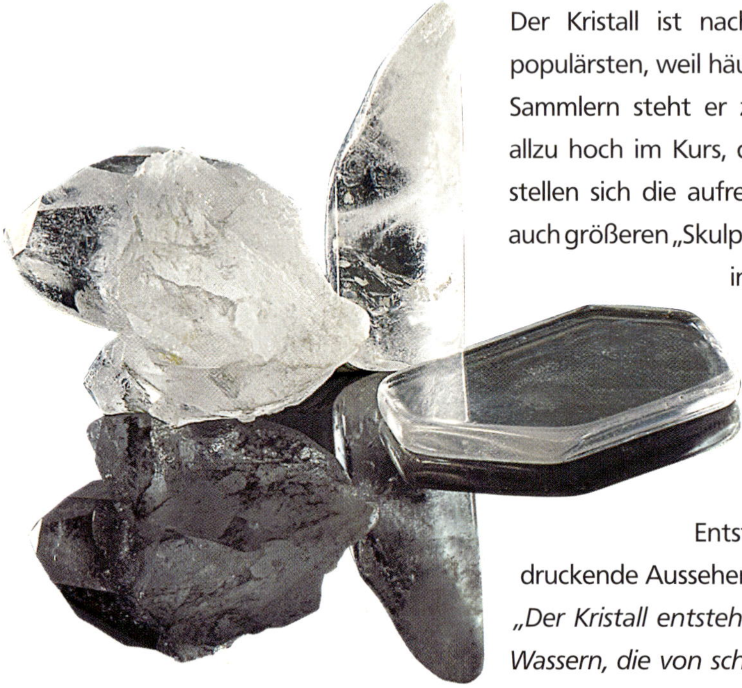

Der Kristall ist nach wie vor einer der populärsten, weil häufigsten Edelsteine. Bei Sammlern steht er zwar deswegen nicht allzu hoch im Kurs, doch vor allem Kinder stellen sich die aufregenden, kleinen oder auch größeren „Skulpturen der Natur" gerne ins eigene Zimmer.

Mit ihrer kraftvollen und bilderreichen Sprache beschreibt Hildegard von Bingen anschaulich die Entstehung und das beeindruckende Aussehen des Bergkristalles: *„Der Kristall entsteht aus gewissen kalten Wassern, die von schwärzlicher Farbe sind. Wenn etwas aus der Luft kommend jenes Wasser berührt hat, dann ballt sich das Wasser an einer gewissen Stelle, wie eine Masse, durch die Kälte zusammen, und es ballt sich wie das Herz des Wassers zur Stärke zusammen. Und wenn dann die Wärme der Luft oder der Sonne es berührt hat, dann nimmt sie dieser Masse das dicke Weiß, das sie dann hat, durch ihre Hitze weg, so daß sie etwas rein wird, aber dennoch durch jene Wärme nicht aufgelöst werden kann. Aber dann bringt die wiederum kommende Kälte diese Masse mehr und mehr zur Zusammenballung und macht sie reiner. Und dies ist von solcher Stärke, daß es selbst durch Wärme nicht gelöst werden kann, obschon das umgehende Eis ganz aufgelöst wird, und so entsteht der Kristall [...]."*

■ *Beim Bergkristall handelt es sich um einen farblosen, durchsichtigen Quarz. Meist werden Karaffen oder Pokale aus diesem Kristall geschliffen.*

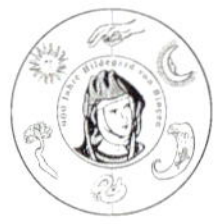

Und weil seine Natur vom Wasser ist, zieht er die üblen Säfte aus den Augen, und so wird jener (Kranke) besser sehen [...].

Anwendung findet der Bergkristall nach Hildegard vorwiegend bei Sehstörungen: *„Und wem die Augen sich verdunkeln, der wärme den Kristall an der Sonne und so warm lege er ihn oft auf die Augen."*

- Indikation 1: Sehschwäche
- Anwendung: Scheibe oder Stein mehrmals täglich an der Sonne erwärmen (nicht zu heiß!), anschließend 15 Minuten auf das betroffene, geschlossene Auge legen.

„Aber auch wer Schmerzen leidet im Herz oder im Bauch", dem verschafft der Kristall Linderung.

- Indikation 2: Erleichterung bei Herz-, Magen, oder Bauchschmerzen
- Anwendung: Kristall gut an der Sonne erwärmen, mit Wasser übergießen, dieses in zwei Flaschen auffangen und über den Tag verteilt in kleinen Schlucken (Zimmertemperatur) trinken.

Wichtig: Der Stein mindert nur den Schmerz, – nach den Ursachen (z.B. Blinddarm, Herzanfall) muß unbedingt weiter gesucht werden.

Vom Carneol

Und wenn jemand das Blut aus der Nase fließt, erwärme Wein, und in den gewärmten Wein lege einen Carneol, und gib es jenem zu trinken, und das Nasenbluten wird vergehen.

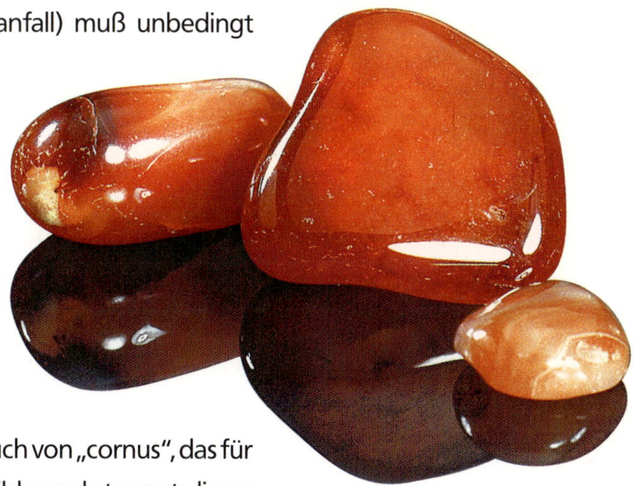

■ *Der Carneol ist ein weiterer Vertreter der Chalzedon Quarze. Seine Farbgebung reicht von fleischfarben bis braunrot.*

Der Carneol ist ein transparenter, leuchtend roter Chalcedon. Sein Name stammt wahrscheinlich vom lateinischen Wort „carneolus" („fleischfarben"), möglicherweise aber auch von „cornus", das für die Kornelkirsche steht. Nach Hildegard stammt dieser auffällige Stein *„mehr von der warmen als von der kalten Luft, und er wird im Sand gefunden."* Seine Heilwirkung entfaltet er besonders bei Nasenbluten. Hildegards Ratschlag: Den Carneol in gewärmten Wein legen *„und das Blut wird aufhören zu fließen."*

- Indikation: Nasenbluten
- Anwendung: Scheibe oder Trommelstein in ein Glas handwarmen Weines geben, diesen dann in kleinen Schlucken trinken.

Vom Chalcedon

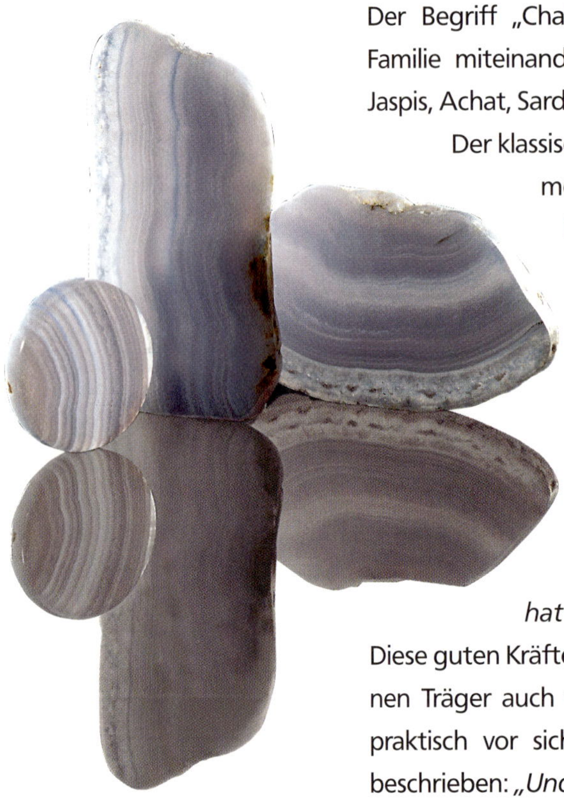

Der Begriff „Chalcedon" umfaßt heute eine große Familie miteinander verwandter Mineralien: Carneol, Jaspis, Achat, Sardonyx, Chrysopras und etliche andere.
Der klassische Chalcedon jedoch, den Hildegard meint, ist durchscheinend und von lichtblauer bis hellgrüner Farbe. Seine Eigenschaften beschreibt Hildegard wie folgt: *„Der Chalcedon wächst, wenn die Sonne nach der Vesper schon fast verschwunden ist, wenn auch die Luft noch etwas warm ist. Und darum bezieht er die Wärme mehr von der Luft als von der Sonne, und er hat gute Kräfte."*

■ *Der Chalzedon gehört wie der Carneol, Jaspis und die Achate, zur Familie der Quarze. Der hier gemeinte Stein ist milchig, hellblau bis hellgrau oder auch grauweiß gefärbt.*

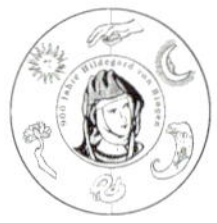

Uns so wendet dieser Stein Krankheiten vom Menschen ab, und verleiht ihm einen sehr starken Sinn gegen den Jähzorn.

Diese guten Kräfte des Chalcedons sind es auch, die seinen Träger auch vor Krankheiten bewahren. Wie das praktisch vor sich geht, wird von Hildegard genau beschrieben: *„Und wenn dieser Stein von einem Menschen getragen wird, soll er ihn so bei sich halten, daß er seine Haut berührt, so daß er auch auf einer Ader seines Körpers gelegt ist, und jene Ader und das Blut, welche die Wärme und die Kraft des Steins aufnehmen, leiten diese Kräfte an die übrigen Adern und an das übrige Blut weiter. [...]"*
Außerdem, so Hildegard weiter, entstehe der überaus nützliche „Nebeneffekt", daß der jeweilige Träger von jähzornigen Anwandlungen verschont bleibe und geradezu ein Muster an „gerechter" Ausgeglichenheit darstelle.

▶ Indikation 1: Allgemeiner Schwächezustand, Jähzorn, unterstützt die Genesungsphase

▶ Anwendung: Chalcedon als Armband, Kette, oder Anhänger direkt auf der bloßen Haut tragen.

Darüber hinaus sei der Stein ein probates Mittel gegen übertrieben hektisches Auftreten oder Sprechen, denn:

„... wer eine beständige Art zu reden haben möchte und weise vortragen will, was er sagt, der halte den Chalcedon in seiner Hand, und erwärme ihn mit seinem Hauch, damit er davon auch feucht werde. Und dann lecke er ihn mit seiner Zunge, und er wird beständiger mit den Menschen reden können."

- Indikation 2: Hilfe bei Sprachfehlern, Verbesserung der Ausdrucksfähigkeit
- Anwendung: Scheibe oder Trommelstein anhauchen, den so entstandenen Beschlag ablecken, mehrmals täglich wiederholen.

Vom Chrysolith

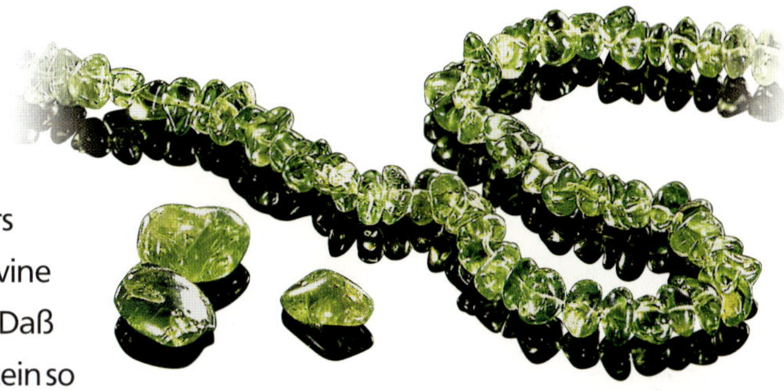

Als „Chrysolithen" bezeichnet man besonders klare und goldgrüne Olivine (anderer Name: Peridot). Daß Hildegard gerade diesem Stein so viel „Lebenskraft" zubilligt, verdankt er wohl nicht unwesentlich seiner wunderschönen Farbe. *„Der Chrysolith wächst von der Hitze der Sonne und von der Feuchtigkeit der Luft nach Mittag bis zur neunten Tagesstunde, und er hat fast eine Art Lebenskraft in sich [...]."* Aufgrund dieser Eigenschaft ist der Chyroslith auch ein probates Heilmittel für unser zentrales Lebensorgan, das Herz: *„Und wer Herzweh hat, der tauche diesen Stein in Baumöl, und dann streiche er den in Öl getauchten Stein über die Stelle, wo es schmerzt, und es wird ihm besser gehen."*

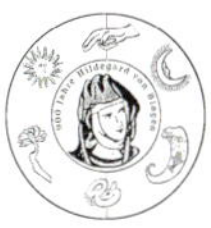

Und dieser Stein stärkt das Wissen in dem Menschen, der ihn bei sich haben soll, so daß wer gutes Wissen und gute Kunst hat, diesen Stein auf sein Herz legen soll.

■ *Der Chrysolith besitzt eine ausgeprägte Grünfärbung und wird sehr oft auch als Peridot bezeichnet. Den Griechen war er als Goldstein bekannt.*

- Indikation 1: Herzschmerz
- Anwendung: Trommelstein in Olivenöl tauchen und auf der schmerzenden Stelle verreiben.
- Wichtig: Handelt es sich um neu auftretende oder unbekannte Schmerzen, und tritt innerhalb fünf Minuten keine Besserung ein, besteht eventuell die Gefahr eines Herzinfarktes. Es muß sofort der nächste Arzt oder ein Krankenhaus aufgesucht werden.

Der Chrysolith stärkt nicht nur körperliche Funktionen, sondern hat auch eine positive Wirkung auf die geistige Konstitution des Menschen. Demjenigen, der immer einen Chrysolith auf dem Herz trägt, *„schwindet das Wissen und die gute Kunst [...] nicht."*

- ▶ Indikation 2: Steigerung der Aufnahme- und Konzentrationsfähigkeit, der Kunstfertigkeit und des Geschicks
- ▶ Anwendung: Kette, Anhänger oder Armband auf bloßer Haut tragen.

Vom Chrysopras

Den Zusammenhang zwischen der Entstehung und der Färbung des Chrysopras beschreibt Hildegard folgendermaßen: *„Der Chrysopras wächst zu jener Stunde, wenn die Sonne schon ganz verschwindet, und dann haben die Luft und das Wasser eine mehr trübe und grünliche Farbe. [...] Und es sind auch große Kräfte in der gemischten und gleichmäßigen Wärme, so daß der Stein nicht zu warm ist, sondern gemäßigt."*

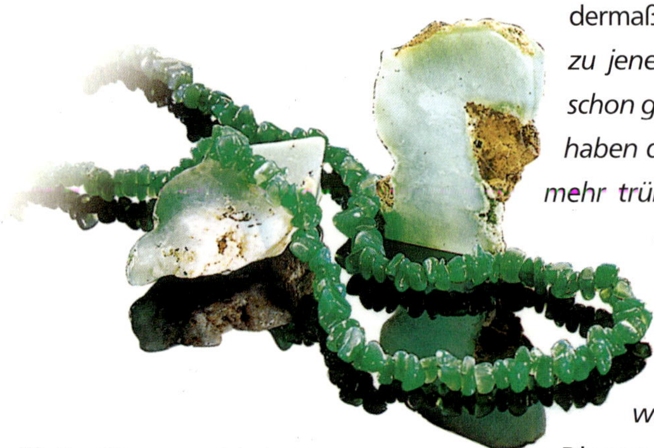

■ *Der Chrysopras ist ein transparenter Chalcedon, der durch feinste Nickel-Einlagerungen smaragd- bis lindgrün gefärbt ist. Seine klassische Fundstelle ist das schlesische Frankenstein.*

Und in welchem Glied auch immer den Menschen die Gicht plagt, der lege den Chrysopras auf seine nackte Haut, und die Gicht wird weichen.

Die von Hildegard aufgezeigten Anwendungs- und Einsatzgebiete des Chrysolith verdeutlichen wieder einmal ihren ganzheitlichen Ansatz: Neben der körperlichen hat sie immer auch eine mentale oder psychische Komponente im Blick: *„Und in welchem Glied auch immer den Menschen die Gicht plagt, der lege den Chrysopras auf seine nackte Haut, und die Gicht wird weichen. Und wenn ein Mensch sehr zornig wird, dann werde dieser Stein so lange an seine Kehle gehalten, bis er warm wird und der Mensch die Worte des Zorns nicht hervorbringen kann, bis sein Zorn sich legt."*

- ▶ Indikation 1: Gicht (Arthritis, Arthrose, Rheuma?)
- ▶ Anwendung: Eine Chrysopras-Scheibe mit einer Binde über Nacht auf der schmerzenden Stelle befestigen.

- **Indikation 2:** Jähzorn, Streitsucht, Wutanfall
- **Anwendung:** Scheibe oder Trommelstein auf den Hals legen, bis er warm wird, erst dann reden.

Vom Diamanten

Und wer nicht fasten kann, der lege diesen Stein in seinen Mund, und er mindert ihm den Hunger, so daß er um so länger fasten kann.

Ein wenig ausführlicher widmen wir uns dem „König der Edelsteine", dem Diamanten. Er besteht aus reinem Kohlenstoff und ist die härteste Substanz in der gesamten Natur. Um ihn zu verbrennen, bedarf es einer Hitze von 900 bis 1000 Grad Celsius – anders ist er beinahe unzerstörbar. Verhärtungen innerer Art und solche, die in der Physiognomie eines Menschen sichtbar sind, können nach Hildegard mit dem Diamanten gelöst werden: *„Und es gibt gewisse Menschen, die von Natur aus und durch teuflische Einwirkung bösartig sind und deswegen gerne schweigen. Aber wenn sie reden, dann haben sie ein hartes Aussehen, und bisweilen geraten sie fast außer sich, wie wenn sie vom Wahnsinn geführt werden, und sie kommen schnell wiederum zu sich. Diese sollen oft oder immer den Diamanten in ihren Mund legen, und seine Kraft ist so beschaffen und so stark, daß er die Bosheit und dieses Übel, das in ihnen ist, auslöscht. Aber auch wer irrsinnig ist und lügenhaft und jähzornig, der soll diesen Stein immer in seinem Munde halten, und durch seine Kraft werden dieses Übel vom Kranken abgewendet."* Wem das Fasten schwerfällt, dem empfiehlt Hildegard zur Verminderung das Hungergefühls ebenfalls den Diamant.

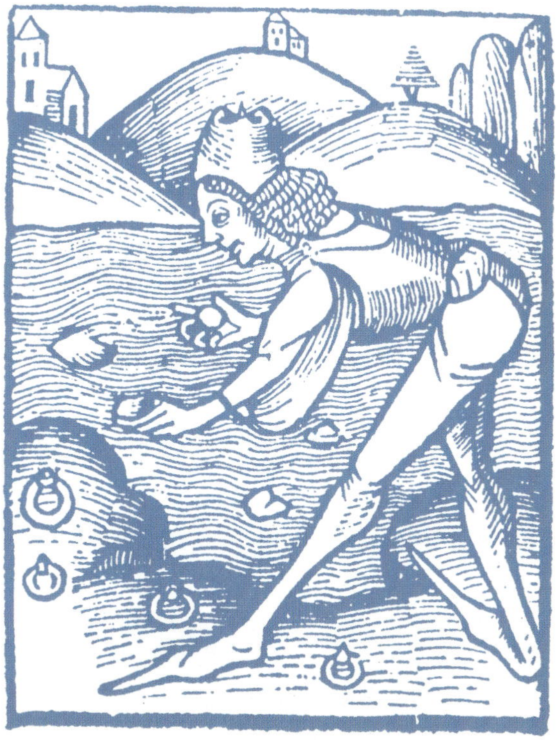

■ *Der Edelsteinsucher, Abbildung aus dem „Hortus Sanitatis" von 1509*

- **Indikation 1:** Hilfe bei Fastenkuren, Appetitzügler, Jähzorn
- **Anwendung:** Tagsüber einen Roh-Diamant, außer bei den Mahlzeiten, im Mund behalten.

„Und wer gichtkrank ist oder den Schlaganfall hat, das heißt jene Krankheit, welche die Hälfte des Körpers erfaßt, so daß er sich nicht bewegen kann, der lege den Diamanten für einen ganzen Tag in Wein oder in Wasser, und er trinke die Flüssigkeit darüber. Und die Gicht von ihm weichen, auch wenn sie so stark ist, daß seine Glieder zu zerbrechen drohen, und auch der Schlaganfall wird vermindert werden. Aber auch wer Gelbsucht hat, der lege diesen Stein in Wein oder in Wasser, und er trinke die Flüssigkeit darüber, und er wird geheilt werden [...]"

- ▶ Indikation 2: Gicht, Rekonvaleszenz nach Schlaganfall
- ▶ Anwendung: Roh-Diamant in ein Glas Wasser oder schwachen Wein einlegen und einen Tag „ziehen" lassen, dann trinken. Behandlung so lange wiederholen, bis eine deutliche Erleichterung spürbar ist.

Vom Jaspis

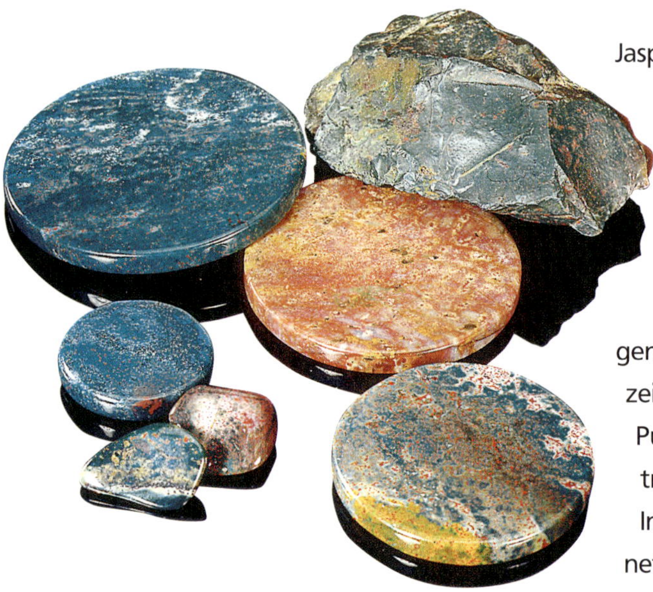

■ *Der Jaspis gehört auch zu den Quarzen. Er hat viele verschiedene Farbzusammensetzungen und dementsprechend viele Namen.*

Jaspis ist ein opaker, feinkristalliner Quarz, der in den unterschiedlichsten Färbungen vorkommt. Hildegards Jaspis ist wohl der im Mittelalter sehr beliebte und bekannte „Heliotrop" (auch „Blutjaspis" genannt). Er ist dunkelgrün und zeigt leuchtend rote Flecken und Punkte, die tatsächlich an Blutstropfen erinnern.

In Hildegards Steinkunde zeichnet sich der Jaspis durch seine vielfältige Heilkraft aus, die im Zusammenhang mit seiner „warmen" Beschaffenheit zu stehen scheint. Seine Wärme hat eine positive Wirkung auf den – besonders in der mittelalterlichen Heilkunde immer betonten – ungehinderten Fluß der Körpersäfte.

„Ein Mensch aber, der auf einem Ohr taub ist, der halte

den Jaspis an den Mund, und er hauche ihn mit seinem warmen Atem an, damit er dadurch warm und feucht werde. Und sogleich stecke er ihn ins Ohr und lege dünnes Werg auf jenen Stein. Und so verschließe er das Ohr, damit die Wärme dieses Steins ins Ohr eindringe [...]"

- Indikation 1: Schwerhörigkeit, Rekonvaleszenz nach Gehörsturz
- Anwendung: Jaspis-Olive anhauchen, nachdem sie sich beschlagen hat, vorsichtig in den Gehörgang einführen und diesen mit Watte verschließen.

■ *Zum einfachen Entfernen des Steines aus dem Ohr, sollte dieser mit einer Bohrung oder Öse versehen sein, an der eine Schnur befestigt wird.*

Wichtig: Niemals eine akute Ohrenentzündung so behandeln, sondern suchen Sie zur Vermeidung irreparabler Schäden fachkundigen Rat!

„Und wer stark den Schnupfen hat, der halte den Jaspis an den Mund und hauche ihn mit seinem warmen Atem an, damit er warm und feucht werde, und so stecke er ihn in die Nasenlöcher und drücke mit der Hand die Nase zu, damit die Wärme jenes Steins in den Kopf eindringt. Und die Säfte des Kopfes werden um so schneller und milder gelöst, und der Kranke wird sich besser befinden."

- Indikation 2: Schnupfen, Katarrh
- Anwendung: Jaspis-Olive anhauchen, bis er sich erwärmt hat, dann den Stein vorsichtig in die Nase einführen und entsprechendes Nasenloch mit dem Daumen verschließen, dabei nicht den Stein gegen die Nasenwände pressen.

„Und bei wem im Herz oder in den Lenden oder in irgendeinem anderen Glied des Menschen Stürme der Säfte, das heißt Gicht, auftreten [...], dem hilft der Jaspis ebenfalls".

(Den Jaspis auf die von der Gicht betroffene Stelle auflegen,) bis er dort warm wird, und die Gicht wird weichen, weil die gute Wärme und die gute Kraft jene unrichtig warmen und kalten Säfte heilt und beruhigt.

- Indikation 3: Herzschmerz, Herzrhythmusstörungen, Gicht, Schmerzen durch Stau von Lymphflüssigkeiten
- Anwendung: Scheibe oder Trommelstein auf die betroffene Stelle drücken und Erwärmung abwarten. Stein fünfmal hintereinander wegnehmen, abkühlen lassen, dann wieder auflegen. Diese Prozedur dreimal über den Tag verteilt wiederholen.

Beruhigung und Entspannung bringt der Jaspis bei schwerem Schlaf.

„Und wenn Blitz und Donner im Schlaf erscheinen, ist es gut, daß der Mensch den Jaspis bei sich hat, weil Fantasien und Trugbilder ihn dann meiden und verlassen."

Und wenn Blitz und Donner im Schlaf erscheinen, ist es gut, daß der Mensch den Jaspis bei sich hat, weil Fantasien und Trugbilder ihn dann meiden und verlassen.

- ▶ Indikation 4: Alpträume, Schlafstörungen
- ▶ Anwendung: Scheibe oder Stein über Nacht mit Pflaster am Körper fixieren, später nur noch beim Einschlafen in der Hand halten.

Vom Onyx

Der Onyx ist der opake, schwarze Chalcedon, der zuweilen auch eine weiße Bänderung aufweist. Naturschwarzer Oxyd ist außerordentlich selten, doch bereits in der Antike wurde ursprünglich heller Chalcedon zur „Wertsteigerung" schwarz gefärbt. Der Onyx wird heute zumeist nur noch in Nordindien gefunden und ist auch hier käuflich zu erwerben.

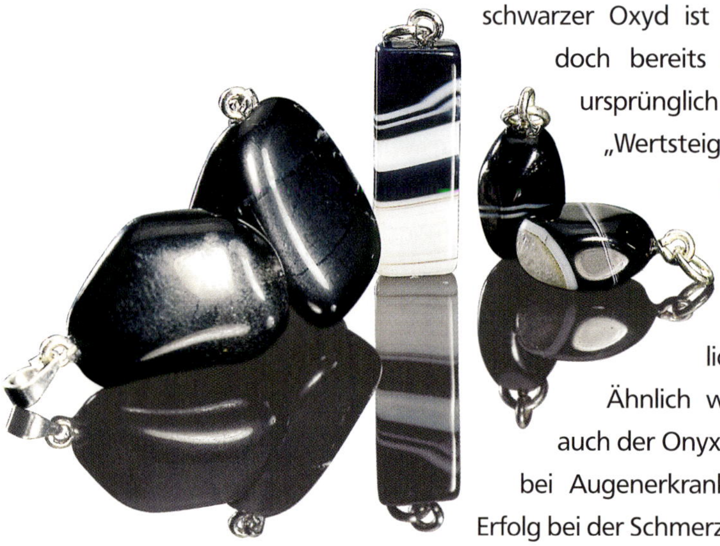

■ *Onyx wird auch gerne als schwarzer Jaspis bezeichnet.*

Ähnlich wie der Bergkristall hat auch der Onyx besondere Heilwirkung bei Augenerkrankungen und verspricht Erfolg bei der Schmerzhandlung von Herz und Verdauungsorganen. Neben der äußerlichen Anwendung als Trommelstein oder Anhänger auf der bloßen Haut, bei der der – nebenbei bemerkt – recht schmückende Onyx auch gegen Wetterfühligkeit und Schlaflosigkeit hilft, empfiehlt sich zur inneren Anwendung ein „Stein-Wein".

Hildegards Rezeptur sei hier ausführlich zitiert: *„Und wem die Augen sich verdunkeln, oder wer durch irgendeine Weise, nämlich durch Augengeschwür, krank ist, der gieße in ein ehernes oder kupfernes oder stählernes Gefäß reinen und guten Wein und lege den*

Onyx in jenen Wein, und er beize ihn darin während fünfzehn oder dreißig Tagen. Und dann nehme er diesen Stein heraus lasse den Wein in einem Gefäß. Und jeden Abend berühre er mäßig seine Augen mit diesem Wein, und sie werden sich erhellen und gesund werden."

■ *Verwenden Sie nur einen ungefärbten Onyx ohne Öse, wenn der Stein in Wein eingelegt wird.*

- Indikation 1: Sehschwäche
- Anwendung: 1/8 Liter Wein in ein Edelstahlgefäß geben. Den Trommelstein 15 oder 30 Tage darin liegen lassen. Stein entfernen und den Wein vor dem Zubettgehen mit eine Pipette entnehmen, auf das geschlossene Auge träufeln und mit dem Finger verstreichen.
- Wichtig: Niemals mit den Händen in den Wein fassen, sondern immer eine Pipette verwenden. So werden Verunreinigungen vermieden!

Für die Behandlung von Herz- und Leibschmerzen empfiehlt Hildegard die Zubereitung von Wein bzw. einer kräftigenden Weinsuppe:

„Aber auch wer Schmerz im Herzen oder in der Seite empfindet, der erwärme den Onyx in seinen Händen oder an der Haut seines Körpers und er erwärme auch wiederum Wein am Feuer mittels eines Gefäßes, und dann nehme er das Gefäß vom Feuer und halte den Onyx über jenen dampfenden Wein, damit der von ihm austretende Schweiß sich mit jenem Wein vermische, und dann lege er ihn in den warmen Wein, und das trinke er sogleich so, und die Wärme des Herzens und der Seite wird weichen.

■ *Achten Sie peinlich auf Sauberkeit, um keine Bakterien oder Viren in den Wein zu bringen.*

Und wer im Magen Schmerzen hat, der bereite den Wein mit dem Onyx, wie vorhin gesagt wurde, und dann mache er mit diesem Wein und mit Hühnereiern und etwas Mehl eine Suppe. Und das tue er oft und esse es, und es wird seinen Magen reinigen und heilen [...]."

Und wer starke Fieber hat, der lege den Onyx fünf Tage in Essig ein, und dann, wenn er ihn herausgenommen hat, mische und würze er alle Speisen mit diesem Essig und esse sie so.

- Indikation 2: Magenschmerzen, leichte Gastritis, Sodbrennen, Herzschmerz; Fieber
- Anwendung: Ein Eigelb, zwei Eßlöffel Dinkelmehl, eine Prise Salz gut vermengen. Wein für einen Suppenteller in einem Edelstahltopf erwärmen. Den in der Hand

erwärmeten Onyx darüber halten und beschlagen lassen, dann in den Topf legen und aufkochen. Nun die Teigmischung einrühren, vor dem Essen den Stein wieder entfernen.

Bei starkem, lang anhaltendem Fieber soll man den Wein durch Essig, in dem fünf Tage lang ein Onyx eingelegt wurde, ersetzen. Diesen Essig verstärkt als Würzmittel bei der Zubereitung von Speisen verwenden, und *„das Fieber wird weichen und leicht verschwinden, [...].“*

„Aber auch wenn du von Traurigkeit bedrückt bist, schaue den Onyx aufmerksam an und lege ihn auch bald in deinen Mund. Und die Bedrückung seines Geistes wird weichen [...]“ Dieses letztgenannte „Rezept“ gegen Traurigkeit und Schwermut ist weit älter als Hildegards Werke. Vor allem im Orient galt der „schwarze Stein“ als Inbegriff „der Suche nach dem inneren Selbst“ und wurde als „Konzentrationsobjekt“ und „Sammlungspunkt der eigenen Mitte“ benutzt. Dabei lautete der Rat stets, sich ganz und gar auf den Stein zu konzentrieren, so daß Hildegards Diktion tatsächlich uralten Ursprungs sein dürfte.

Aber auch wenn du von Traurigkeit bedrückt bist, schaue (den Onyx) aufmerksam an und lege ihn auch bald in deinen Mund.

- ▶ Indikation 3: Depression und Traurigkeit
- ▶ Anwendung: Stein für fünf bis zehn Minuten betrachten, Gedanken nur auf den Stein konzentrieren, anschließend sofort in den Mund nehmen und dort behalten, solange es als angenehm empfunden wird.

Vom Prasem

Prasem – auch Prasius oder Pras-Opal – ist ein Quarz, der durch feinverteilte andere Mineralien (z.B. Aktinolith und andere Strahlsteine) lauchgrün gefärbt ist.

Hildegard, die dem Prasem die sogenannte „Grünkraft“ und damit eine ganz besondere Stellung zuweist, beschreibt ihn in ihrem Steinbuch folgendermaßen: *„Der Prasem wächst, wenn die Sonne ihre Strahlen gegen Abend von den oberen Teilen der Erde zurückzieht und wenn schon der Tau naht, und wenn die*

Wer brennendes Fieber hat, wickle den Prasem in etwas Roggenbrotteig; den so eingewickelten Stein wickle er in ein Tuch und binde dieses für drei Tage und Nächte über seinen Nabel, und das Fieber wird weichen.

Sonne allmählich auf den Stein des vorgenannten Berges fällt und ihn stark erhitzt. Und so entsteht dort der Prasem von der Hitze der Sonne und von der Feuchtigkeit der Luft und des Wassers sowie aus der Frische des Taus."

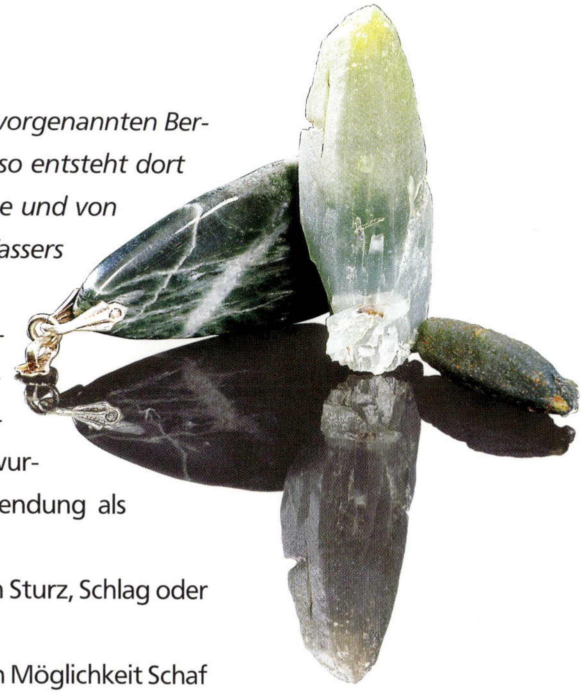

■ *Der Prasem ist auch unter dem Namen Pars-Opal oder Smaragdquarz bekannt. Seine Farbe ist ähnlich grün wie die von Jade.*

Seine heilende und kräftigende Wirkung zeigt der grüne Stein besonders bei Verletzung, die durch äußere Einwirkungen hervorgerufen wurden. Hildegard empfiehlt die Anwendung als Salbe auf Fettbasis.

- Indikation: Prellung, Bluterguß durch Sturz, Schlag oder Fall
- Anwendung: Fünf Eßlöffel Fett (nach Möglichkeit Schaf oder Ziege) mit 10 g Salbei und der gleichen Menge Rainfarn mischen, den Prasem dazu geben und an der Sonne erwärmen. Salbe auftragen und Prasem dort fixieren, bis die Salbe eingezogen ist. Mehrmals täglich auftragen.

Vom Rubin

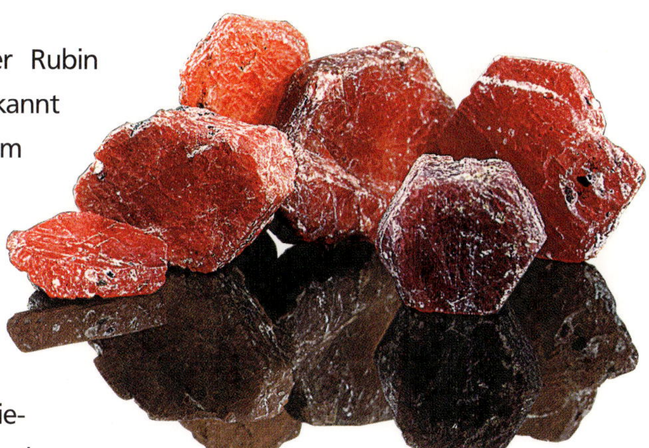

■ *Der Rubin war der Lieblingsschmuck auch zahlreicher gekrönter Häupter – von Kleopatra bis hin zu Kaiserin Elisabeth von Österreich.*

Zu Hildegards Zeiten war der Rubin zumeist noch als „Karfunkel" bekannt – eine Bezeichnung, die sich im Volksmund bis heute erhalten hat. Es handelt sich bei ihm um ein Korund mit einer charakteristisch leuchtend tiefroten Farbe, die manchmal auch ins Bläuliche hineinspielen kann. Schon seit Urzeiten werden dem Rubin „geheimnisvolle Kräfte" nachgesagt, und in literarischen Passagen, in denen von „schwarzer Magie" die Rede ist, spielt er häufig eine wesentliche Rolle.

Auch bei Hildegard liest sich die „Entstehungsgeschichte" des Rubin faszinierend:

„Der Rubin wächst in der Mondfinsternis. Denn wenn er schon im Überdruß ist, wie wenn er sich verfinstern wollte, weil er sich bisweilen verfinsternd zeigt, wenn er auf göttlichen Befehl anzeigt, daß Hunger oder Seuche oder Veränderungen in den Reichen bevorstehen, und wenn dann die Sonne alle ihre Kräfte ins Himmelsgewölbe versenkt, und wenn sie den Mond mit ihrer Wärme hegt und ihn durch ihr Feuer erweckt und aufrichtet, und wenn sie ihn dann wieder zum Leuchten bringt, der seine Zunge in den Mund eines anderen steckt, damit die Sonne den Mond vom Tode erweckt, der schon tot war, dann, in jener Stunde, entsteht der Rubin [...]. Und so wächst er, bis die Wärme der Sonne ihn auswirft."

Und weil die Mondfinsternis selten ist, ist auch dieser Stein selten, und seine Kraft ist selten und so zu fürchten, daß er mit viel Furcht und Besorgnis zu handhaben ist.

- Indikation: Kopfschmerz
- Anwendung: Rubin ein- bis zweimal täglich auf den Scheitel legen, bis eine Erwärmung spürbar ist, dann sofort entfernen. Tritt keine Erwärmung ein, Stein trotzdem nach 45 Minuten entfernen.

Vom Saphir

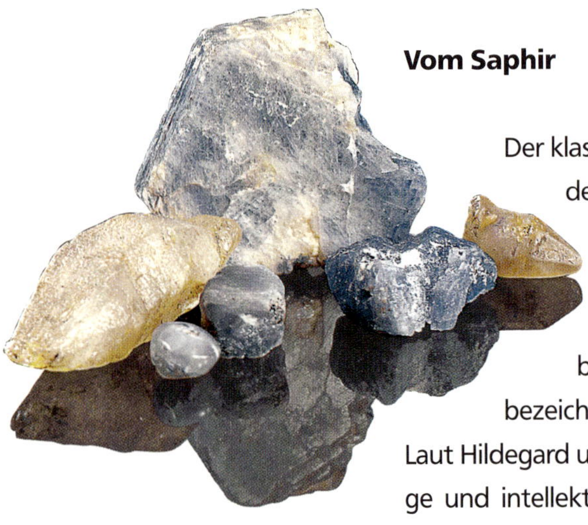

■ *Der Saphir hat ein sehr breites Farbspektrum, von grün über gelb bis zu den am meisten bekannten Blautönen. Er gehört wie der Rubin zur Korund-Gruppe.*

Der klassische Saphir zeigt ein tiefes, leuchtendes Blau. Er ist, wie auch der Rubin, ein Korund, doch ist diese enge Verwandtschaft erst seit rund 200 Jahren bekannt. Auch grüne, gelbe und braune Korunde von Edelsteinqualität bezeichnet man heute als Saphire.

Laut Hildegard unterstützt der Saphir besonders geistige und intellektuelle Fähigkeiten bzw. steigert diese. Wer in den Genuß dieser Wirkung kommen möchte, befolge Hildgards Rezept: *„[Er] lege den Saphir täglich frühmorgens, wenn er vom Bett aufsteht, nüchtern in seinen Mund und halte ihn im Mund für eine kurze Stunde, nämlich so lange, bis er vom Speichel, mit dem er befeuchtet ist, genügend in sich gesogen hat, und dann nehme er ihn aus seinem Mund. Und er halte*

Auch ein Mensch, der guten Verstand und gute Einsicht haben möchte, der lege den Saphir täglich frühmorgens [...] nüchtern in seinen Mund und halte ihn im Mund für eine kurze Stunde.

etwas Wein ans Feuer und erwärme ihn in einem Gefäß, und er halte den Stein in den Dampf dieses Weines, damit er davon schwitzend feucht werde, und so lecke er mit seiner Zunge von der Feuchtigkeit des Steins. Und auch mittels des Weins führt er den Speichel, von dem der Stein warm wurde, in den Magen jenes Menschen, und so wird jener einen reinen Verstand und eine reine Einsicht haben, und auch sein Magen wird davon gesund sein."

- ▶ Indikation 1: Verbesserung von Verstand und Erkenntnisfähigkeit, Magenschwäche und -beschwerden
- ▶ Anwendung: Nach dem Aufstehen Trommelstein, Scheibe oder Kristall ca. 1/2 Stunde im Mund erwärmen. 1/2 Liter Wein in Edelstahltopf erwärmen, Stein in Weindampf halten, dann den so beschlagenen Stein ablecken. Mehrmals wiederholen.
- ▶ Indikation 2: Konzentrationsmangel, Lernprobleme
- ▶ Anwendung: Mehrmals täglich, zumindest vor dem Essen mit dem Saphir über die Zunge streichen.

Vom Smaragd

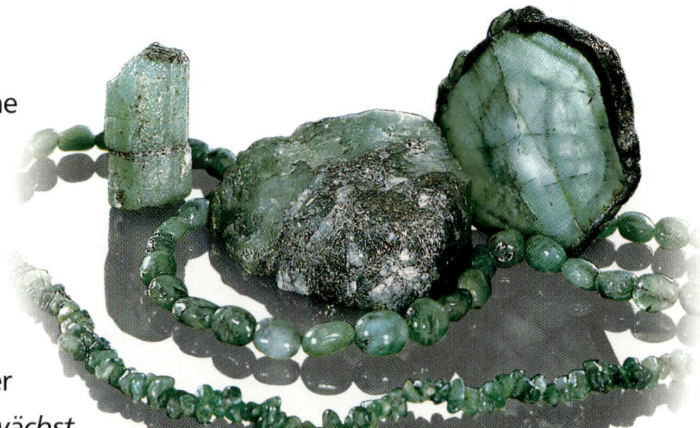

■ *Smaragde zeigen oft zahlreiche Einschlüsse; man spricht vom „Garten" im Smaragd.*

Der Smaragd, der grüne Beryll, ist die absolute Nummer eins in Hildegards Steinbuch und ihr Paradebeispiel für die „Grünkraft" im Reich der Steine: *„Der Smaragd wächst frühmorgens und bei Sonnenaufgang, wenn die Sonne in ihrem Umlauf eine starke Stellung hat [...]. Und daher ist der Smaragd stark gegen alle Schwächen und Krankheiten des Menschen, weil die Sonne ihn bereitet und weil seine ganze Substanz von der Grünkraft der Luft kommt."*

Wer daher im Herz oder im Magen oder in der Seite Schmerzen hat, der habe den Smaragd bei sich, damit das Fleisch seines Körpers von jenem Stein warm werde, und es wird ihm besser gehen.

Der herrlich gezeichnete Stein trägt zur allgemeinen Verbesserung des Gesundheitszustandes bei, und ist daher die ideale Kombination aus Schmuck und Heilmittel. Hildgard empfiehlt ihn zur Schmerzlinderung in der Herz- und Magengegend.

- Indikation 1: Herzschmerz, Magenschmerzen, Milzbeschwerden (Seitenstechen), allgemeine Verbesserung des Gesundheitszustandes
- Anwendung: Kette, Kristall oder Scheibe auf bloßer Haut tragen.
- Wichtig: Der Smaragd verschafft nur Erleichterung, die Ursachen der Schmerzen müssen unbedingt geklärt werden.

„Und wer im Kopf starken Schmerz leidet, der halte ihn an seinen Mund und wärme ihn mit seinem Atem, so daß er von diesem Atem feucht wird, und er bestreiche mit dem so feuchten die Schläfen und seine Stirn, und dann lege er ihn in seinen Mund, und so halte er ihn für eine kurze Stunde in seinem Mund, und es wird ihm besser gehen [...]"

- Indikation 2: Kopfschmerzen
- Anwendung: Stein durch den eigenen Atem erwärmen, über Schläfe und Stirn streichen, mehrmals wiederholen, anschließend den Stein in den Mund nehmen.

Vom Topas

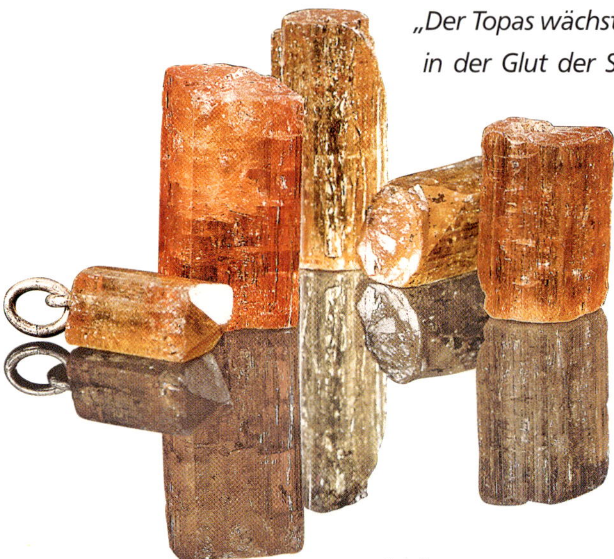

„Der Topas wächst um die neunte Stunde des Tages in der Glut der Sonne, wenn es beinahe vor der neunten Stunde ist, weil die Sonne von der Tageswärme und verschiedener Luft dann am reinsten ist und warm, und der Stein hat etwas Luft und Wasser in sich, und er ist klar. Und durch diese Klarheit gleicht er dem Wasser, und seine Farbe ist dem Gold ähnlicher als dem Gelb."

Denn von Gott hat der se starke Stein Topas diese Kraft, weil er in der Neigu der Sonne wächst, daß er die Schmach vom Mensch sich abwenden läßt.

Der Topas ist in der Hildegard-Heilkunde ein gutes Mittel bei Augen- und Sehschwäche. In Wein getaucht entfaltet er seine Wirkkraft durch direktes Auftragen auf die Augen des Kranken. *„Und dies tue er oft, indem er immer den Wein mit dem Topas für fünf Tage erneuert, und dies macht die Augen klar wie die beste Augensalbe [...]"*

- Indikation: Sehschwäche
- Anwendung: Edeltopas-Kristall für drei Tage in ein Glas Wein einlegen. Stein entfernen. Abends mit dem zuvor in Wein eingetauchten Topas das geschlossene Auge mehrmals bestreichen. Für fünf Tage anwenden, dann neuen Wein ansetzen.

■ *Über den Topas sagt Hildegard: „... seine Farbe ist dem Gold ähnlicher als dem Gelb". Solche Topase sind jedoch rar; gut passen würde hier der Imperial-Topas.*

Von den Metallen

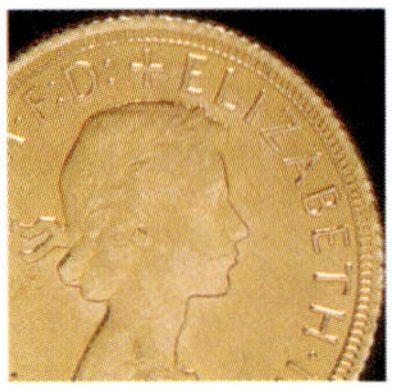
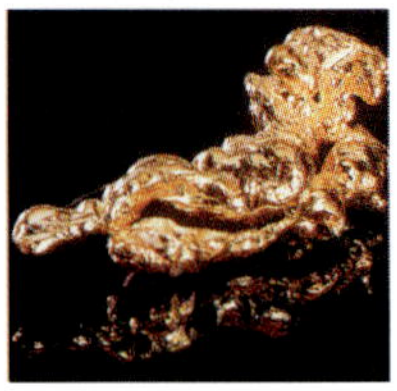
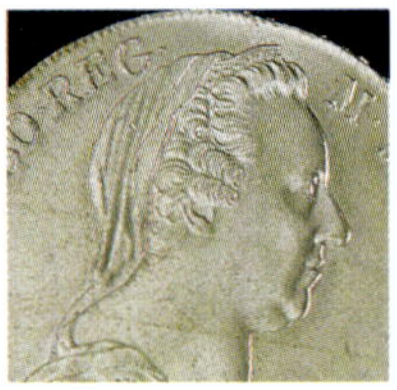

Im neunten Buch der Physica behandelt Hildegard die Metalle. Auch ihnen ordnet sie heilende oder krankmachende Wirkungen zu. Wir beschränken uns hier ausschließlich auf diejenigen Metalle mit heilender Wirkung. Zur Erklärung sei angeführt, daß Hildegard Messing, Zinn und Blei als höchst schädlich für den Menschen eingestuft hatte. Von der modernen Wissenschaft wird sie in ihrer Auffassung bestätigt.

Vom Gold

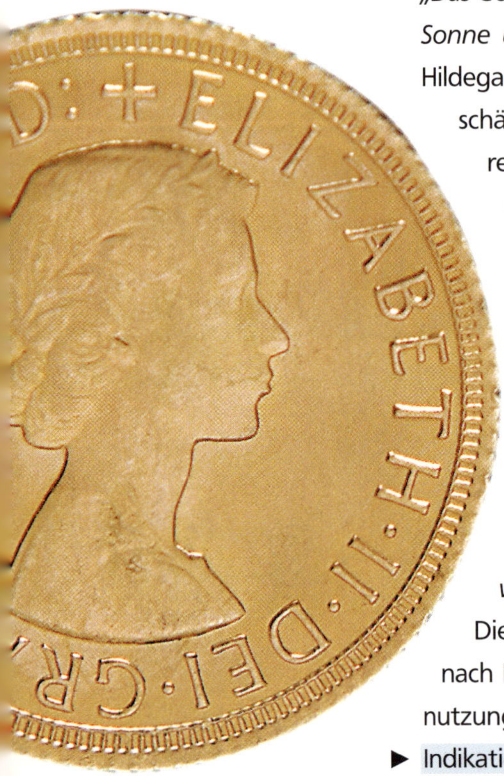

„Das Gold ist warm und hat eine gewisse Natur wie die Sonne und ist sozusagen von der Luft." So beginnt Hildegards Beschreibung des kostbaren Metalles. Sie schätzt seine gesundheitsfördernde Wirkung generell sehr hoch und empfiehlt dem kranken wie gesunden Menschen die Einnahme von Gold. *„Und dieses Gold liegt zwei Monate lang in seinem Magen, und es reizt den Magen nicht und macht ihn nicht geschwürig, sondern wenn er kalt und schleimig ist, dann wärmt und reinigt er ihn ohne Gefahr für diesen Menschen. Aber wenn ein gesunder Mensch das macht, dann wird es ihm die Gesundheit erhalten, und wenn er krank ist, wird er gesund sein."*

Aber wenn ein gesunder Mensch „Goldbrot" ißt, dann wird es ihm die Gesundheit erhalten, und wenn er krank ist, wird er gesund sein.

Die spezifischen Einsatzgebiete der Goldtherapie nach Hildegard sind Gelenkserkrankungen bzw. -abnutzungen wie Gicht, Arthrose und Rheuma.

► Indikation 1: Gicht, Arthritis, Arthrose, Rheuma, Verbesserung der allgemeinen Gesundheit

- **Anwendung 1:** Eine halbe Hand voll Dinkel oder Weizenmehl, dazu etwa 1/2 – 1 g Goldpulver mit Wasser zu einem Teig verrühren, diesen Teig frühmorgens essen. Am zweiten Tag wieder den Teig zubereiten, Backen (180 Grad) und wieder frühmorgens auf nüchternen Magen essen.
- **Anwendung 2:** Gold (kleine Münze oder Barren) am besten von einem Goldschmied im Schmelztiegel verflüssigen lassen und glühend in ein Glas Wein gießen bis dieser handwarm ist und trinken. Mehrmals täglich einen solchen Goldwein zubereiten und trinken.

■ *Verwenden Sie nur reines Gold, sogenanntes „Feingold", wie man es bei Banken oder speziellen Metallhändlern bekommt. Auch Goldschmiede können beim Herstellen der Rezepte behilflich sein.*

Vom Silber

Im Gegensatz zu Gold ist Silber das kalte Metall *„weil es jenen kalten Wind hat, der auch die Erde kalt macht."*
Nach Hildegard hilft die Einnahme von „Silberwein" vor allem dem Kranken, der an einem „Säfteüberfluß" leidet: *„Und er trinke so oft nüchtern und abends, und dies vermindert die überflüssigen Säfte in ihm, das heißt bringt sie zum Verschwinden."*

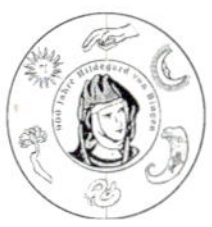

Aber auch wenn jemand gichtkrank ist, so daß er sich ganz zusammenzieht, bereite einen Kupferwein und er wird ihm helfen.

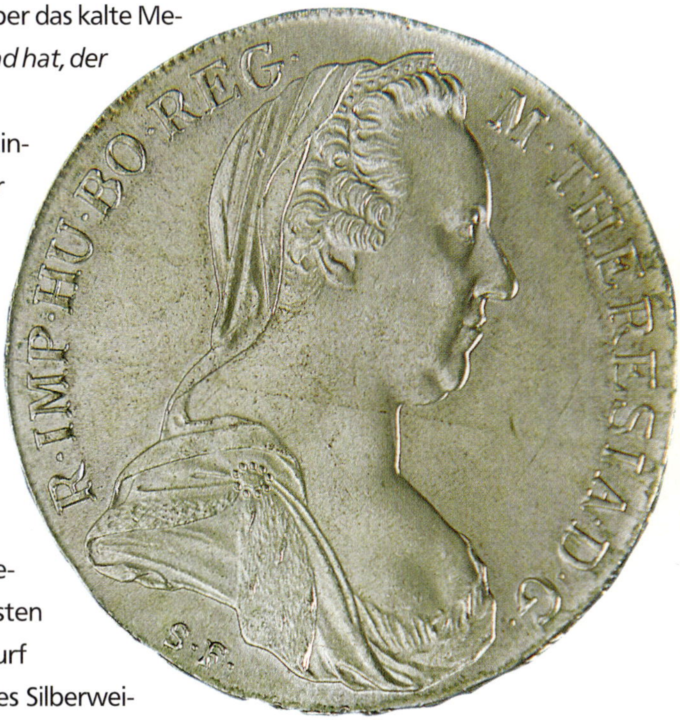

- **Indikation:** Säfteüberfluß, gesteigerter Speichelfluß, Husten mit häufigem naßem Auswurf
- **Anwendung:** Herstellung des Silberweines entspricht dem des Goldweines, Einnahme vor dem Einschlafen.

Auch in diesem Fall gilt: Verwenden Sie für alle Rezepte nur reines, sogenanntes „Feinsilber", das Sie bei speziellen Metallhändlern oder Goldschmieden bekommen können. Die Letztgenannten können es übrigens auch „im Feuer reinigen".

■ *Silber ist ein seit alters her in der Heilkunst eingesetztes Antibiotikum.*

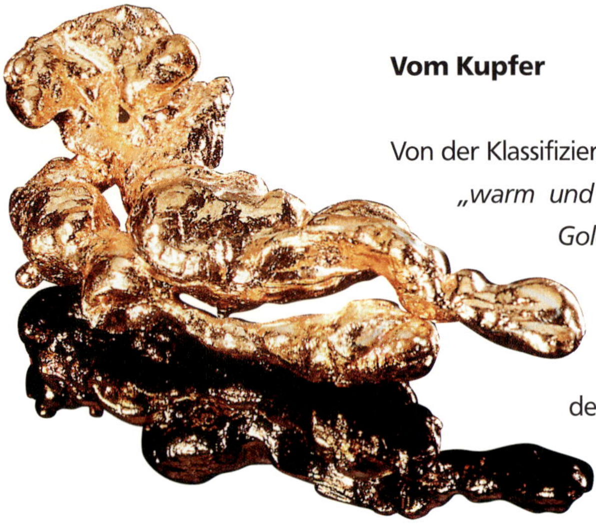

Vom Kupfer

Von der Klassifizierung her ist ist Kupfer laut Hildegard *„warm und wird schnell kalt, und es ist wie Goldasche, nämlich wie Asche, die von glühenden Kohlen fällt."*

Die Einnahme von in Wein aufgelöstem Kupfer empfiehlt Hildegard demjenigen, der *„irgendwelche Fieber hat und jene Fieber, die im Magen entstehen, und nicht die täglichen oder dreitägigen oder viertägigen, den Schüttelfrost, das heißt, daß der Mensch schläfrig ist und träge und Ekel vor dem Essen empfindet".*

- ▶ Indikation 1: Fieberhafte Zustände, Teilnahmslosigkeit, Brechreiz
- ▶ Anwendung: reines Kupfer (ca. 30 g) mit etwas über 1/2 Liter reinem Wein in einem Edelstahltopf aufkochen und leicht einkochen lassen. Den Wein abfüllen und über neun Tage verteilt jeweils vor dem Essen auf nüchternen Magen trinken.

Und wer irgendwelche Fieber hat, der nehme reines Kupfer und lege das in Wein. Und so trinke er nachher nüchtern während neun Tagen, und jene Fieber werden weichen.

■ *„Reines" Kupfer ist schwer zu bekommen; auch hier gilt, daß Goldschmiede das Metall gegen ein relativ geringes Entgeld „im Feuer reinigen" können.*

„Aber auch wenn jemand gichtkrank ist, so daß er sich ganz zusammenzieht, sich krümmt, nimm reines Kupfer, und wirf es ins Feuer, bis es glüht, und wirf es wiederum ins Feuer, und es erkalte wieder, und wirf es zum dritten Mal ins Feuer, und wenn es dann glüht, dann lege es so glühend in guten Wein, und bedecke das Gefäßlein oben, damit nicht seine Wärme oder sein Dampf davongeht, und dann gib es dem Gichtkranken so mäßig warm zu trinken, und die Gicht in ihm wird weichen."

- ▶ Indikation 2: Gicht (Arthritis, Arthrose, Rheuma?)
- ▶ Anwendung: Reines Kupfer (ca. 100 g) drei Mal zum Glühen bringen, dann in einen Liter Wein geben. Wein verschließen und abkühlen lassen, danach das Kupfer entfernen. Täglich ein kleines Glas zu sich nehmen.

Auch Kupfer sollte – wie Gold und Silber – nur in Reinform für die Herstellung von Hildegard-Heilmitteln verwendet werden.

Vom Eisen

Das Eisen ist sehr warm in seiner Natur, und daher ist es stark. Seine Stärke ist zu vielem nützlich.

„Das Eisen ist sehr warm in seiner Natur, und daher ist es stark. Seine Stärke ist zu vielem nützlich [...].“ Die Kraft und Wärme des Eisens läßt Hildegard bei Magenbeschwerden zum Einsatz kommen.

- Indikation: Magenschmerzen
- Anwendung: Eisenblech erwärmen, auf den Magen legen (Vorsicht, nicht zu heiß), wirken lassen, mehrmals wiederholen.

■ *Verwenden Sie nur reines Eisenblech, es darf auf keinen Fall verzinkt sein.*

Vom Stahl

Unter Stahl versteht man in diesem Zusammenhang ausschließlich Eisenlegierungen von sehr hoher Festigkeit. *„Der Stahl ist sehr warm und ist am stärksten in der Eisensubstanz. Und er bezeichnet sozusagen die Göttlichkeit Gottes, daher flieht und meidet ihn auch der Teufel [...]“*

Gegen die „teuflische“ Wirkung von Giften, die über die Ernährung aufgenommen werden können, setzt Hildegard erhitzten Stahl ein, *„so daß es dem Essenden und Trinkenden weniger schaden kann [...].“*

Denn wenn Stahl am Feuer erhitzt wird und so auf eine Speise oder in ein Getränk gehalten wird, dann wird die Stärke dieses Giftes gebunden und geschwächt.

Transponiert man die giftabschwächende bzw. -abwehrende Wirkung, die Hildegard dem Stahl zuschreibt, in die Moderne, denkt man unwillkürlich an die Gifte unserer modernen Zivilisation, die belastenden „Umweltgifte“. Sie bedrohen nicht nur Flora und Fauna, sondern schaden auch dem menschlichen Organismus, besonders dem von Säuglingen und kleinen Kindern, erheblich.

- Indikation: Abschwächung von Umweltgiften (?)
- Anwendung: Kochen in Edelstahlgeschirr
- Wichtig: Unternehmen Sie keine Experimente mit giftigen Substanzen!

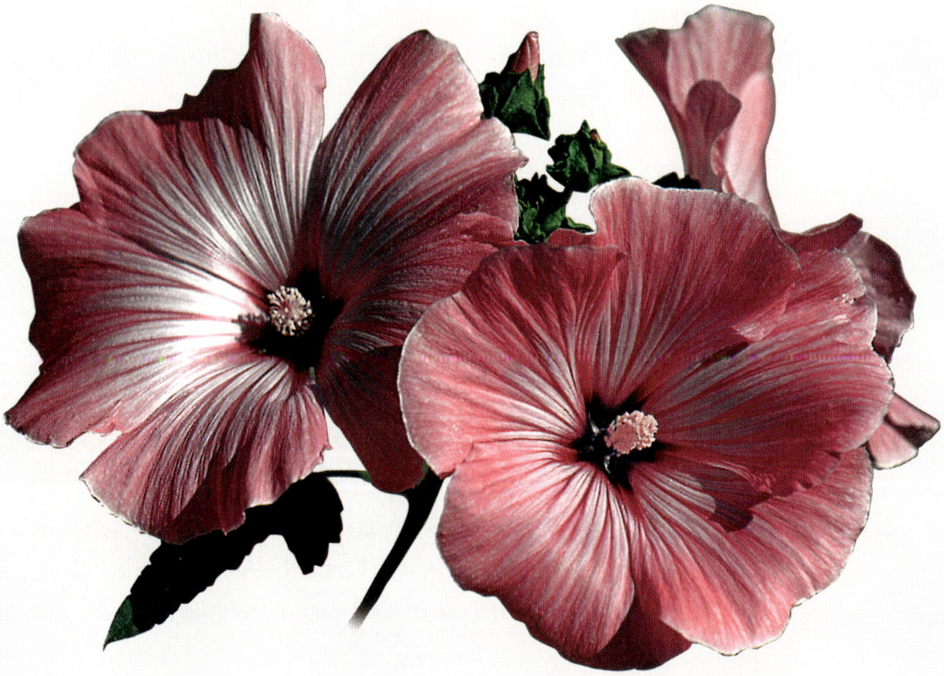

Krankheiten von A – Z

■ Die »Hildegard-Heilkunde« basiert auf einer ganzheitlichen Sichtweise. Für Hildegard von Bingen gibt es keinen wesentlichen Unterschied zwischen den Krankheiten des Geistes und des Körpers. Ihrer Meinung nach können Krankheiten oft nur dann wirksam behandelt werden, wenn der Patient seine Lebenseinstellung entscheidend ändert – eine Erkenntnis, die nie moderner war als heute. Die vier Säulen der Hildegard-Heilkunde sind Diät, Fasten, Ausleitungsverfahren und die diversen Heilmittel – entweder in Kombination oder einzeln eingesetzt.

Die Krankheitslehre nach Hildegard von Bingen

Die praktische Umsetzung der Schriften der Hildegards von Bingen verstehen wir heute unter der sogenannten „Hildegard-Heilkunde." Ihre Erkenntnisse der Heil- und Naturkunde entstanden nicht in klinischen Forschungen, konnten nicht in Labors oder an Versuchstieren getestet werden. Ein wichtiger Grundsatz ist die Tatsache, daß Hildegard Zeit ihres Lebens der festen Überzeugung war, das Wissen um die Heilkunde sei ihr von Gott eingegeben worden. Damit war ihr und ihren Zeitgenossen klar, daß das Heil des Menschen nicht nur aus seinem körperlichen Wohlbehagen, sondern auch aus seiner seelischen und geistigen Verfassung herrühren müsse. Sie schrieb dazu:

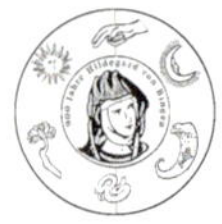

Die Seele stirbt nicht, wenn sie den Körper verläßt, sondern wandert im ewigen Leben.

„Die Seele des Menschen, die von Gott vom Himmel herab in den Menschen kommt, ihn belebt und ihm seinen Verstand verleiht, stirbt nicht, wenn sie den Körper des Menschen verläßt, sondern wandert im ewigen Leben, entweder zum Lohne für ihr Leben oder zu den Qualen des Todes."

Das eigentlich Auffallende an der Hildegard-Heilkunde, das, was sie so deutlich von unserer heutigen Schulmedizin unterscheidet und lesenswert macht, ist ihre Ganzheitlichkeit. Hildegard von Bingen schloß in ihren Büchern die verschiedenartigsten therapeutischen Behandlungsmethoden in einer einzigartigen Heilkunde zusammen. Kein Wunder – sah sie doch keinen essentiellen Unterschied zwischen den Krankheiten des Geistes und denen des Körpers.

■ *Hildegards Wissen um die Heilkunde stammte von Gott.*

Unheilbare Krankheiten gab es bei Hildegard eigentlich überhaupt nicht. Manche allerdings erklärte sie für *„sehr, sehr schwer heilbar"*, und auch die diesbezüglichen Erkenntnisse decken sich mit dem heutigen Stand der Wissenschaft. Oder würde heutzutage jemand behaupten, Asthma oder gar Krebs seien leicht und schnell in den Griff zu bekommen?

Außerdem verweist Hildegard stets darauf, daß bestimmte chronische Krankheiten dann nicht effektiv zu behandeln oder zu heilen seien, wenn der Patient eigentlich gar nicht geheilt werden wolle, sprich, wenn er seine Lebensumstände nicht selbst entscheidend verändere. Das Paradebeispiel unserer Tage sind die sogenannten „Streßerkrankungen" wie Magengeschwüre, Nervosität oder Haltungsschäden. Wenn wir unsere Einstellung zu Beruf und Umwelt trotz Schmerzen oder gar Krankheit nicht überprüfen und gegebenenfalls ändern, besteht langfristig wenig Hoffnung auf Linderung.

■ *Auch der Patient muß bei der Heilung mithelfen.*

Lange Zeit verleugneten Mediziner die möglichen Erfolge der Hildegard-Heilkunde. Daß eine Ordensfrau des 12. Jahrhunderts wirklich wichtige Thesen zu Papier gebracht haben könnte, wollte niemandem einleuchten, wobei es allerdings auch eine gewichtige Rolle spielte, daß sich Hildegard „nebenher" auch mit wissenschaftlich schwer überprüfbaren Theorien und Möglichkeiten beschäftigte. So stand sie wegen ihrer intensive Beschäftigung mit Edelsteinen und den Mondzyklen jahrhundertelang im Ruf einer Scharlatanin. Zu ihrer Verteidigung sei angefügt, daß gerade bei den Textpassagen zum Thema Edelsteine und ihre Heilkräfte nachweislich einiges gar nicht von ihr selbst stammt, sondern nachträglich ihrem Werk zugefügt und schließlich ihr zugeschrieben wurde.

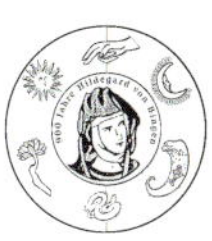

Manche Krankheiten sind nur sehr, sehr schwer zu heilen.

Erst anfangs dieses Jahrhunderts beschäftigte man sich ernsthaft und wirklich eingehend mit Hildegards Schriften. Jahrelange Forschungen und Mühen brachten im Laufe der Jahre eine wirklich „alternative Medizin" ans Licht der Weltöffentlichkeit. Die Resonanz blieb zunächst bescheiden – immer noch überwogen die Vorurteile. Doch in der zweiten Hälfte des 20. Jahrhunderts setzte sich schließlich immer häufiger die Erkenntnis durch, daß die „Apparatemedizin" der Neuzeit zwar viel Segen gebracht hatte, aber auch mit vielen „Nebenwirkungen" bezahlt werden mußte.

■ *Nicht alles stammt von Hildegard selbst - vieles wurde später hinzugefügt, um ihm mehr Gewicht zu verleihen.*

Beinahe bedingungslos verließen und verlassen sich die Menschen auf Pillen und Pülverchen, auf Rezepte und Rezepturen, von denen sie nicht einmal den Namen behalten können, geschweige denn um ihre Herkunft und Inhaltsstoffe wissen. Ohne den Halbgöttern in Weiß zu nahe treten zu wollen – ein Mensch, der seine Umwelt aufmerksam beobachtet, seinen Körper kennt und eine Heilung auf natürlichem Wege nicht von vornherein ausschließt, kann gar so falsch nicht liegen.
Nicht daß wir uns mißverstehen: Es gibt Krankheiten und Verletzungen, die sind mittels Hildegard´scher Ratschläge weder zu kurieren noch zu heilen. Eine Herzattacke läßt man im Krankenhaus behandeln und bei einem Schienbeinbruch dürften Wadenwickel kaum ausreichen. Doch immerhin waren Hildegards Ratschläge und Diagnosen ihrer Zeit so weit voraus, daß sie erstaunliche Erfolge erzielte – Erfolge, die andere Ärzte auch im späteren Mittelalter kaum vorzuweisen hatten. In manchen Fällen dürfen Sie also getrost zu den im nachfolgenden Text aufgeführten Rezepten greifen. Und weil wir sorgfältig recherchiert haben, dürfen Sie sicher sein, daß Ihnen das Angebotene bei richtiger Anwendungsweise kaum schaden wird.

Krankheiten von A – Z

Die Hildegard-Heilkunde basiert auf vier Säulen: der Diät, dem Fasten, dem Ausleitungsverfahren und den diversen Heilmitteln. Zuweilen kann eine Kombination dieser verschiedenen Methoden segensreich sein – in anderen Fällen genügt jedoch bereits eine einzige dieser Möglichkeiten.

■ Die vier Säulen der Hildegard-Heilkunde: Die Diät, das Fasten, das Ausleitungsverfahren und verschiedene Heilmittel.

Zum Thema „Maßhalten" (Diät) konnten Sie das wichtigste bereits in Kapitel „Ernährungslehre" nachlesen – auf die Begriffe Heilfasten und Ausleitungsverfahren kommen wir im folgenden Kapitel zu sprechen. Jetzt möchten wir Sie deshalb mit den wichtigsten Heilmitteln der rheinischen Äbtissin vertraut machen und zwar zunächst in stichwortartiger Form. Auf den folgenden Seiten finden Sie demzufolge etliche, laut Hildegard typische Krankheiten mit den von ihr empfohlenen Rezepten und Heilmitteln.

Wir haben uns bei der Auswahl naturgemäß auf diejenigen beschränkt, die zum einen heute noch bekannt und zum anderen auch nachweislich durch die sogenannte Hildegard-Heilkunde behandelbar sind. Erfolgsgarantien gibt es natürlich in keinem Fall. Doch die Umsetzung der verschiedenen Ratschläge Hildegards fördert in oft überraschender Weise die Selbstheilungskräfte des kranken Körpers.

Einige spezielle Krankheiten, wie beispielsweise Gicht (Rheuma), Frauenleiden oder die sogenannten Umweltkrankheiten haben wir bewußt ans Ende dieses Kapitels gestellt und widmen uns ihnen sehr ausführlich. Als aufmerksamer Leser werden Sie in diesem Kapitel immer wieder Überschneidungen – beispielsweise mit Kapitel 2 „Die Heilpflanzen der Heiligen Hildegard" – feststellen. Dies ließ sich zugunsten der Übersichtlichkeit und des Nachschlagecharakters dieses Werkes nicht verhindern, doch können Sie versichert sein, daß Sie stets etliche neue Anregungen und Möglichkeiten entdecken werden.

■ Hildegards Ratschläge fördern die Selbstheilungskräfte des Körpers.

Abmagerung

Heilmittel: Mispelfrucht oder Butter

Für Menschen, die nach einer Krankheit oder durch übermäßige Anstrengung rapide an Gewicht verlieren, empfiehlt Hildegard den Genuß der Mispel. Leider sind der Mispelbaum und seine Frucht zwischenzeitlich ein wenig in Vergessenheit geraten, doch ab und an gibt es wieder Baumschulen, die diese Pflanze anbauen und verkaufen. Die Voraussetzung für die Pflanzung des recht anspruchslosen Obstes sind denkbar einfach: Ein Stückchen gesunder Boden genügt, und spätestens im zweiten Jahr wird der Baum etliche Früchte tragen.
Hildegard schreibt dazu: *„Die Frucht dieses Baumes ist für gesunde und kranke Menschen nützlich und gut, wieviel man davon auch ißt, weil sie das Fleisch wachsen läßt und das Blut reinigt."*

■ *Die Mispelfrucht: Erst nach dem ersten Frost ist sie genießbar.*

Das Rezept:
Ihr Rezept sieht den Genuß von etwa 10 Mispelfrüchten über einen Zeitraum von ungefähr 2 Tagen vor. Die Frucht ist übrigens erst nach dem ersten Frost genießbar. Sie kann eingefroren werden und auch für Mispelgelee oder Marmelade eignet sie sich vorzüglich.
Ein weiteres Mittel gegen Abmagerung ist laut Hildegard Butter. Sie schreibt: *„Die Butter, die aus Milch gewonnen wird, hat eine milde Wärme. [...] Und ein Mensch, der die Schwindsucht hat und einen dürren Körper, soll Butter essen soviel er auch will und sie heilt ihn innerlich und belebt ihn. [...] Wer aber einen starken Fettansatz hat, esse davon nur mäßig [...].*

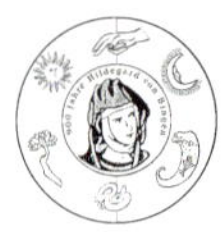

Die Butter, die aus Milch gewonnen wird, hat eine milde Wärme.

Das Rezept:
Das daraus folgende Rezept ist denkbar schlicht. Butter, der vor Jahren zu Unrecht angelastet wurde, daß sie den Cholesterin-Spiegel übermäßig anhebe, sollte täglich zum Kochen und auch als Brotaufstrich verwendet werden.

Appetitlosigkeit

Heilmittel: Salbei

Mit dem Thema „Abmagerung" natürlich verwandt, ist die Appetitlosigkeit – eine Krankheit, die für Hildegard eindeutig dem Gemüt entsprungen ist. Dazu schrieb sie die folgenden Zeilen:

„Wer aber Widerwillen gegen das Essen hat, der nehme Salbei und weniger Kerbel und etwas Knoblauch, und der zerstoße dies gleichzeitig in Essig. So bereite er eine Würze. Die Speise, die er essen will, tauche er hinein und er hat Appetit zu essen"

■ *Salbei gedeiht auch im Kräutergarten. Seine Blätter sind weißlich grau und verströmen den typischen Salbeigeruch.*

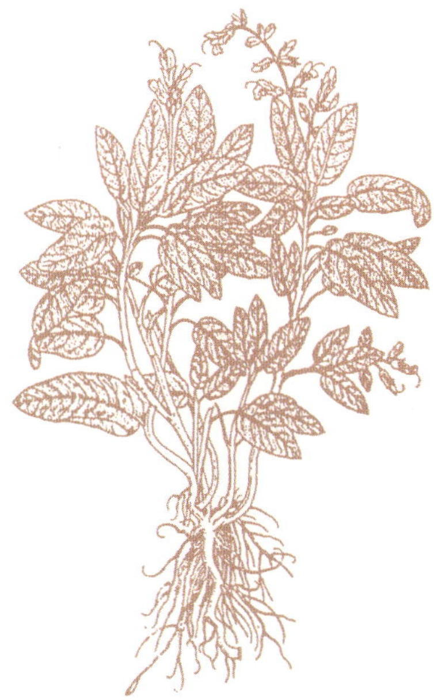

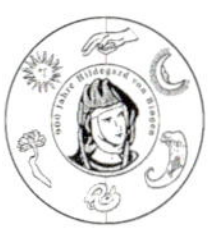

Aus Salbei, weniger Fenchel und etwas Knoblauch bereite er eine Würze.

Das Rezept:
(Es wurde mittlerweile etwas verfeinert)
ca. 30 g Salbeiblätter
ca. 15 g Kerbel
1 Knoblauchzehe
etwa 150 ml Weinessig.
Für Süßspeisen ist diese eher pikante Würzmischung natürlich nicht geeignet, doch das Tunken von Brot, beispielsweise das vielfach schon empfohlene Dinkelweißbrot, ist höchst erfolgversprechend. Eine sparsame Dosierung ist allerdings angesagt.

Asthma

(siehe Stichwort „Umweltkrankheiten")

Bauchschmerzen

Heilmittel: Bohnenbrühe

Bauchschmerzen können natürlich die verschiedensten Ursachen haben. Hildegard jedoch verstand darunter in erster Linie das sogenannte „Leibgrimmen", das durch Blähungen oder eine Verspannung der Bauchmuskulatur entstehen kann.

Sie schrieb dazu folgendes Rezept nieder: *„Wer Schmerzen in den Eingeweiden hat, der koche die Bohne in Wasser unter Beigabe von etwas Fett oder Öl, und nach Entfernen der Bohnen schlürfe er die warme Brühe. Dies tue er mehrmals und es wird ihn innerlich heilen."*

Vorsicht: Verwenden Sie für dieses Rezept kein Bohnengemüse aus der Dose; unter der Entfernung der Bohnen ist nicht deren vollständige Herausnahme aus der Brühe zu verstehen. Zumindest die Bohnenkerne sollten in der Brühe bleiben, um dem Kochwasser die notwendige Würze zu verleihen.

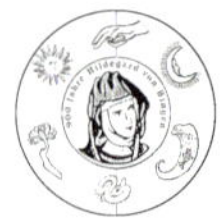

Wer Schmerzen in den Eingeweiden hat, der koche die Bohne in Wasser.

Das Rezept:

100 g Bohnenkerne

ca. 1 l Wasser

2 Eßlöffel Butter oder einen Eßlöffel Öl

Die Bohnen etwa 15 bis 20 Minuten kochen lassen – so intensiv, daß sie sich auflösen und ihre Kerne in der Brühe bleiben. Die Flüssigkeit mit etwas Salz und Muskatnußpulver würzen. Anschließend die Bohnen abseihen und die Brühe vorsichtig schlürfen.

■ *Bohnengemüse aus der Dose ist für Hildegard-Rezepturen nicht geeignet.*

Bluterguß

Heilmittel: Vogelmierenkraut

Vor allem beim Sport oder bei kleinen Unfällen im Straßenverkehr oder im Haushalt kommt es zuweilen zu schmerzhaften Blutergüssen.

Hildegards Antwort: *„Wenn ein Mensch durch einen Fehltritt gestürzt ist, oder wenn er mit Stangen geschlagen wurde, so daß seine Haut davon Flecken zeigt, der koche Vogelmiere in Wasser, und nach Auspressen des Wassers lege er das Kraut noch warm auf die Stelle des Unfalls [...], und binde sie mit einem Tuch fest. Das Kraut wird die Stoffe, die sich dort angesammelt haben, vertreiben."*

Vogelmierenkraut, das Sie heute wieder in jedem gut sortierten Kräuterladen bekommen, war im Mittelalter ein recht beliebtes Heilkraut. Folgendermaßen sah das Hildegard´sche Rezept aus:

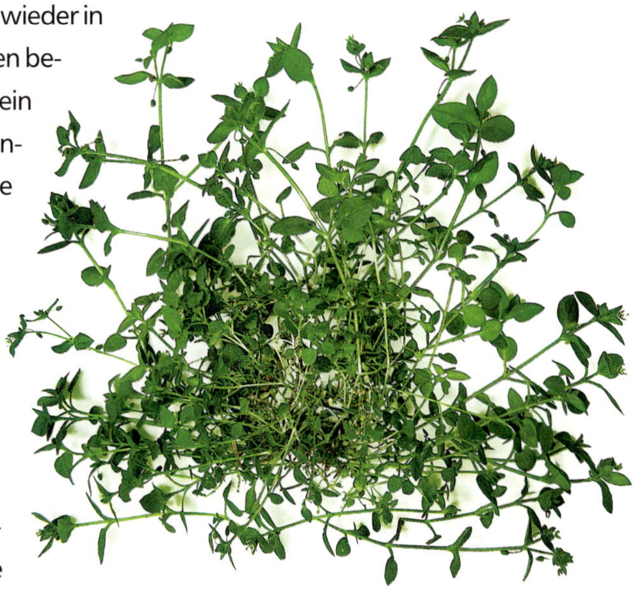

Das Rezept:
Das Kraut in Wasser etwa 5 Minuten blanchieren, danach abseihen. Die warmen Kräuter, die Sie in einem Handtuch ausgepreßt haben, auf den Bluterguß legen und mit einer Binde fixieren. Diese Auflage sollte täglich zumindest dreimal erneuert werden.

Das Vogelmierenkraut wird die Stoffe, die sich dort angesammelt haben, vertreiben.

Brechreiz / Schwangerschaftserbrechen
(siehe das Stichwort: „Frauenleiden")

Colitis (Entzündung des Dickdarms)

Heilmittel: Die Kornelkirsche

Ein angegriffener Verdauungstrakt kann höchst unangenehme Schmerzen hervorrufen. Körperlicher und seelischer Streß, falsche Ernährung und erbliche Veranlagung sind die häufigsten Ursachen der Dickdarmentzündung. Der Rat, den Hildegard in diesem Fall gab, ist um so erstaunlicher, als die klassische Schulmedizin bis ins 20. Jahrhundert hinein brauchte, um den Wert der von Hildegard beschriebenen Kornelkirsche wiederzuentdecken:
„Und die Frucht dieses Baumes [die Kornelkirsche] schadet dem Menschen nicht, wenn man sie ißt (in Maßen), aber sie reinigt und stärkt den kranken und auch den gesunden Magen, und nützt dem Menschen für seine Gesundheit."

■ *Verdauungsbeschwerden sollten mit natürlichen Mitteln behandelt werden.*

Das Rezept:

Kornelkirschen können roh, als Marmelade oder Gelee verspeist werden. Auch hier gilt es, das rechte Maß zu beachten, denn zuviel der Frucht könnte den Verdauungstrakt überlasten. Als Faustregel gilt: 15 bis 20 Kirschen am Tag oder 2 Brote mit der entsprechenden Marmelade als Aufstrich können auf keinen Fall schaden.

Darmträgheit / Verdauungsschwäche

Heilmittel: Pfefferminze, Flohsamen

Wer die Speisen nicht verdauen kann, der esse die Pfefferminze roh.

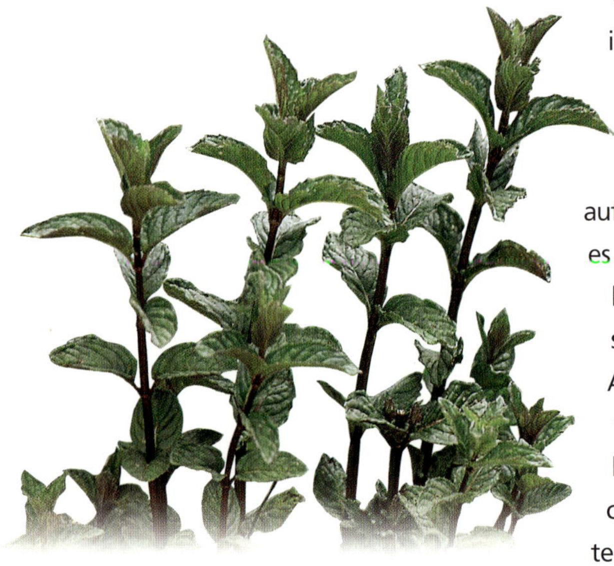

Verdauungsbeschwerden waren in Hildegards Zeit ein überaus „beliebtes" Gesprächsthema. Kein Wunder – achtete doch eigentlich überhaupt niemand auf seine Ernährung. Ein Thema ist es bis in unsere Tage hinein geblieben, doch heute wird allzu schnell zu drastisch wirkenden Abführmitteln gegriffen. Das zeitigt zwar kurzzeitige Erfolge, bekämpft aber nicht die Ursachen des Problems. Achten sollten Sie vielmehr auf regelmäßige Bewegung an der frischen Luft, auf ballaststoffreiche und vollwertige Ernährung, auf die tägliche Einnahme einer ausreichenden Menge an Flüssigkeit und das frühzeitige Erkennen sogenannter Streßsymptome.

■ *Die heilkundliche Wirkung der Pfefferminze beruht vor allem auf dem Mentholöl.*

Sollten Sie alle diese Punkte beachtet haben, dennoch aber immer wieder an Verdauungsbeschwerden laborieren, schlagen Sie bei Hildegard nach: *„Auch wer einen kalten Magen hat oder die Speisen nicht verdauen kann, der esse die Pfefferminze roh oder mit Fleisch- oder Fischgerichten und sie wärmt seinen Magen und bereitet eine gute Verdauung."*

Das Rezept:

Mit frischen oder getrockneten Pfefferminzblättern können Sie also praktisch alle Fleisch- oder Fischgerichte würzen. Auch als Beigabe in den Salat ist Pfefferminze empfehlenswert und fördert in jedem Fall die Verdauung. Allzu sparsam brauchen Sie dabei übrigens nicht umzugehen.

■ *Hildegard zieht bei Darmträgheit Flohsamen gegenüber Leinsamen vor.*

Ein anderes bewährtes Heilmittel gegen Darmträgheit ist laut Hildegard auch der Flohsamen. Den Leinsamen verbannt sie dagegen und empfiehlt ihn lediglich als Heilmittel gegen Verbrennungen – eine zumindest umstrittene Theorie. Sie schreibt: *„Das Flohkraut ist von kalter Natur, und in jener Kälte hat es eine angenehme Mischung, und wer es in Wein kocht, und den Wein warm trinkt, dem nimmt es starke Fieber. Und den bedrückten Geist macht es durch seine angenehme Mischung froh [...].“*

Das Rezept:

Zweimal täglich 1–2 Eßlöffel Flohsamen pur einnehmen oder als Brotaufstrich verwenden. Als ideale Ergänzung empfiehlt Hildegard etwa 1/2 Liter Fencheltee zu trinken.

Eine andere Möglichkeit besteht darin, einmal täglich 1 Eßlöffel Flohsamen in 1 Liter Wein aufkochen und abends warm zu sich zu nehmen.

Depressionen

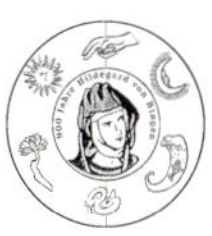

Heilmittel: Fenchelkraut

Zerstoße Fenchel zu Saft – und die Melancholie wird weichen.

Für Hildegard ist die „Schwermut“ eine Krankheit wie jede andere auch – sie hängt nicht nur mit dem Geist, sondern durchaus auch mit dem körperlichen Befinden des Menschen zusammen: *„Sogar ein Mensch, den die Melancholie plagt, der zerstoße Fenchel zu Saft und er salbe damit oft Stirn, Schläfe, Brust und Magen und die Melancholie in ihm wird weichen.“*

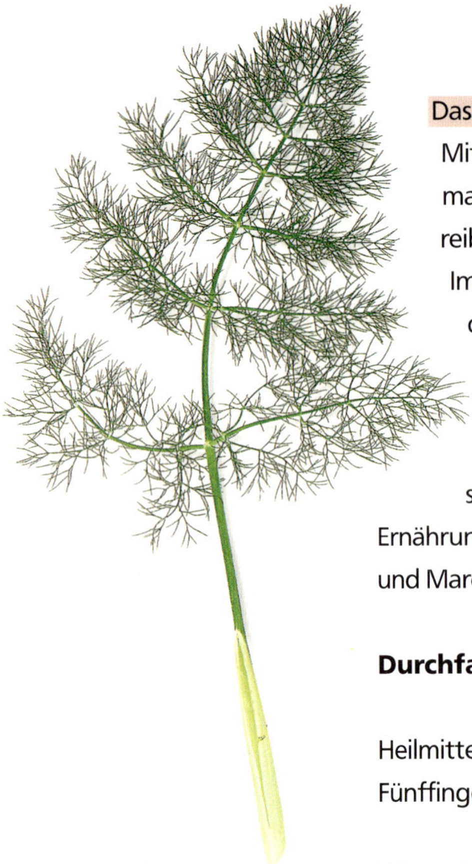

Das Rezept:

Mit frisch gepreßtem Fenchelsaft zwei- bis dreimal täglich Stirn, Brust, Schläfen und Magen einreiben.

Im übrigen sei ausdrücklich darauf verwiesen, daß selbst Hildegard wußte, daß Depressionen, von ihr als Melancholie bezeichnet, nicht über Nacht verschwinden und sich der Betreffende auf eine längere Behandlungsdauer einstellen muß. Folgerichtig gab sie auch einige Ernährungsempfehlungen für Melancholiker: Dinkel und Maroni sind demzufolge sinnreiche Beigaben.

Durchfall

Heilmittel: Mutterkümmelpulver und Pfefferpulver, Fünffingerkraut

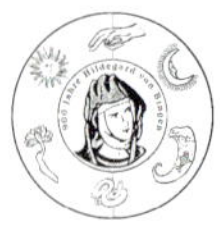

Das Fünffingerkraut ist warm und sein Saft hat eine mäßige Feuchtigkeit.

■ *Depressionen, bei denen Hildegard Fenchel empfiehlt, waren für die große Visionärin eine Krankheit wie jede andere auch.*

Wie auch andere Erkrankungen des Verdauungstraktes war der Durchfall in Hildegards Zeit beinahe so etwas, wie eine „kleine Volksseuche." Wir greifen schon mal auf Schokolade oder Salzstangen und colahaltige Getränke zurück, in Hildegards Brevier finden sich ganz andere Heilmittel: *„Wer Durchfall hat, der nehme Eidotter, nachdem das Eiweiß entfernt wurde, und schlage ihn in einer Schüssel. Wenn er das getan hat, soll er den Dotter mit Mutterkümmel und etwas gestoßenem Pfeffer in die Eierschale zurückgeben, auf dem Feuer rösten und davon essen, nachdem er etwas Nahrung zu sich genommen hat."*

Das Rezept:

etwa 20 g Mutterkümmelpulver

rund 5 g Pfefferpulver

Eine Prise von dieser Pulvermixtur in einem geschlagenen Eigelb verrühren und in einer Eierschalenhälfte über dem Feuer braten. Nachdem der Kranke dann etwas Dinkelweißbrot zu sich genommen hat, sollte er das fertig gebackene, krümelige „Durchfallei" essen und diese Prozedur mehrmals am Tag wiederholen. Übrigens: Zum Braten der Eierschale über dem Feuer können Sie sich ein altes Teesieb so zurecht biegen, daß die Eihälfte darin Platz findet. Diese Konstruktion über eine Kerzenflamme halten. Achtung – ständiges, vorsichtiges Umrühren nicht vergessen.

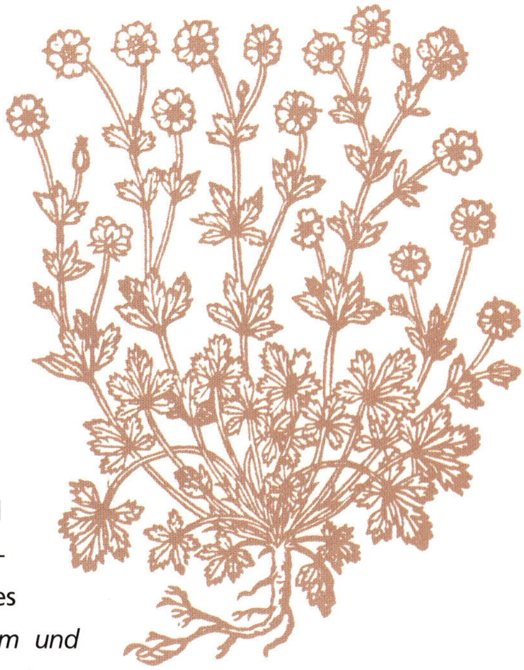

■ *Das Fünffingerkraut ist leicht an seinen fünfzähligen Blättern zu erkennen.*

Ein recht bewährtes Hildegard-Mittel gegen Durchfall ist auch das Fünffingerkraut, über das Hildegard folgendes schrieb: *„Das Fünffingerkraut ist warm und sein Saft hat mäßige Feuchtigkeit und es ist gut gegen Fieber und Leibgrimmen."*

Das Rezept:
Ein halber Teelöffel Fünffingerkraut mit 1/4 Liter Wasser verdünnen, kochen lassen und von der Mischung täglich etwa 2 Tassen trinken. Ohne Zucker!

Fieber

Heilmittel: Meisterwurzwurzeln, Himbeerblätter

Wenn jemand Fieber hat [...], der nehme Meisterwurz und zerstoße sie etwas [...].

Fieber kann natürlich die verschiedensten Ursachen haben, wobei Viruserkrankungen sicherlich zu den häufigsten gehören. Dabei handelt es sich um eine Erkrankung des Körpers, die man keinesfalls auf die leichte Schulter nehmen sollte. Ob Sie die Hildegard´schen Ratschläge annehmen, sollten Sie auch davon abhängig machen, welche Temperatur Ihr Thermometer anzeigt: Bei über 39,5 Grad empfiehlt sich in jedem Fall der Gang zu einem Arzt oder erfahrenen Heilpraktiker.
Zu Hildegards Zeiten galt das folgende Rezept: *„Wenn jemand Fieber hat, welcher Art auch immer, der nehme*

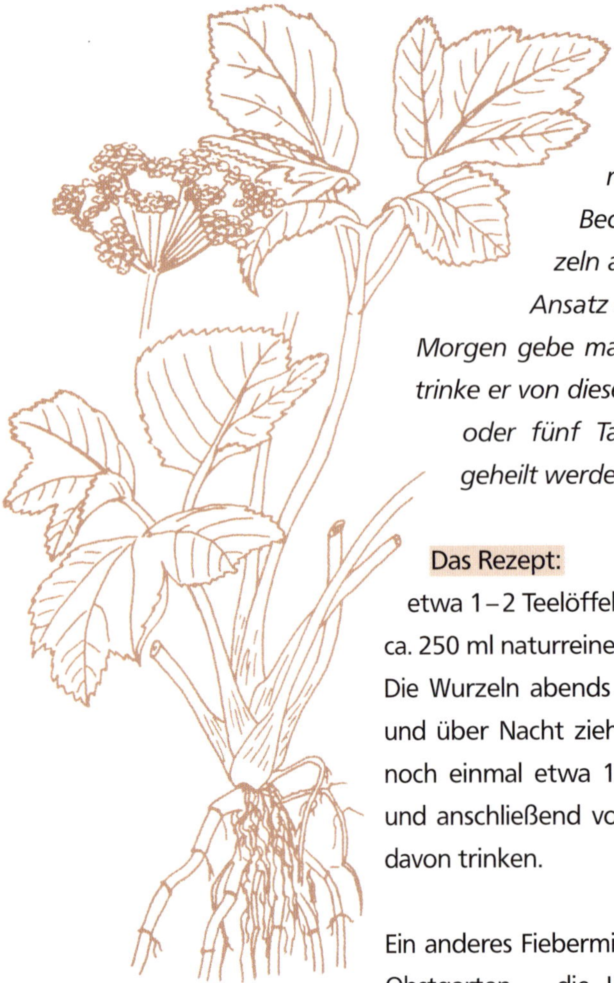

Meisterwurz und zerstoße sie etwas. So zerstoßen oder verrieben gieße er einen halben Becher Wein darüber, daß die Wurzeln alle bedeckt sind und lasse diesen Ansatz über Nacht stehen [...]. Am frühen Morgen gebe man nochmals Wein hinzu, und so trinke er von diesem nüchtern, und dies soll er drei oder fünf Tage lang machen, und er wird geheilt werden."

Das Rezept:

etwa 1–2 Teelöffel Meisterwurzwurzeln,
ca. 250 ml naturreiner Wein

Die Wurzeln abends in etwa 1/8 Liter Wein ansetzen und über Nacht ziehen lassen. Am nächsten Morgen noch einmal etwa 1/8 Liter dieses Weins dazugeben und anschließend vor jeder Mahlzeit ein Schlückchen davon trinken.

■ *Meisterwurz ist ein Doldenblütler, der wild im Gebirge wächst, aber auch im Garten angebaut werden kann.*

Ein anderes Fiebermittelchen findet sich in fast jedem Obstgarten – die Himbeerpflanze. Dazu Hildegard: *„Denn wer Fieber hat und Widerwillen gegen das Essen, der koche mäßig Himbeerblätter in Wasser, und er belasse das Kraut in diesem Wasser, und dieses Wasser trinke er morgens und abends so warm, und dieses im Wasser gekochte Kraut lege er warm für eine kurze Stunde auf seinen Magen, und dies tue er während drei Tagen, und die Fieber in ihm werden weichen."*

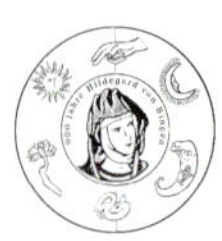

Dieses im Wasser gekochte Himbeerkraut lege er warm für eine kurze Stunde auf seinen Magen, und dies tue er während drei Tagen, und die Fieber in ihm werden weichen.

Das Rezept:

1 Eßlöffel Himbeerblätter
ca. 250 ml Wasser

Die Himbeerblätter in Wasser für einen kurzen Moment kochen. Das überstehende Himbeerwasser morgens und abends warm, aber nicht zu heiß trinken. Die warmen Kräuter anschließend etwa 45–50 Minuten als Magenauflage verwenden.

Gelbsucht

Heilmittel: Aloepulver, Rohdiamant

Wer Gelbsucht hat, der gebe abends Aloe in kaltes Wasser, und er trinke dieses morgens und noch einmal wenn er zu Bett geht.

Abgesehen von den gesundheitsgefährdenden Leberwerten hat die Gelbsucht auch noch den unangenehmen Nachteil der sich verfärbenden Haut. Im Mittelalter galt diese Krankheit nicht zuletzt deshalb als besonders „gefährlich" und erweckte bei den Mitmenschen eine überaus hohe Angst vor möglicher Ansteckung. Die Hildegard´schen Heilmethoden und Mittel haben bei diesem Krankheitsbild einen überraschend hohen Erfolgsgrad. *„Wer Gelbsucht hat, der gebe abends Aloe in kaltes Wasser, und er trinke dieses morgens und noch einmal wenn er zu Bett geht. Das mache er drei- oder viermal und er wird geheilt."*

Das Rezept:
etwa 1/2 g Aloepulver
250 ml Wasser
Das Pulver abends in Wasser ansetzen und am nächsten Morgen vorsichtig derart abgießen, daß das eigentliche Pulver im Ansatzglas zurückbleibt und nicht etwa mitgetrunken wird. Das Wasser wird am besten morgens noch vor dem Frühstück und abends vor dem Schlafengehen getrunken.

■ *Gelbsucht galt im Mittelalter schon allein wegen der Schrecken erregenden Hautfarbe der Kranken als besonders gefährlich.*

Eine andere, heutzutage ungleich teurere Methode wird von Hildegard mit folgenden Worten beschrieben: *„Wer Gelbsucht hat, der lege einen Diamanten in Wein oder Wasser und trinke das Darüberstehende, und er wird geheilt."*
Es braucht wahrscheinlich nicht extra betont zu werden, daß Sie tunlichst darauf achten sollten, den Diamanten nicht zu verschlucken. Dies hat zum einen materielle Gründe – Diamanten sind im Regelfall nicht billig – und zum anderen natürlich medizinische: Ein Diamant ist der Verdauung nicht eben förderlich.

■ *Der heilkundigen Äbtissin vom Rhein war der Zusammenhang von Gelbsucht und Lebererkrankung bereits bekannt.*

Beeindruckend ist in diesem Zusammenhang übrigens, wie genau Hildegard bereits über die Ursachen der Gelbsucht Bescheid wußte, wenngleich einige kleine Details ihrer Schilderung heute wahrscheinlich nicht mehr ganz stimmig sind:

„Die Seuche, welche Gelbsucht genannt wird, entsteht aus einem Überfluß an Galle, wenn durch kranke Säfte, Fieber und große und häufige Zornesausbrüche die Galle ausfließt. Diesen Gallenerguß nehmen die Leber und die übrigen Eingeweide auf, und derselbe Erguß durchdringt auch das ganze Fleisch des Menschen [...].“

Gicht

(siehe Stichwort Rheuma)

Gürtelrose

Heilmittel: Eisenkraut

Wenn fauliges Fleisch im Menschen ist, dann koche er Eisenkraut in Wasser, und dann lege er ein leinenes Tuch auf die fauligen Wunden.

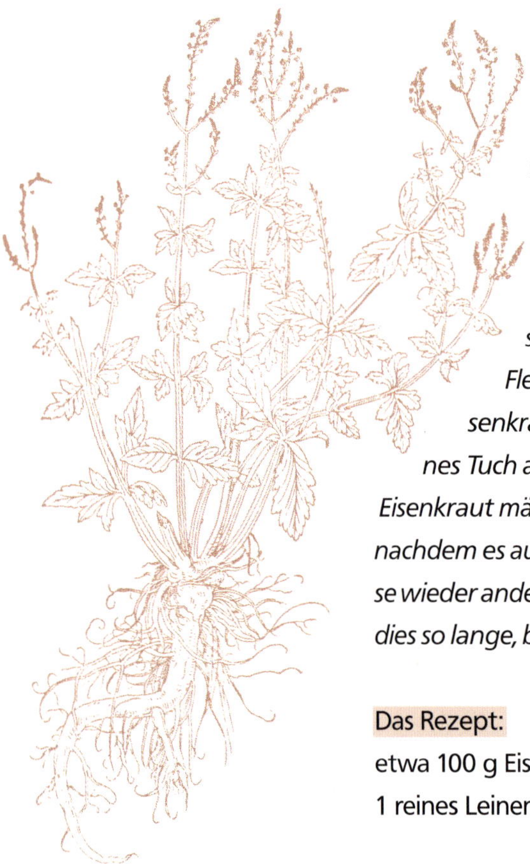

Gürtelrose ist eine äußerst schmerzhafte Angelegenheit und kann, einem weit verbreiteten Gerücht zum Trotze, nicht nur ältere Menschen befallen.

Dazu Hildegards Heilmethode: *„Das Eisenkraut ist mehr kalt als warm, und wenn entweder in Folge von Geschwüren oder von Würmern fauliges Fleisch im Menschen ist, dann koche er Eisenkraut in Wasser, und dann lege er ein leinenes Tuch auf die fauligen Wunden [...] und lege das Eisenkraut mäßig warm auf jenes leinene Tuch [...]. Und nachdem es ausgetrocknet ist, lege auf die gleiche Weise wieder anderes, gekochtes Eisenkraut darauf und tue dies so lange, bis jene Fäulnis weggenommen wird.“*

Das Rezept:

etwa 100 g Eisenkraut

1 reines Leinentuch

Ein Stück reinen Leinentuchs auf die Haut legen. Abhängig von der Größe der betroffenen Hautstelle 30–60 g Eisenkraut in Wasser geben, knapp 5 Minuten kochen, abseihen und noch warm auf die Leinenkompresse legen. Diese Auflage darf vom Eisenkraut durchaus etwas durchfeuchtet werden. Wenn der Umschlag trocken ist, wird die Prozedur wiederholt – so lange, bis die entsprechende Hautstelle abgeheilt ist.

Haarausfall

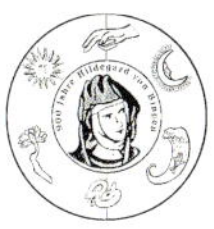

Heilmittel: Rinde und Blätter vom Pflaumenbaum

Wenn dein Kopf schuppig ist oder welkt (Haarausfall), wasche ihn oft mit dieser Lauge (aus der Asche des Pflaumenbaums), und der Kopf wird geheilt werden.

Gegen Haarausfall gibt es ja bekanntlich zahlreiche mehr oder weniger erprobte „Wundermittelchen", doch die Rezeptur von Hildegard von Bingen scheint recht erfolgsversprechend zu sein. Sie schrieb zu diesem „typisch männlichen" Problem: *„Aber mach auch Asche aus der Rinde und den Blättern dieses Baums (des Pflaumenbaums) und bereite aus dieser Asche eine Lauge. Und wenn dein Kopf schuppig ist oder welkt (Haarausfall), wasche ihn oft mit dieser Lauge, und der Kopf wird geheilt werden, und er wird schön sein, und er wird viele schöne, neue Haare hervorbringen."*

Das Rezept:

Machen Sie ein kleines Lagerfeuer und verbrennen Sie die Rinde und die Blätter des Pflaumenbaums. Anschließend die Asche fein zerreiben und in ein Gefäß gegeben. Für die Zubereitung der Lauge lösen Sie einen Eßlöffel der Asche in 1 Liter Wasser auf und rühren mehrmals kräftig um. Auch Durchschütteln ist nicht verkehrt. Mit der Lauge, aus der Sie größere Ascheteile mittels Abseihen entfernt haben, machen Sie sich sodann eine Packung, wobei die Lauge als Spülung benutzt wird und nicht mehr ausgewaschen wird, sondern an der Luft eintrocknen sollte.

■ *Wohl kaum gegen ein anderes Leiden gibt es mehr „Wundermittelchen" als gegen Haarausfall.*

Harnverhalten

Heilmittel: Rainfarntinktur (Tanacetum vulgare)

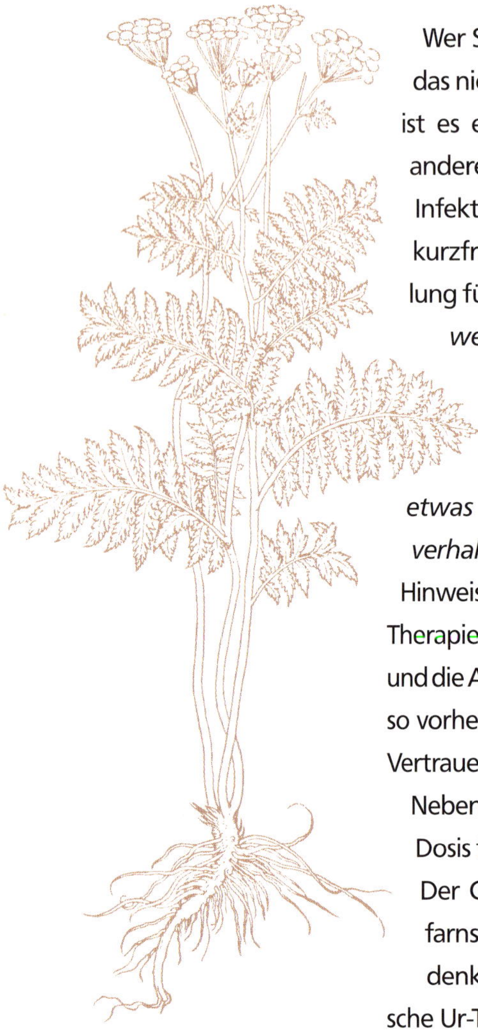

Wer Schwierigkeiten beim „Wasserlassen" hat, sollte das nicht auf die leichte Schulter nehmen. Zum einen ist es eine recht schmerzhafte Angelegenheit, zum anderen kann es auf eine Geschlechtskrankheit oder Infektionen in den Harngängen hindeuten. Für eine kurzfristige Linderung, die möglicherweise zur Heilung führt, hat Hildegard Folgendes empfohlen: *„Und wer immer auch den Harn nicht lassen kann, so daß er glaubt, von einem Stein bedrängt zu werden, der zerstoße Rainfarn und seihe seinen Saft durch ein Tuch, und er gebe etwas Wein bei, und so trinke er es oft, und das Harnverhalten wird gelöst [...]."*

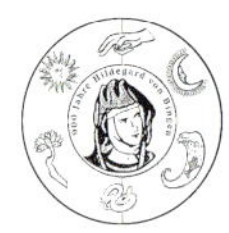

Und wer immer auch den Harn nicht lassen kann, der zerstoße Rainfarn, seihe seinen Saft durch ein Tuch und gebe etwas Wein bei.

Hinweis: Das Bundesgesundheitsamt hat der „Rainfarn-Therapie" gegenüber grundsätzliche Bedenken geäußert und die Anwendung nicht empfohlen. Konsultieren Sie also vorher unbedingt einen Arzt oder Heilpraktiker Ihres Vertrauens, der Ihnen helfen wird, Risiken und eventuelle Nebenwirkungen abzuschätzen und eine individuelle Dosis festlegen kann.

Der Grund für diese Vorsicht: Die Blüten des Rainfarns sind giftig – nicht jedoch die Blätter. Unbedenklich können Sie im übrigen die homöopathische Ur-Tinktur aus der Apotheke verwenden.

■ *Achtung! Da die Blätter des Rainfarns giftig sind, kann eine Anwendung riskant sein.*

Das Rezept:

50 ml Rainfarntinktur
ca 500 ml Wein

Die Rainfarntinktur wird mit dem Wein vermischt und kühl gelagert. Von diesem Gemisch sind zunächst dreimal täglich etwa 3 Likörgläser voll zu trinken – nach eingetretener Besserung können Sie die Dosis auf ein Likörglas dreimal am Tag reduzieren. Die Behandlung sollte zumindest eine Woche durchgehalten werden.

Hautkrankheiten

(siehe Stichwort „Umweltkrankheiten")

Heiserkeit

Heilmittel: Königskerzenblüten (Wollblumen) und Fenchelkraut

Wer in der Stimme und im Hals heiser ist, und wer in der Brust leidet, nehme Königskraut und Fenchel im gleichen Gewicht und koche es in gutem Wein.

Eine heisere Stimme gilt zwar zuweilen sogar als angenehm oder prickelnd, ist aber für ihren Besitzer oftmals die eher unangenehme Begleiterscheinung einer Erkältungskrankheit oder schlechter Luft. Hildegard schrieb dazu die folgende Empfehlung nieder: *„Wer in der Stimme und im Hals heiser ist, und wer in der Brust leidet, nehme Königskraut und Fenchel im gleichen Gewicht und koche es in gutem Wein. Anschließend seihe er dieses durch ein Tuch und trinke es oft und er wird seine Stimme wiedererhalten, und die Brust heilt."*

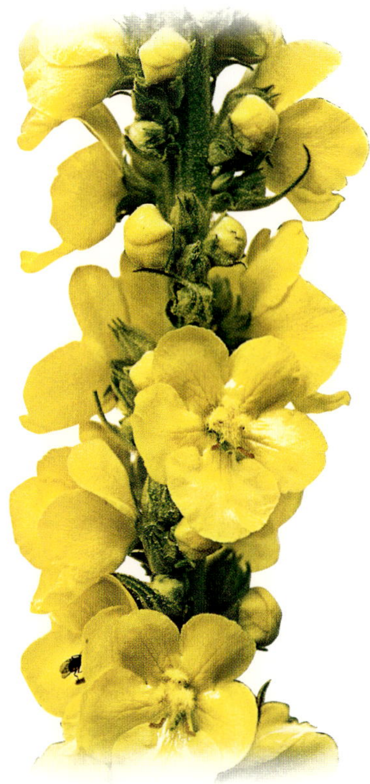

■ *Die Königskerze, auch Himmelbrand oder Fackelblume genannt, ist die Zierde jedes Kräutergartens.*

Das Rezept:
etwa 25 g Königskerzenblüten
ungefähr 25 g Fenchelkraut
Drei Teelöffel dieser Kräutermischung sind ca. 5 Minuten lang in etwa 250 ml Wein zu kochen. Die Abkochung am besten morgens herstellen, in eine Thermoskanne gießen und über den Tag verteilt trinken.

Herzbeschwerden

Heilmittel: Galganttabletten, Petersilie, Weinessig, Honig, Enzianwurzelpulver

Bevor wir in die Hildegard´schen Lehren einsteigen, noch einmal der ausdrückliche Hinweis. Bei plötzlich auftretenden, starken Herzbeschwerden sollten Sie unbedingt sofort das nächste Krankenhaus oder den nächsten Arzt alarmieren bzw. aufsuchen. Bei den Herzbeschwerden unterschied die Äbtissin aus Bingen zwi-

■ *Bei den Herzbeschwerden unterschied die Heilige Hildegard zwischen sogenannten Herzschmerzen, dem Altersherz und Kreislaufbeschwerden.*

schen den sogenannten Herzschmerzen, dem Altersherz und Kreislaufbeschwerden. Zum Thema Herzschmerzen brachte sie die folgenden Zeilen zu Papier: *„Und wer Herzschmerzen hat, und wer im Herz schwach ist, der esse bald genügend Galgant, und es wird ihm besser gehen."*

Das Rezept:

Bei Bedarf 1–2 Galganttabletten langsam auf der Zunge zergehen lassen. Auf keinen Fall herunterschlucken.

Wenn die Herzschmerzen chronisch werden und sich zu einer Herzkrankheit auszuweiten drohen, empfiehlt ein Blick in Hildegards Heil- und Naturkunde die folgende Vorgehensweise: *„Aber wer im Herzen oder in der Milz oder in der Seite Schmerzen hat, der koche Petersilie in Wein, und fügte etwas Essig und genügend Honig bei, und dann seihe er es durch ein Tuch und so trinke er oft, und es heilt ihn."*

Und wer Herzschmerzen hat, und wer im Herz schwach ist, der esse bald genügend Galgant, und es wird ihm besser gehen.

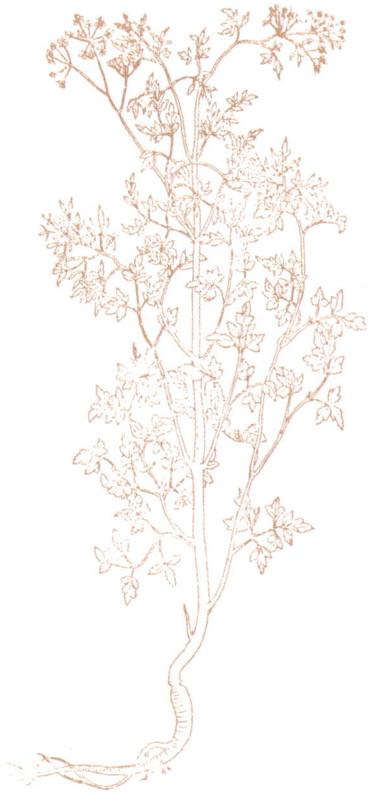

■ *Hildegards „Herzwein" ist eine würzige Mischung aus Petersilie und Honig.*

Das Rezept:

7–10 Petersilie-Stengel mitsamt Kraut
1–2 Eßlöffel Weinessig
50–150 g Honig
ca. 1 l Wein

Die Petersilie muß im Wein-Weinessig-Gemisch ungefähr 5 Minuten kochen, ehe man den Honig in die Flüssigkeit gibt und das Ganze auf kleiner Flamme noch einmal rund 10 Minuten köcheln läßt. Der „Herzwein" wird anschließend durch ein sauberes Tuch abgeseiht, in vorher ausgekochte (sterile) Flaschen gefüllt und sofort verschlossen.

Von dieser Flüssigkeit sollte der Patient zwei- bis dreimal täglich ein Likörgläschen zu sich nehmen. Bei Einschlaf-Schwierigkeiten kann die Menge durchaus auch auf eine 1/2 Tasse erhöht werden.

Im Falle extremer Herzschmerzen empfiehlt es sich in jedem Fall, medizinische Betreuung in Anspruch zu nehmen. Wer aus trifftigen Gründen trotzdem bei Hildegard Zuflucht suchen möchte, dem sei ihr Rezept nicht vorenthalten. *„Wer an einem derart intensiven Herschmerz leidet, daß er fürmeinte, das Leben hinge nur noch am seidenen Faden, der pulverisiere Enzian und esse dieses Pulver in einer Suppe, und sein Herz kommt wieder zu Kräften."*

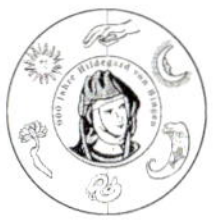

Wer an [...] intensiven Herschmerz leidet, der pulverisiere Enzian und esse dieses Pulver in einer Suppe, und sein Herz kommt wieder zu Kräften.

Das Rezept:

Einen gestrichenen Teelöffel Enzianpulver über eine Dinkelgriessuppe streuen und vor dem Essen das Pulver an der Oberfläche wieder abschöpfen. Das Pulver kann ein- bis zweimal täglich verwendet werden.

Achtung: Wenn Sie das Enzianpulver selbst herstellen, ist es angebracht, lediglich das Enziankraut zu trocknen und den Wurzelstock selbst in der Erde zu belassen. Er kann dann erneut auftreiben, und Sie verfügen langfristig über eine Heilmittelquelle im eigenen Garten.

Husten

Heilmittel: Pflaumenkerne, Wermutpreßsaft, Bertramwurzel, Brombeerblätter

Ob Reiz- oder Raucherhusten – die Mittel, die Hildegard einst entdeckt hatte, bürgen noch immer für einen vielversprechenden Heilungs- und Linderungserfolg:

„Wer aber einen trockenen Husten hat, der nehme die inneren Kerne der Pflaume und werfe die Schale hinfort. Er lege diese Kerne sodann in Wein, bis sie vom Wein durchtränkt sind und dadurch anschwellen. So gequollen esse er sie mehrmals."

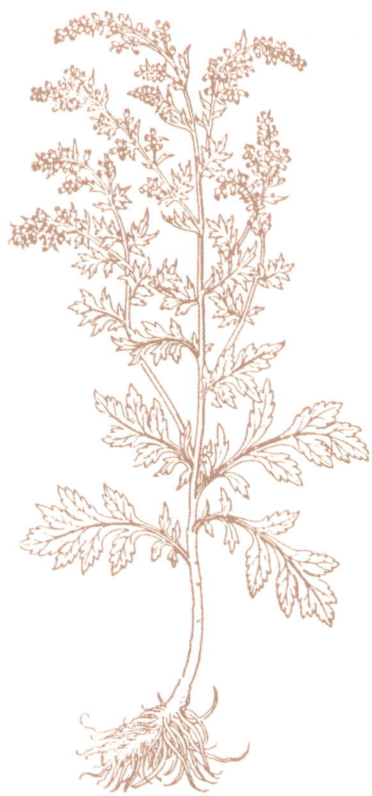

■ *Wermut ist vor allem wegen seiner magenstärkenden Wirkung beliebt.*

Das Rezept:

Von etwa 40 Pflaumenkernen nehme man das Innerste, wobei ein Nußknacker sicher nicht das verkehrteste Werkzeug wäre. Diese „inneren Kerne" zugedeckt in einer Schale mit Wein aufquellen lassen, bis sie nach 1–2

Tagen deutlich dicker geworden sind. Von diesen Kernen kann man dann täglich zwischen 3 und 6 kauen, wobei man sich für die Behandlung von Kindern am unteren Rand der Dosierung orientieren sollte.

Wer aber einen trockenen Husten hat, der nehme die inneren Kerne der Pflaume, lege diese sodann in Wein, bis sie vom Wein durchtränkt sind und dadurch anschwellen. So gequollen esse er sie mehrmals.

Ein weiteres Rezept sieht das Kleinhacken von 6 gequollenen Kernen vor, aus denen man eine Suppe bereitet. Dafür nehme man Dinkelmehl und Wasser, die kleingehackten „inneren Kerne" sowie 3 Eßlöffel von dem Wein, in dem die Kerne aufgequollen sind. Kurz köcheln lassen und von dieser Suppe einige Tage lang (einmal täglich) einige Löffel essen.

Die Pflaumenkernkur läßt sich laut Hildegard mit Wermut ausgezeichnet unterstützen: *„Gebe Wermutsaft in Olivenöl, so daß die Ölmenge die Menge des Saftes um zwei Teile übertrifft. Dieses Gemisch stelle in einem Glas an die Sonne, so daß es warm wird und so bewahre es über das Jahr auf. Wenn dann ein Mensch in und um die Brust leidet, so daß er davon zu husten beginnt, salbe ihn damit auf der Brust [...]."*

Das Rezept:

20 ml frischer Wermutpreßsaft

ca. 60 ml Olivenöl

■ *Bei Reiz- oder Raucherhusten und Verschleimung setzt Hildegard Wermut und Brombeer ein.*

Dieses Öl-Saftgemisch bleibt über den Sommer in einem gedeckelten Platz in der Sonne stehen. Anschließend ist das Wermutöl fertig zum Gebrauch, wobei sie auf keinen Fall zur Mikrowelle greifen sollten, um den Prozeß zu beschleunigen. Zwei- bis dreimal täglich kann es schließlich auf Brust oder Rücken, sowie auf die schmerzenden Halspartien aufgetragen werden.

Achtung: Dieses Gemisch sollte auf keinen Fall getrunken werden.

Sehr gute Erfahrungen bei Husten mit Verschleimung wurden mit dem Hildegard'schen Brombeerelixier gemacht. *„Aber auch wenn jemand an der Lunge leidet und aus der Brust heraus hustet, nehme Betram und weniger Brombeerblätter als Bertram und von Ysop noch weniger [...] und noch weniger von Dost* *und er gebe Honig hinzu und koche es kräftig in gutem Wein. Anschließend seihe er es durch Tuch. Und so soll er, wenn er etwas gegessen hat, etwas trinken und wenn er viel gegessen hat, soll er genug davon trinken und das soll er so oft machen, und die Lunge wird ihre Gesundheit zurückerhalten, und der Schleim wird von der Brust entfernt."*

Das Rezept:

ca. 30 g Bertramwurzel
ca. 25 g Brombeerblätter
ca. 20 g Ysopkraut
ca. 15 g Origanum (Dost)
150 g Honig und ca. 3000 ml Wein

Diese Kräutermischung mitsamt dem Honig etwa 10 Minuten im Wein kochen lassen, abseihen und heiß in Flaschen füllen. Von diesem Elixier nimmt man nach jeder Mahlzeit zwischen 1 Eßlöffel und 1–2 Likörgläser zu sich – je nach dem Umfang der Mahlzeit.

Achtung: Aufgrund des zwar eher geringen Alkoholgehalts muß die Dosierung bei Kindern etwas verringert werden und sollte 2 Eßlöffel nicht übersteigen.

■ *Die Kräuterweine sollten für Kinder mit weniger Alkohol angesetzt werden.*

Insektenstiche

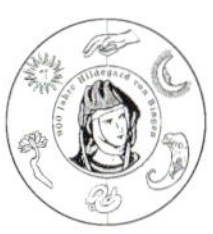

Heilmittel: Wegerichsaft

Dann soll die Haftstelle alsbald mit dem Wegerichsaft eingerieben werden, und er wird Erleichterung finden.

Insektenstiche gehören zu den unangenehmsten Begleiterscheinungen der warmen Jahreszeit. Anstatt mit Spray und anderen „chemischen Keulen" vorzugehen empfiehlt Hildegard von Bingen folgendes: *„Und wenn eine Spinne oder irgendein anderes Gewürm den Menschen ankommt oder sich (mittels Stachel) an ihn heftet, dann soll die Haftstelle alsbald mit dem Wegerichsaft eingerieben werden, und er wird Erleichterung finden."*

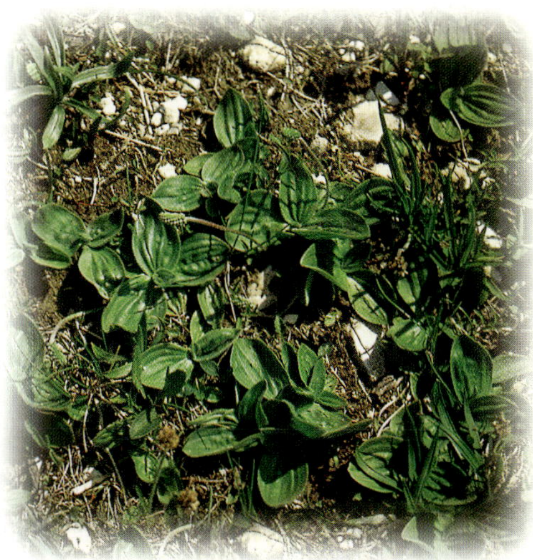

Das Rezept:

Frischer selbstgepreßter Wegerichsaft oder auch eine Spitzwegerich-Urtinktur sollten so rasch wie möglich auf die Stichstelle gerieben werden. Damit nehmen die Schmerzen ab, der Juckreiz läßt spürbar nach und es kommt zu einem erstaunlich schnellen Rückgang der Schwellung.

■ *Insektenstiche gehören seit jeher zu den unangenehmsten Begleiterscheinungen der warmen Jahreszeit.*

Übrigens: Wenn Sie keine Möglichkeit haben, sich schnell einen Wegerichsaft oder gar eine Tinktur zuzubereiten, hilft auch die folgende Vorgehensweise: Sie zerreiben einfach einige Blätter des Spitz- oder Breitwegerichs zwischen den Finger und legen diese zerriebenen Blätter auf und um den Stich. Die erste Auflage erneuert man nach etwa 5 Minuten und wiederholt die Prozedur, wenn es überhaupt noch nötig sein sollte.

Kalte Füße

Zugegeben – bei den „kalten Füßen" handelt es sich nicht immer um eine Krankheit. Manchmal jedoch, vor allem bei Rauchern, weisen sie auf Durchblutungsstörungen hin. Hildegard hatte dazu die folgenden Gedanken beizusteuern: *„Aber mach auch Schuhe und Halbstiefel aus dem Fell des Dachses und zieh sie an, und du wirst gesund sein an den Füßen und Beinen, denn es steckt eine große Kraft in dem Fell des Dachses."*

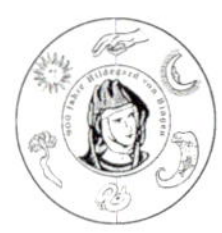

Aber mach auch Schuhe und Halbstiefel aus dem Fell des Dachses und zieh sie an, und du wirst gesund sein an den Füßen und Beinen.

Tatsächlich gilt der Dachsschuh bei beinahe allen Fuß- oder Beinkrankheiten als bewährtes Hausmittel, wobei er angeblich nicht nur die Füße wärmt, sondern auch effektiv die Durchblutung fördert.

Knochenbrüche

Heilmittel: Wegerichwurzeln, Malvenblätter

Auch bei Knochenbrüchen jeglicher Art, ist es heutzutage natürlich stets ratsam, einen Facharzt oder ein Krankenhaus zu konsultieren. Zu Hildegards Zeit war dies jedoch nicht möglich und so mancher simple Rippenbruch endete für den Betroffenen tödlich: *„Wenn aber einem Menschen an irgendeiner Stelle durch einen Unfall ein Knochen zerbrochen wird, dann schneide er Wegerichwurzeln in Honig, er esse es täglich nüchtern."*

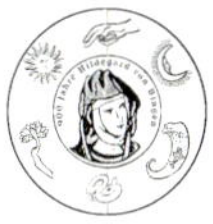

Wenn einem Menschen durch einen Unfall ein Knochen zerbrochen wird, dann schneide er Wegerichwurzeln in Honig, er esse es täglich nüchtern.

Das Rezept:

Die Wegerichwurzeln werden gründlich gewaschen, abgetrocknet und fein geschnitten. Anschließend rührt man sie in eine Schale Honig ein und ißt davon täglich vor jeder Mahlzeit sehr langsam einen Eßlöffel.

Diese Prozedur ersetzt natürlich keine Schiene und kann den Knochen nicht wieder „flicken", doch wird dadurch die Knochenmarksbildung entscheidend gefördert und der Heilungsprozeß maßgeblich beschleunigt.

Sollte der Bruch aus irgendeinem Grund nicht eingegipst werden, so könnte der folgende Hildegard-Rat zur Anwendung kommen: *„Und er koche auch mäßig die grünen Blätter der Malve und fünfmal soviel Blätter oder Wurzeln vom Wegerich mit Wasser in einem neuen Topf, und er lege sie oft warm auf die schmerzende Stelle, und der gebrochene Knochen wird geheilt werden."*

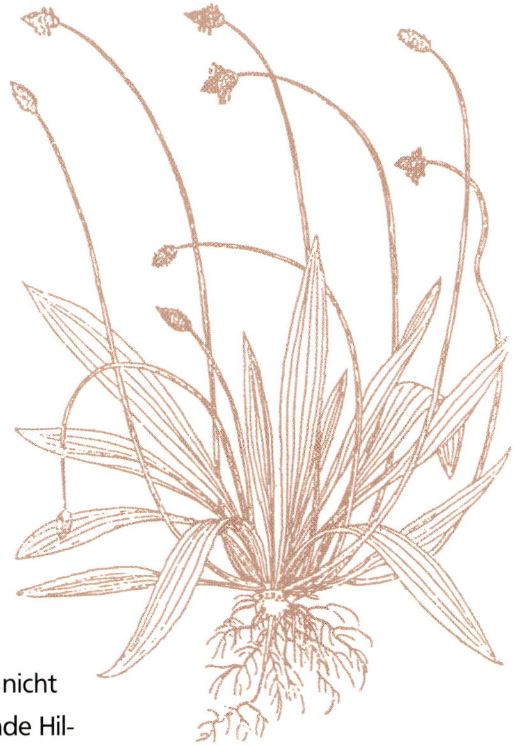

■ Die Wegerichpflanze empfiehlt Hildegard bei Knochenbrüchen, Gicht, Insektenstichen und geschwollenen Drüsen.

Das Rezept:

10 g Malvenblätter

ca. 50 g Wegerichblätter- oder wurzeln

Malven- und Wegerichblätter werden gemischt und kurze Zeit (2 Minuten) gekocht. Anschließend läßt man die Mischung abtropfen und legt sie warm auf die schmerzende Bruchstelle. Die Kräuterpackung kann auch vorsichtig mit einem Tuch oder einer Binde fixiert und zwei- bis dreimal täglich erneuert werden.

Konzentrationsschwäche

Heilmittel: Die Kerne der Edelkastanie (Maroni)

Konzentrationsschwäche ist oftmals eine Folgeerscheinung unseres von Medien- und Umweltreizen überfluteten Großstadtlebens. Vor allem lebhaften Kindern fällt es oft äußerst schwer, sich auch nur eine kleine Weile auf ein bestimmtes Thema zu konzentrieren. Für diese „Sorgenkinder“, aber auch für betroffene Erwachsene, hat Hildegard den folgenden Rat: *„Aber auch der Mensch, dem das Gehirn infolge Trockenheit leer ist, und der daher schwach im Kopf ist, der koche die Fruchtkerne des Maroni-Baumes im Wasser, und er füge nichts anderes hinzu, und wenn das Wasser ausgegossen ist, soll er sie oft nüchtern und nach dem Essen nehmen, und sein Gehirn wächst und wird gefüllt, und seine Nerven werden stark, und so wird der Schmerz in seinem Kopf weichen.“*

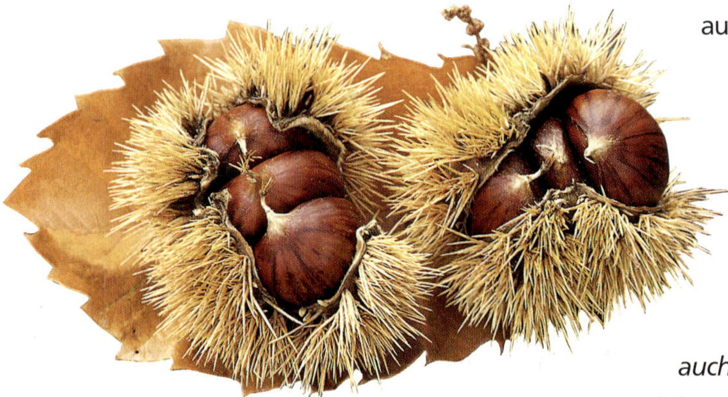

■ *Konzentrationsmangel bei jung und alt ist oft die Folge von Reizüberflutung.*

Das Rezept:
Die Maroni werden kreuzweise eingeschnitten und im Wasser weich gekocht. Auch getrocknete Kerne können verwendet werden. Vor und nach jedem Essen können Sie dann jeweils etwa 5 davon essen.
Übrigens: Der entscheidende Effekt der Maroni ist nicht so sehr die angebliche Wirkung auf das Gehirn, sondern eine Stärkung der Nerven und die damit verbundene Steigerung der Konzentrationsfähigkeit.

Aber der Mensch, dem das Gehirn infolge Trockenheit leer ist, und der daher schwach im Kopf ist, der koche die Fruchtkerne des Maroni-Baumes im Wasser.

Kopfschmerzen

(siehe Stichwort „Umweltkrankheiten“)

Krämpfe

Heilmittel: Olivenöl

Schädigt der Krampf einen Menschen irgendwo an seinem Körper, so nehme er Baumöl und reibe sich an der schmerzenden Stelle tüchtig damit ein.

Krämpfe, vor allem in der Wadenmuskulatur, sind für Sportler bei besonderer Belastung nichts Ungewöhnliches. Hildegards Empfehlung: *„Schädigt der Krampf einen Menschen irgendwo an seinem Körper, so nehme er Baumöl und reibe sich an der schmerzenden Stelle tüchtig damit ein. Anstelle des Baumöls kann er auch eine andere gute Salbe verwenden. Hat er keines von beiden zur Verfügung, so soll er die schmerzende Stelle mit kräftigen Strichen massieren."*

Hier noch ein Hinweis: Nach den Erkenntnissen der modernen Medizin können Krämpfe häufig durch einen Mangel an bestimmten Mineralstoffen ausgelöst und gefördert werden. Ein Arzt oder Heilpraktiker könnte daher zu Recht empfehlen, mineralstoffhaltige Nahrungsmittel zu essen bzw. bestimmte Präparate einzunehmen.

■ *Wadenkrämpfe sind oft Hinweis auf einen Mangel an Mineralstoffen.*

Kreuzschmerzen

(siehe Stichwort „Umweltkrankheiten")

Kreislaufschwäche

(siehe Stichwort „Frauenleiden")

Lebererkrankungen

Heilmittel: Edel-Kastanienmehl, Mandelkerne, Ysop

Die bekannteste Lebererkrankung ist heute wahrscheinlich die Trinkerleber. Zu Hildegards Zeiten waren Lebererkrankungen zumeist durch unausgewogene Ernährung bedingt, und Hildegard hat eine ganze Reihe von entsprechenden Rezepten aufgelistet.

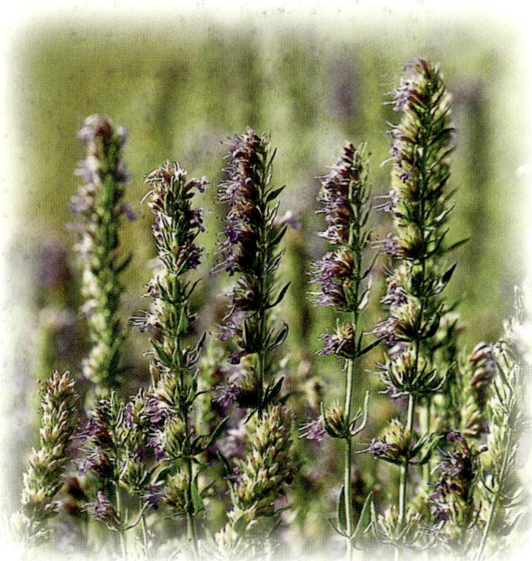

„Aber auch wer an der Leber Schmerzen hat, zerquetsche diese Kerne (der Edelkastanien) und lege sie so in Honig und esse sie oft mit diesem Honig, und seine Leber wird gesund werden."

■ *Lebererkrankungen waren zu Hildegards Zeiten zumeist durch unausgewogene Ernährung bedingt.*

Das Rezept:

ca. 500 g Honig

ca. 100 g gemahlene Edelkastanien

Das feingemahlene Edelkastanienmehl in leicht erwärmten Honig einrühren und von dieser Mischung dreimal täglich 1 – 2 Eßlöffel einnehmen.

Hilfreich für eine angegriffene Leber ist laut Hildegard auch der tägliche Verzehr von mindestens 20 süßen Mandelkernen, sowie das Ysop-Kraut: *„Aber wenn die Leber infolge Traurigkeit des Menschen krank ist, soll er, bevor die Krankheit noch in ihm überhand nimmt, junge Hühner mit Ysop kochen, und er esse oft, sowohl den Ysop als auch diese jungen Hühner. Aber auch den rohen, in Wein eingelegten Ysop esse er oft, und diesen Wein trinke er [...]."*

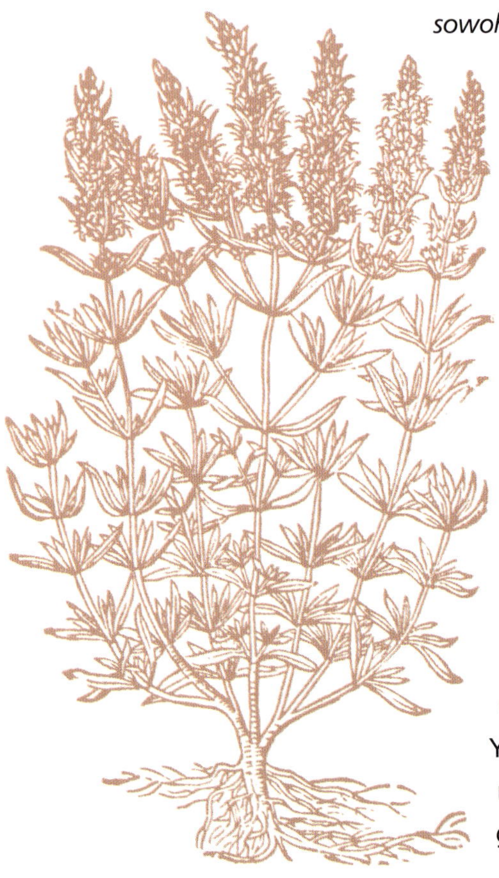

Das Rezept:

Eine Hühnersuppe mit einem Eßlöffel Ysopkraut würzen und leicht mit Salz abschmecken. Sowohl das Huhn selbst, als auch das Ysopkraut sollten verzehrt werden.

Für die Herstellung des Ysopweines benötigen wir etwa 200 g frische Ysopzweige und ca. 1 Liter Wein. Die frischen Zweige werden in den Wein eingelegt und ziehen darin etwa 1 Tag. Aus diesem Glas können Sie täglich 1 – 2 Blätter der Ysop-Zweige entnehmen und zu sich nehmen sowie zweimal täglich etwa 1 Schnapsgläschen des Weines trinken.

Aber auch den rohen, in Wein eingelegten Ysop esse er oft, und diesen Wein trinke er.

Magenschmerzen (Gastritis)

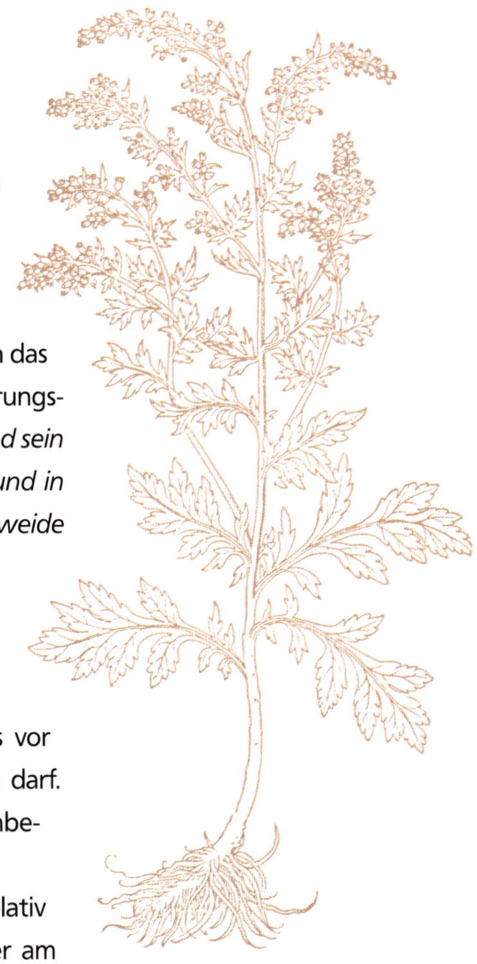

Heilmittel: Beifußkraut, Rainfarn

Ob durch Nervosität verursacht, durch falsche Ernährung hervorgerufen oder durch eine körperliche Fehlfunktion ausgelöst – Magenschmerzen sind ein Übel, das viele Zeitgenossen plagt. Auch Hildegard von Bingen kann das Problem zur Genüge und hatte einige Linderungsvorschläge parat: *„Der Beifuß ist sehr warm und sein Saft ist sehr nützlich, und wenn er gekocht und in Mus gegessen wird, heilt er die kranken Eingeweide und wärmt den kranken Magen [...].“*

Der Beifuß ist sehr warm und sein Saft ist sehr nützlich, und wenn er in Mus gegessen wird, heilt er die kranken Eingeweide und wärmt den kranken Magen.

Das Rezept:

Frisches oder getrocknetes Beifußkraut einfach in allen Gerichten mitkochen, wobei es vor allem beim Würzen getrockneter Beifuß sein darf. Für einen echten „Beifußspinat“ sollten Sie unbedingt frische Kräuter verwenden.

Übrigens: Beifuß vermehrt sich im Garten bei relativ geringer Pflege sehr rasant, und ist eines der am schnellsten wirkenden Mittel gegen Magenschmerzen überhaupt.

Ein anderes Hildegard´sches Rezept beschäftigt sich wieder einmal mit dem heutzutage umstrittenen Rainfarn: *„Aber auch wer im Magen von verschiedenen üblen Speisen Schwere und Drücke hat, der nehme Suppe, die ohne Gemüse und ohne andere Kräuter gekocht ist, und da hinein lege er Rainfarn, und er koche es von neuem, und gekocht esse er es oft, und es erweicht seinen Magen, und macht ihn leicht und bereitet eine angenehme Verdauung.“*

■ *Gastritis gehört zu den schmerzhaftesten „Allerweltskrankheiten“. Hildegard empfiehlt Beifuß.*

Das Rezept:

Aus einem Suppenhuhn oder aus frischem Rindfleisch wird eine klare Suppe gekocht. Nur sehr wenig salzen.

In diese Brühe geben wir etwa einen Teelöffel kleingeschnittener Rainfarnblätter hinzu oder auch eine Messerspitze Rainfarnpulver ohne Blüten (!). Diese Suppe wird nochmals aufgekocht und anschließend möglichst warm verzehrt.

Magengeschwür
(siehe Stichwort „Umweltkrankheiten")

Mandelentzündung

Heilmittel: Andornkraut

Bitter macht ja angeblich lustig, doch im Falle einer schmerzhaften Mandelentzündung steht bei Hildegard weniger dieser Nebeneffekt im Vordergrund, als vielmehr die lindernde Wirkung des Andornkrautes: *„Und wer in seinem Rachen geschwächt wird, der koche Andorn in Wasser und gieße das gekochte Wasser durch ein Tuch. Diesem füge er zweimal soviel Wein zu und erhitze es nochmals in einem Topf unter Zugabe von reichlich Schmalz und trinke das oft, und es wird in der Kehle geheilt werden."*

Der Andorn ist warm und hat genug Saft, und er hilft gegen verschiedene Krankheiten.

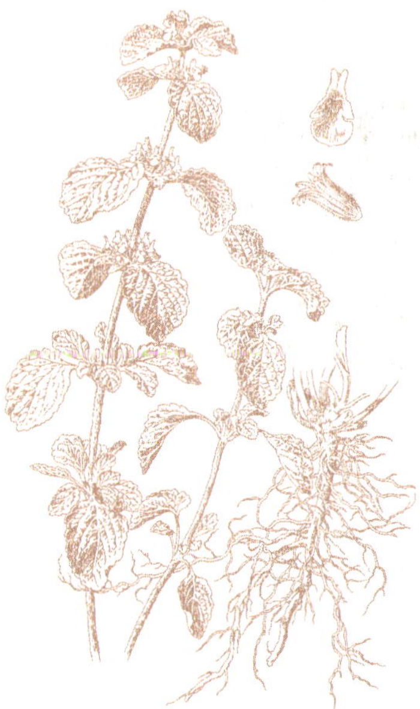

■ *Bei Mandelentzündung empfiehlt Hildegard die lindernde Wirkung des Andornkrautes.*

Das Rezept:
1 EL Andornkraut
1/4 l Wasser
1/4 l Wein
1–2 EL Butterschmalz oder Sahne
Das Kraut wird im Wasser etwa 5 Minuten lang gekocht und anschließend abgeseiht. Etwa 1/8 l dieses Andorntees wird jetzt abgemessen und diesem „Achtele" wird nun Schmalz und Wein zugegeben. Diese Mixtur muß nun noch einmal aufkochen. Vom Resultat läßt sich pro Tag zweimal etwa ein „bitterer" Viertelliter trinken.

Migräne
(siehe Stichwort „Frauenleiden")

Mundgeruch

Heilmittel: Fenchel

Mundgeruch ist ein weit verbreitetes Übel und erschwert das Zusammenleben mit manchem damit behafteten Mitmenschen, den man nicht „riechen" kann. Doch während man heute wohl eher zu Kaugummi oder Bonbons greift, hat die Hildegard-Heilkunde ein natürlicheres Mittel zur Hand. Die Alternative ist der von Hildegard hoch geschätzte Fenchel: *„Und wie immer er auch gegessen wird, macht er den Menschen fröhlich und verschafft ihm angenehme Wärme, guten Schweiß und gute Verdauung. Denn wer Fenchel und seinen Samen täglich nüchtern ißt, vermindert den üblen Schleim oder die Fäulnis in ihm, und er unterdrückt den üblen Geruch seines Atems [...]."*

■ *Mundgeruch macht einsam – diese Weisheit vermittelt nicht nur die Werbung. Die Alternative ist Fenchel.*

Und wie immer er auch gegessen wird, macht der Fenchel den Menschen fröhlich und verschafft ihm angenehme Wärme, guten Schweiß und gute Verdauung.

Das Rezept:
Jeden Tag kann man morgens auf nüchternen Magen 1–2 EL Fenchelfrüchte kauen oder etwa 4 Fencheltabletten lutschen. Möglich sind im Tagesverlauf auch der Fencheltee sowie die Gemüsefenchel in jeder nur denkbaren Zubereitungsart. Ähnlich dem Dinkel und der Edelkastanie bewertet Hildegard den Fenchel im übrigen als „uneingeschränkt gut" für den Menschen (siehe auch Kapitel 2).

Nasenbluten

Heilmittel: Carneolstein

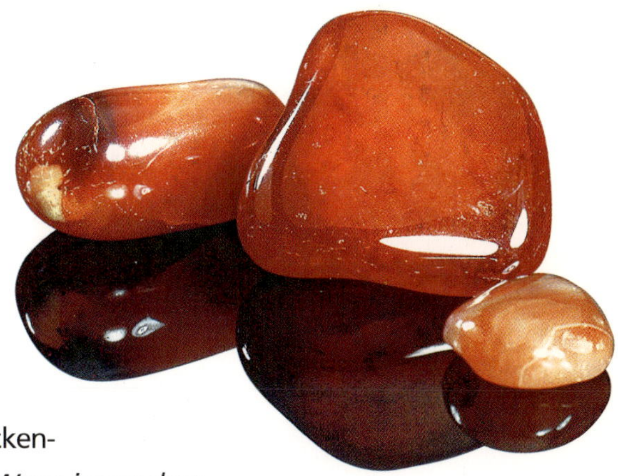

Eine sehr lästige körperliche Attacke ist das Nasenbluten. Hervorgerufen wird es entweder durch einen Schlag, durch übermäßige Anstrengung oder eine nervöse Verkrampftheit der Nackenmuskulatur. Hildegard schrieb dazu: *„Wenn jemandem*

Blut aus der Nase fließt, dann erwärme Wein und lege in diesen gewärmten Wein den Carneolstein. Und so gib es jenem zu trinken und das Blut wird aufhören zu fließen." (Siehe Kapitel 3 „Edelsteine")

Das Rezept:

Den Wein erwärmen. Den Carneolstein einlegen und die Flüssigkeit warm trinken, wobei der Stein im Glas verbleibt.

Übrigens: Dies ist eine recht sichere und vor allem sehr schonende Methode, lästiges Nasenbluten zu stoppen. Außerdem hat die Anwendung einen gewissen Langzeiteffekt.

Wenn jemandem Blut aus der Nase fließt, dann erwärme Wein und lege in diesen gewärmten Wein den Carneolstein.

Nervenschwäche

(siehe Stichwort „Umweltkrankheiten")

Ohrenschmerzen

Heilmittel: Rebstockwasser

■ *Den Rebstock bei zunehmenden Mond schneiden, weil die Pflanzen während dieser Phase mehr Feuchtigkeit bergen.*

Ob Mittelohrentzündung, Ohrenschmerzen kleiner Kinder, die gerade Zähne bekommen, oder Schmerzen, die durch Lärm verursacht werden – Hildegard von Bingen kannte ein Patentrezept für derart geplagte Mitmenschen: *„Wenn der Rebstock beschnitten wird, soll man die Tropfen, die von morgens bis mittags aus dem Rebstock ausfließen, in einem Gefäß sammeln. Diesem Rebstockwasser soll man Olivenöl zugeben. Wenn einer Ohren- oder Kopfschmerzen hat, soll er sich damit einreiben und es wird ihm besser gehen."*

Das Rezept:

Den Rebstock sollte man bei zunehmenden Mond schneiden, weil die Pflanzen während dieser Phase im allgemeinen mehr Feuchtigkeit bergen. Es genügt zunächst, einen einzigen Zweig des Rebstockes anzuschneiden und von morgens bis mittags das daraus austretende Pflanzenwasser zu sammeln. Die beste Methode besteht darin, ein Glas oder ein Fläschchen an den angeschnittenen Zweig zu hängen und den sogenannten „Anschnitt" direkt in das Gefäß ragen zu lassen. Das Rebwasser anschließend zu gleichen Teilen mit Olivenöl mischen und diese Mixtur um die Ohren herum einreiben. Vorsicht: Nicht in die Ohren träufeln!

Schlafstörungen

Heilmittel: Betonika-Kraut, naturgegerbtes Schaffell

Und wenn Blitz und Donner im Schlaf erscheinen, ist es gut, wenn der Mensch den Jaspis bei sich hat, weil Fantasien und Trugbilder ihn dann meiden.

Schlafstörungen können vielerlei Ursachen haben, wobei die Palette von körperlichen Leiden bis hin zur seelisch-geistigen Überforderung reicht. Auch Hildegard kannte das Problem und formulierte es recht bildhaft: *„Und wenn Blitz und Donner im Schlaf erscheinen, ist es gut, wenn der Mensch den Jaspis bei sich hat, weil Fantasien und Trugbilder ihn dann meiden."* (Siehe Kapitel 3 „Edelsteine")
Und weiter heißt es: *„Und wer von falschen Träumen geplagt wird, der habe Betonika-Kraut bei sich, wenn er abends schlafen geht und wenn er schläft, und er wird weniger falsche Träume sehen und spüren."*

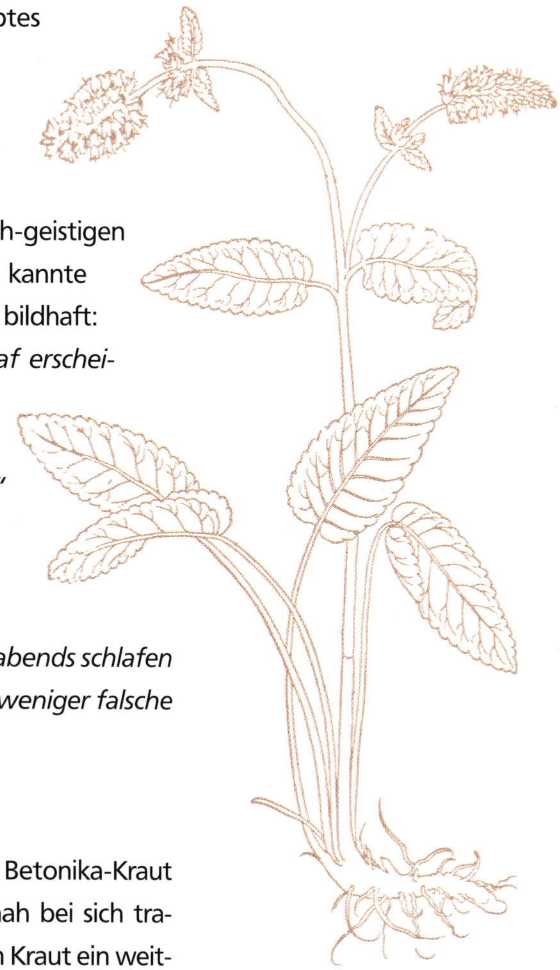

■ *Die Betonie gehört zur Familie der Lippenblütler.*

Das Rezept:

Etwa 100 g frisches oder getrocknetes Betonika-Kraut während des Schlafes möglichst hautnah bei sich tragen. Möglich wäre es auch, sich aus dem Kraut ein weitmaschiges Kissen zu nähen, so daß der Betonika-Staub aus dem Kissen entweichen kann.
Und wenn dieses Mittel nicht hilft, so verweist Hildegard auf eine weitere Methode: *„Aber auch die Schaffelle sind zur Kleidung des Menschen gut, weil sie*

dem Menschen weder Hochmut noch Begierde noch Krankheit bringen, wie das bei anderen Tierfellen geschieht. Darum gab auch Gott dem Adam eine Kleidung aus Schaffellen."

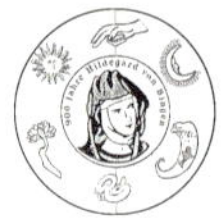

Das Rezept:

■ *Selbst für Neugeborene ist ein Schaffell empfehlenswert.*

Das Schaffell müssen Sie natürlich nicht als Pyjama tragen, sondern können es als Betteinlage verwenden und ohne Leintuchauflage direkt darauf schlafen.
Übrigens: Ein Schaffell im Bett fördert unter anderem auch in ganz erstaunlicher Weise die Durchblutung und sorgt somit für einen gleichmäßig warmen Körper und damit einen gesunden Schlaf. Vor allem für Neugeborene ist es äußerst empfehlenswert. Dort allerdings, wo das Köpfchen liegt, sollten Sie in jedem Fall ein weiches Tuch ausbreiten, damit das Kind die Wolle nicht in den Mund nehmen kann.

Aber auch die Schaffelle sind zur Kleidung des Menschen gut, weil sie dem Menschen weder Hochmut noch Begierde noch Krankheit bringen, wie das bei anderen Tierfellen geschieht.

Schluckauf

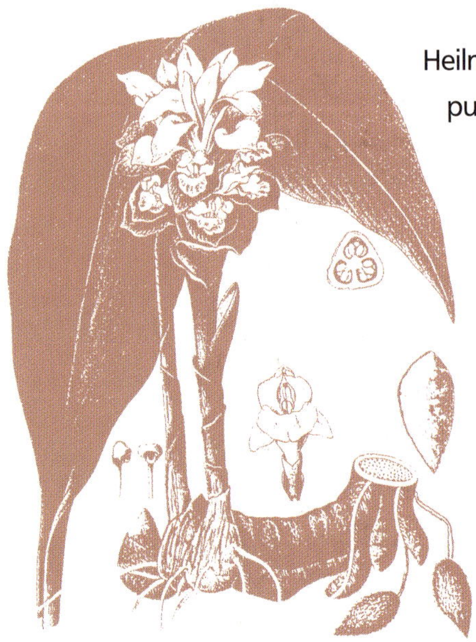

Heilmittel: Roher Rohrzucker, Gewürznelken, Zitwerpulver.

Ein Schluckauf ist normalerweise ein eher belächeltes, körperliches Unbehagen, kann aber nichtsdestotrotz zu einer äußerst unangenehmen Belastung werden. Natürlich gibt es alte Hausmittelchen, wie „Erschrecken" oder „Luft anhalten", doch die Ratschläge der Heiligen Hildegard erscheinen erfolgversprechender: *„Wer an Schluckauf leidet, der nehme ein gutes Teil Zucker, löse ihn in Wasser auf und trinke dieses Wasser warm."*

■ *Der Zitwer ist ein Ingwergewächs.*

Das Rezept:

Der rohe Rohrzucker wird in einer Tasse warmen Wassers aufgelöst und ebenso warm getrunken. Sie sollten in jedem Fall nicht raffinierten Rohrzucker verwenden.

Sollte der Schluckauf auch jetzt noch nicht weichen, bietet die Hildegard'sche Medizinpraxis eine weitere Alternative: *„Auch kann man trockenen Zucker essen und öfters nüchtern Gewürznelken kauen, und nach dem Frühstück etwas Zitwer essen. Das soll man einen Monat hindurch tun."*

Das Rezept:
Morgens einen Teelöffel rohen Rohrzucker auf nüchternen Magen kauen. Anschließend – noch immer vor dem Frühstück – zwei bis drei Gewürznelken kauen und nach dem Essen eine Messerspitze Zitwerpulver auf der Zunge zergehen lassen.

Wer an Schluckauf leidet, der nehme ein gutes Teil Zucker, löse ihn in Wasser auf und trinke dieses Wasser warm.

Schnupfen

Heilmittel: weißer Weihrauch, Fenchelkraut, Dillspitzen

Ebenso lästig wie weit verbreitet ist der Schnupfen, der immer häufiger durch seinen „kleinen Bruder", dem Heuschnupfen begleitet wird. Vor allem Weihrauch hatte es der Äbtissin vom Rhein seinerzeit als Behandlungsmethode angetan: *„Der Weihrauch ist mehr warm als kalt, und sein Duft steigt ohne Feuer empor, weil er die Augen erhellt und das Gehirn reinigt."*

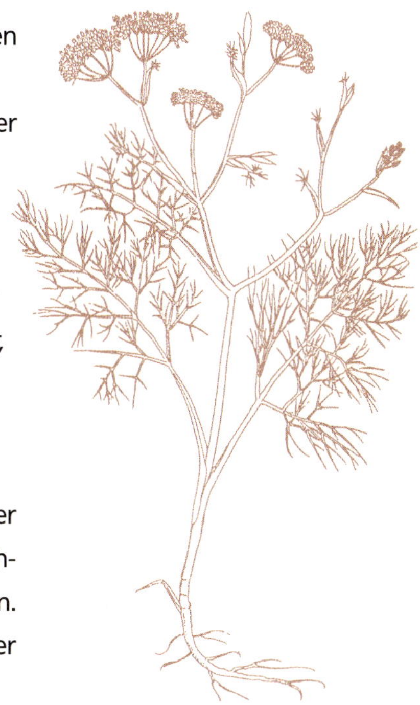

■ *Dill war bereits in der Antike als wirksames Arzneimittel bekannt.*

Das Rezept:
Zwei bis drei Körner weißen Weihrauchs auf einer heißen Herdplatte verräuchern und den Rauch vorsichtig und in kleinen Portionen durch die Nase einziehen. Übrigens: Die Weihrauchmethode hilft vor allem in der „Anfangsphase" eines Schnupfens.
Wenn es mit dem Weihrauch nicht mehr getan ist, rät Hildegard wieder einmal zum bewährten Fenchelkraut. *„Wenn in der Nase eines Menschen wegen überreichlichen Ausflusses Schmerzen auftreten, so nehme er Fenchel und viermal mehr Dill und lege dieses auf [...] einen dünnen Ziegelstein, der im Feuer erhitzt ist [...]."*

Das Rezept:

Etwa 10 g Fenchelkraut und 40 g Dillspitzen werden miteinander vermischt und pro Anwendung 2 Teelöffel voll auf einem heißen Ziegelstein unter ständigem Wenden verräuchert. Den aufsteigenden Rauch durch Mund und Nase einatmen und die Kräuter selbst – noch bevor sie schwarz geworden sind – als durchaus schmackhaften Brotaufstrich verwenden und verzehren.

Zwei- bis dreimal täglich sollte diese Prozedur erfolgen, wobei man schon nach drei bis vier Tagen mit spürbarer Besserung rechnen kann.

Wenn in der Nase eines Menschen wegen überreichlichen Ausflusses Schmerzen auftreten, so nehme er Fenchel und Dill.

Schwerhörigkeit

Auch bei der Schwerhörigkeit soll der Weihrauch Wirkung haben. *„Wird die Hörkraft des Menschen durch irgendwelches Phlegma oder eine andere Art der Krankheit geschädigt, so soll er weißen Weihrauch nehmen und mit glühenden Kohlen verräuchern. Diesen Rauch soll er in das verstopfte Ohr aufsteigen lassen. Doch dies soll er nicht zu oft machen, damit er sich danach nicht schlechter befindet [...].“*

Das Rezept:

Drei bis vier Körner weißen Weihrauchs auf die glühende Räucherkohle legen und den Rauch am verstopften oder schwerhörigen Ohr vorbeiziehen lassen.

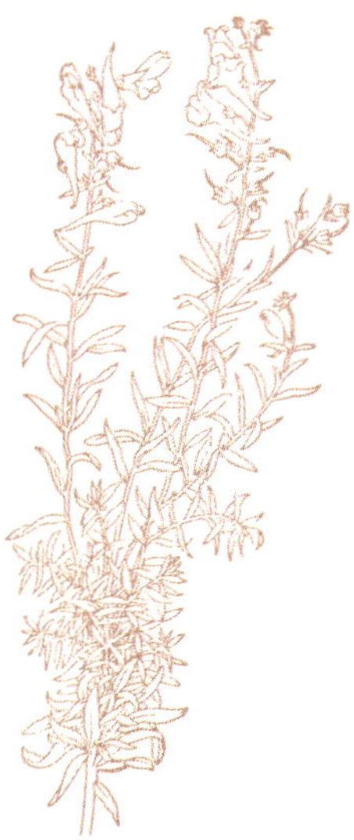

■ *Die Hildegard-Heilkunde wendet Leinsamen nur äußerlich an.*

Verbrennungen

Heilmittel: Leinsamen

Wie uns die moderne Schulmedizin gelehrt hat, hängt die Gefährlichkeit einer Verbrennung nicht nur davon ab, wie groß die verbrannte Hautpartie war und welchen Grades die Verbrennung, sondern auch davon, welche Toxine bei der Verbrennung entstanden sind und wie der Stoffwechsel mit ihnen umgehen kann.

Leinsamenwasser könnte diese Giftstoffe in der Tat neutralisieren oder doch zumindest abschwächen – eine Beobachtung, die Hildegard von Bingen womöglich schon vor über 850 Jahren gemacht hat: *„Wenn sich jemand an irgendeiner Stelle an seinem Körper durch Hitzeeinwirkung verbrannt hat, dann koche er Leinsamen sehr stark in Wasser, seihe die Körner ab und tauche ein leinenes Tuch in das Wasser. Dieses benetzte Tuch lege er noch warm auf die Verbrennung und es zieht die üblen Säfte heraus."*

■ *Die Gefährlichkeit einer Verbrennung hängt von Größe, Grad und Stoffwechselverhalten ab.*

Das Rezept:

Etwa 6 Eßlöffel Leinsamen auf 1 Liter Wasser geben und das Ganze etwa 10 Minuten kochen lassen. Ein frisch gebügeltes und absolut steriles, echtes Leinentuch mit dem warmen Leinsamenwasser tränken und tatsächlich noch warm – aber sehr vorsichtig – auf die verbrannte Stelle auflegen. Anfangs sollten Sie den Umschlag mehrmals stündlich erneuern, um ein Ankleben an die Wunde zu verhindern.
Übrigens: Diese Methode hat auch den Vorteil, daß sie die Bildung von Narbengewebe verhindert und sehr schnell für eine Linderung der Schmerzen sorgt.

Warzen

Heilmittel: Schöllkrautsaft, altes Schweinefett

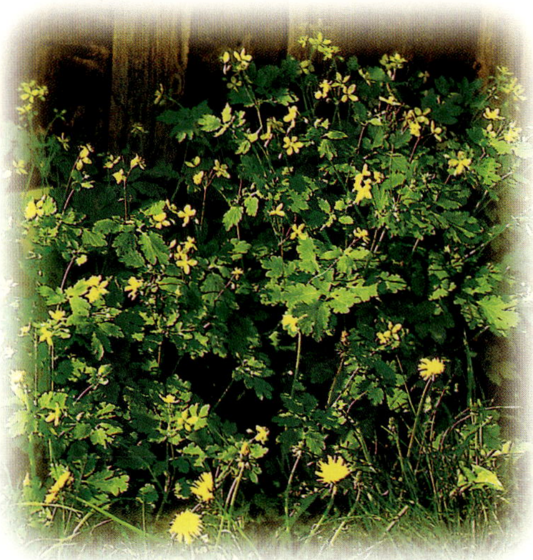

Wer am Körper geschwürig wird, der soll altes Fett nehmen und diesem eine ausreichende Menge Schöllkrautsaft zugeben.

Warzen werden heute zumeist operativ entfernt – vor allem dann, wenn sie im Gesicht oder an anderen sichtbaren Körperpartien auftreten und damit entstellend wirken. Zu Hildegards Zeit war diese Methode allerdings höchst riskant, weil damit fast automatisch ebenfalls entstellende Narben zurückblieben. Sie bevorzugte also eine andere Möglichkeit: *„Wer*

■ *Heute werden Warzen meist wegoperiert, wenngleich die Methode des Abbetens noch nicht völlig aus der Mode gekommen ist.*

aber irgend etwas Ekelhaftes oder Unsauberes gegessen oder getrunken hat oder damit in Berührung gekommen ist, wovon er am Körper geschwürig wird, soll altes Fett nehmen und diesem eine ausreichende Menge Schöllkrautsaft zugeben, und mit diesem zerstoßen. Und so soll er es gleich in der Pfanne zerschmelzen. Dann salbe er sich damit und er wird geheilt."

Das Rezept:

Etwa 10 g Schöllhornkrautsaft in 50 g altes Schweinefett einfließen lassen. Die Mischung zusammen zerstoßen und in der heißen Pfanne miteinander verschmelzen lassen. Anschließend warten, bis die Mixtur abgekühlt ist, noch einmal gründlich verrühren und sie schließlich auf die Warzen reiben. Ein- bis zweimal täglich sollte die Prozedur über mehrere Wochen hinweg wiederholt werden.

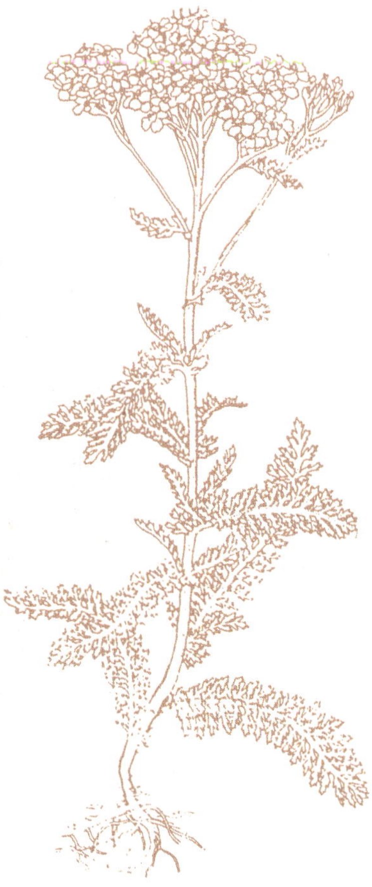

Wunden

Heilmittel: Schafgarbenkraut

Für die Behandlung äußerlicher Wunden, die nicht zuletzt „dank" blutiger Scharmützel mit Speeren, Schwertern und Messern seinerzeit noch häufiger vorkamen als heute, schwor die Heilige Hildegard auf die Schafgarbe: *„Die Schafgarbe ist warm und trocken, und sie hat spezielle feinstoffliche Kräfte zur Wundheilung."*

Die Schafgarbe ist warm und trocken, und sie hat spezielle feinstoffliche Kräfte zur Wundheilung.

Das Rezept:

Man nehme eine gute Handvoll Schafgarbenkraut, etwa 100 ml Wein und absolut sterile Kompressen. Zunächst wird die Wunde mit naturreinem Wein ausgewaschen und mit einer sterilen Leinenkompresse abgedeckt. Anschließend läßt man die Schafgarbe etwa 3 Minuten lang in Wasser köcheln, preßt das Wasser anschließend leicht aus dem Kraut und legt die Schafgarbe auf der sterilen Kompresse über die Wunde. Das

Ganze wird anschließend mit einer Mullbinde fixiert. Je nach Art und Schwere der Verletzung sollte diese Wundauflage zwischen drei- und achtmal täglich erneuert werden. Wenn Sie merken, daß die Wundheilung begonnen hat und sich ein erster dünner Schorf bildet, können Sie die sterile Kompresse weglassen und die warme Schafgarbe (immer vorher kochen) direkt auf die Wunde legen.

Zahnpflege, Zahnschmerzen, Zahnfleischerkrankungen

Heilmittel: Wermutkraut, Eisenkraut, kaltes Wasser, Rebasche

Wer am Zahnschmerz leidet, nehme Wermut und Eisenkraut in gleichem Gewicht und koche sie in reinem, gutem Wein.

Zahnschmerzen wurden im Mittelalter zumeist noch auf die radikalste aller möglichen Arten behandelt: der schmerzende Zahn wurde ausgerissen. Manchmal hatten die Patienten Glück und die Wurzel wurde gleich mitentfernt. Manchmal blieb jedoch auch ein eitriger Stumpf im Mund zurück und nicht selten entwickelte sich daraus eine heftige Infektion der Mundhöhle.

Schon frühzeitig machte Hildegard von Bingen deshalb darauf aufmerksam, wie wichtig gute Zahnpflege sei. *„Wer gesunde und kräftige Zähne haben will, nehme frühmorgens, wenn er von seinem Bett aufsteht, reines, kaltes Wasser in seinen Mund und behalte es eine Zeitlang im Mund, damit der Schleim, der an den Zähnen haftet, aufgeweicht wird. Mit eben diesem Wasser, das er im Munde hat, soll er sich die Zähne putzen und dies oft wiederholen, dann wird der Schleim an den Zähnen nicht zunehmen und die Zähne werden gesund bleiben."*

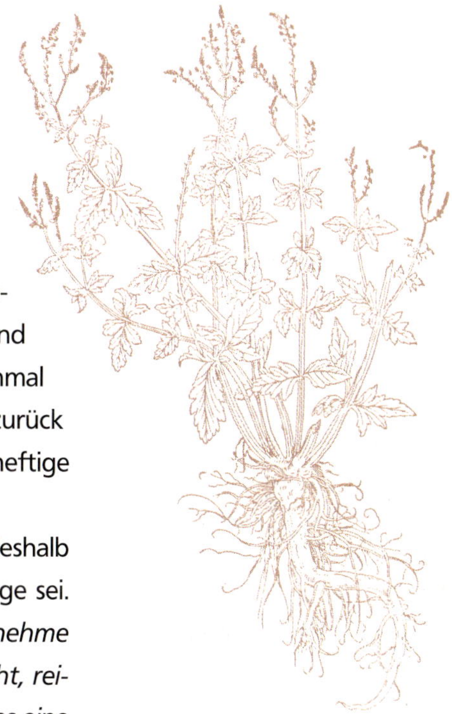

■ *Das genügsame Eisenkraut wächst auch auf schlechtem Boden und findet sich an Weg- und Feldrainen.*

Leider greifen diese vorbeugenden Maßnahmen nicht immer, und so finden sich bei Hildegard auch Behandlungsmethoden gegen Zahnschmerzen: *„Wer am Zahnschmerz leidet, nehme Wermut und Eisenkraut in glei-*

chem Gewicht und koche sie in reinem, gutem Wein. Seihe den so gekochten Wein durch ein Tuch, füge etwas Zucker bei und trinke ihn so. Die noch warmen, gekochten Kräuter [...] lege er beim Schlafengehen auf den Kiefer, da wo ihm die Zähne weh tun, und befestige sie durch ein Tuch. Dies soll er tun, bis er geheilt ist."

Das Rezept:

Je 25 g Eisenkraut und Wermutkraut in einem Viertelliter Wein kochen, abseihen und etwa 2 Teelöffel Rohrzucker hinzugeben. Anschließend die Flüssigkeit trinken. Die noch warmen Kräuter werden dann auf die schmerzende Stelle aufgelegt und mit einem Tuch dort befestigt. Auch wenn der Patient schon an Zahnfleischschwund litt oder Zahnfleischentzündungen mit sich herum schleppte, wußte Hildegard noch Rat: *„Aber wem das Fleisch um die Zähne faul und wessen Zähne schwach sind, der lege warme Rebasche in Wein, wie wenn er eine Lauge machen wollte, und dann wasche er mit jenem Wein die Zähne und das Fleisch, das um seine Zähne ist [...]."*

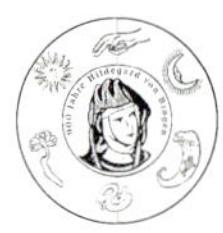

Wem das Fleisch um die Zähne faul und wessen Zähne schwach sind, der lege warme Rebasche in Wein.

Das Rezept:

Ca. 2 Eßlöffel Rebasche und ein halber Liter Wein werden unter kräftigem Schütteln vermengt. Dabei ist darauf zu achten, daß die Rebasche tatsächlich nur von Zweigen stammt, die vom Zurückschneiden des Weinstocks kommen und ohne andere Zusätze gebrannt wurde.

■ *Die Herstellung der „Rebasche-Zahnpasta" ist aufwendig, aber vielversprechend.*

Nachdem Asche und Wein verrührt wurden, filtert man die Flüssigkeit durch ein Sieb. Wenden Sie diese Mixtur am besten nach jeder Mahlzeit an. Dazu nehmen Sie einen kleinen Schluck in den Mund und verteilen ihn mittels Zahnbürste langsam und gleichmäßig um Zähne und Zahnfleisch. Vorsicht: Die Flüssigkeit ist alles andere als schmackhaft (egal, welchen Wein Sie verwendet haben) und sollte nicht geschluckt, sondern wieder ausgespuckt werden.

Übrigens: Wenn Sie mehr Asche haben, als Sie momentan benötigen, so sieben Sie den Rest einfach durch und bewahren ihn trocken auf. Frische Rebaschenlauge bereiten Sie sich dann einfach zu, indem Sie jeweils 2 Eßlöffel der Asche bei etwa 220 Grad rund 15 Minuten lang im Backrohr erhitzen und dann sofort in den Wein rühren.

Frauenleiden

Wer an Brechreiz leidet, der nehme Kreuzkümmel, ein Drittel davon Pfeffer und ein Viertel der Mutterkümmelmenge Bibernelle.

Für eine Definition für „Frauenleiden" haben wir uns an diejenigen Krankheiten gehalten, die Hildegard als *„den Frauen zugehörigen Schmerz"* bezeichnete, und uns dabei auf die wesentlichen konzentriert. Beim Durchlesen mag Ihnen auffallen, daß beispielsweise Hinweise für den Umgang mit der Periode und den sich daraus ergebenden Schmerzen fehlen – vor Hildegards Augen waren diese Schmerzen offensichtlich entweder vernachlässigbar oder „unaussprechlich." In ihren Aufzeichnungen jedenfalls findet sich zu diesem Thema nur sehr wenig, und das Wenige ist auch noch in eher zurückhaltenden Andeutungen verfaßt, so daß wir uns entschlossen haben, nicht auf dem weiten Feld der Spekulationen die Hildegard-Legende um eine neuzeitliche Variante zu bereichern.

Brechreiz, Schwangerschaftserbrechen

Heilmittel: Kreuzkümmel, Pfeffer, Bibernelle

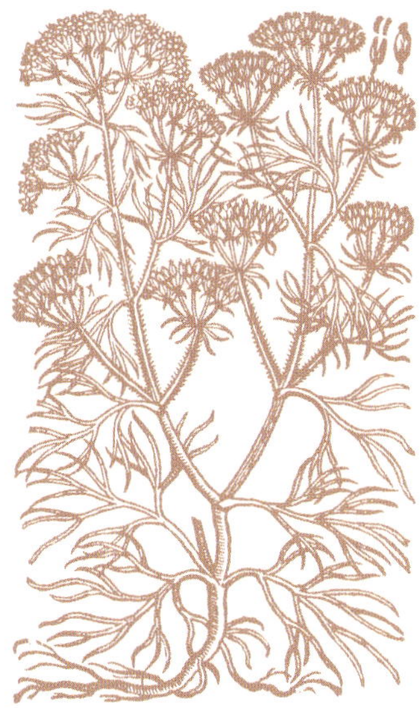

■ *Der Kreuzkümmel ist ein Doldengewächs und trägt weiße Blüten.*

Vor allem schwangere Frauen leiden immer wieder an unkontrollierbarem Brechreiz – eine unangenehme Begleiterscheinung gerade in der Frühschwangerschaft. Bei Hildegard findet sich folgender Tip: *„Wer an Brechreiz leidet, der nehme Kreuzkümmel, ein Drittel davon Pfeffer und ein Viertel der Mutterkümmelmenge Bibernelle. Diese Mischung pulverisiere er und nehme* *reines Feinmehl und schütte dieses Pulver in das Mehl, und so mache er Törtchen mit Eidotter und etwas Wasser. Dies backe er entweder im heißen Ofen oder in der heißen Asche, und er esse diese Küchlein. Das vorgenannte Pulver aber esse er auch auf Brot gestreut und es unterdrückt in den Eingeweiden die warmen und kalten Säfte, die dem Menschen Übelkeit verursachen."*

■ *Vor allem schwangere Frauen leiden immer wieder an unkontrollierbarem Brechreiz.*

Das Rezept:

Weizenweißmehl
36 g Kreuzkümmelpulver
12 g Pfefferpulver und 9 g Bibernellpulver

Zunächst werden diese Substanzen miteinander vermischt und gründlich zerrieben. Zwei Drittel des Pulvers anschließend mit Weizenweißmehl, Eigelb und ein wenig Wasser verkneten. Daraus Plätzchen formen und etwa 10 Minuten lang bei 200 Grad backen.

Den Rest der Pulvermischung behält man zurück, um es auf Weißbrot zu streuen. Auf keinen Fall jedoch sollten Sie darunter Butter oder Margarine verwenden.

Kreislaufschwäche

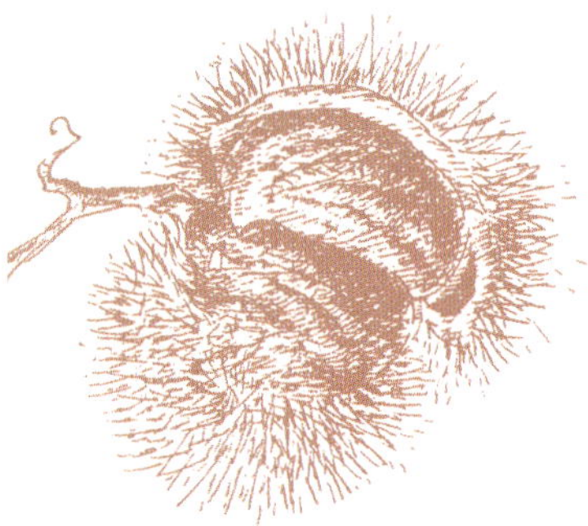

Heilmittel: Edelkastanien, Edelkastanienholz

Ein instabiler Kreislauf tritt ebenfalls häufig in der (Früh-) Schwangerschaft, aber auch zu gewissen Zeiten der Periode auf. Die rheinische Äbtissin rät, die Wärme der von ihr geschätzen Kastanie zu nutzen: *„Der Kastanienbaum ist sehr warm, hat aber doch große Kraft, die der Wärme beigemischt ist, und bezeichnet die Weisheit. Und was in ihm ist und auch seine Frucht ist nützlich gegen jede Schwäche."*

Der Kastanienbaum ist sehr warm, hat aber doch große Kraft, die der Wärme beigemischt ist, und bezeichnet die Weisheit.

Das Rezept:

Die Edelkastanien (Maroni) werden im Wasserbad weich gekocht. Nehmen Sie vor sowie nach jeder Mahlzeit etwa 5 Stück zu sich.

Übrigens: Kastanien fördern nachweislich die Kopfdurchblutung und machen somit auch den übrigen Körper stärker und vitaler.

■ *Das Holz des Kastanienbaums hat wohltuende Wirkung.*

Auch das Holz des Kastanienbaums hat laut Hildegard eine wohltuende Wirkung: *„Aber ein Mensch, der aus seinem Holz einen Stock macht und diesen in seiner Hand trägt, so daß die Hand dadurch warm wird, dem werden aus dieser Erwärmung die Adern und alle Kräfte des Körpers gestärkt."*

Tatsächlich gibt es besonders sensible Menschen, denen allein der Geruch des Holzes die Lebensgeister weckt, und die durch das intensive Einatmen des Duftes auch ihre Müdigkeit und Mattigkeit erfolgreich bekämpfen können.

Migräne

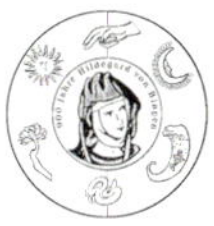

Heilmittel: Alantkraut, Frühlingsapfelknospen, Olivenöl, Birnenhonig

■ *Auch Alant-Wein kann, mäßig genossen, ein gutes Mittel gegen Migräne sein.*

Wer durch Migräne Kopfschmerzen hat, der nehme die ersten Sprossen, das heißt die Knospen des Apfelbaumes und lege sie in Baumöl.

Vor allem bei Frauen mittleren Alters beobachtete Hildegard häufig die höchst schmerzhaften und bedrückenden Migräneanfälle: *„Wer durch eine Leber- oder Milzschwäche oder wegen übler Bauch- oder Magensäfte oder durch Migräne Kopfschmerzen hat, der nehme die ersten Sprossen, das heißt die Knospen des Apfelbaumes und lege sie in Baumöl, und er wärme sie in einem Gefäß an der Sonne, und abends, wenn er schlafen geht, salbe er den Kopf mit diesem Öl und tue dies öfters, und er wird sich besser im Kopf befinden."*

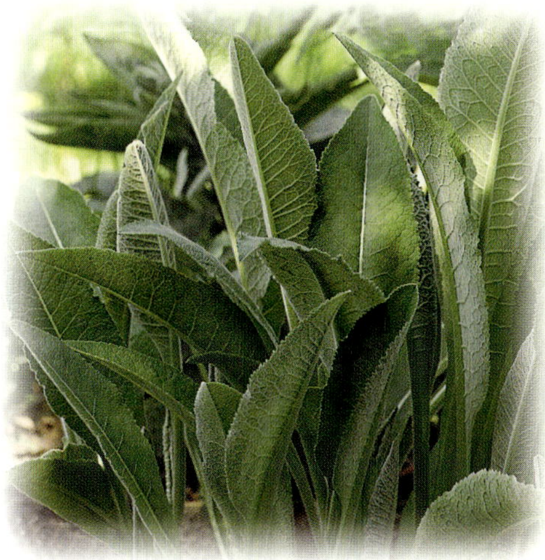

Das Rezept:

Etwa 100 g frische Frühlingsapfelknospen werden in etwa 500 ml Olivenöl gelegt und in einem verschließbaren Glas etwa eine Woche lang der Sonnenbestrahlung ausgesetzt. Um eine stärkere Erwärmung zu erreichen, kann man auch eine Seite des Glases etwas dunkel färben, da dunkle Farben die Sonnenstrahlen besser absorbieren und somit ein schnellerer Temperaturanstieg erreicht wird.

Und auch wer in der Lunge Schmerzen hat, der trinke täglich Alantwein vor und nach dem Essen.

Vor dem Schlafengehen sollte die migräne-geplagte Patientin nun täglich den Kopf mit dem Apfelknospenöl einreiben und dies auch in beschwerdefreien Zeiten durchhalten, um einen Vorbeugungseffekt zu erzielen. Sofern die Anwendung dieser Rezeptur noch nicht ausreicht, um die Anfälle deutlich zu reduzieren oder gar zu beenden, könnte der folgende Ratschlag der Heiligen Hildegard nützlich sein:

„Und das ganze Jahr über soll der Alant sowohl dürr als auch grün in reinen Wein gelegt werden. Aber nachdem er sich im Wein zusammengezogen hat, schwinden ihm die Kräfte, und dann soll er weggeworfen werden und neuer eingelegt werden. Und wer in der Lunge Schmerzen hat, der trinke ihn täglich mäßig vor und nach dem Essen, und das Gift nimmt er aus der Lunge weg, und er unterdrückt die Migräne und reinigt die Augen. Aber wenn jemand zu häufig diesen Alant-Wein trinken würde, dem würde er wegen seiner Stärke schaden."

■ *Alant wächst auf Wiesen an Gräben und Flußufern, kann aber auch im Garten kultiviert werden.*

Das Rezept:

Etwa 50 g Alantkraut mitsamt der Wurzel in 1 Liter Wein legen. Der Alant kann entweder frisch oder auch getrocknet sein. Bei Bedarf – also bei häufiger auftretenden Migräneanfällen – wird von diesem Wein jeweils vor und nach dem Essen 1 Eßlöffel voll konsumiert, so lange, bis Besserung oder Heilung eingetreten sind. Länger jedoch sollten Sie den Wein nicht zu sich nehmen, da er ansonsten zu Verdauungsproblemen führen könnte.

Die wichtigste und erfolgreichste Hildegard´sche Therapie bei Migräne ist jedoch die Bärwurz-Birnhonigkur. Sie schrieb dazu: *„Und das ist [...] wertvoller als Gold und nützlicher als das reinste Gold, weil es die Migräne* *beseitigt [...]. Außerdem verzehrt es alle schlechten Säfte, die im Menschen sind, und den Menschen reinigt es so, wie ein Gefäß vom Schmutz gereinigt wird."*

Das Rezept:
5 große Birnen
250 g naturreiner Blütenhonig
28 g Bärwurzpulver
26 g Galgantpulver
24 g Süßholzpulver
22 g Mauerpfefferpulver
Die ungeschälten Birnen werden geviertelt und vom Kerngehäuse befreit. Anschließend kocht man sie in Wasser weich, schüttet schließlich das Kochwasser weg und püriert die Birnen. Der Honig wird daraufhin im Wasserbad auf 35 bis 40 Grad erwärmt und mit der Pulvermischung angereichert. Achtung: gut einrühren! Anschließend rührt man die Honig-Pulver-Mischung in das Birnenpüree und bewahrt die Mixtur in gut verschließbaren Gläsern im Kühlschrank, aber nicht in der Tiefkühltruhe, auf. Ungefähr dreimal täglich sollten Sie dann 1–2 Eßlöffel des Birnenhonigs zu sich nehmen.

■ *Die wichtigste und erfolgreichste Hildegard'sche Therapie bei Migräne ist die Bärwurz-Birnhonigkur.*

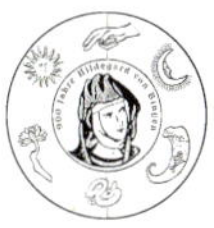

Außerdem verzehrt es alle schlechten Säfte, die im Menschen sind, und den Menschen reinigt es so, wie ein Gefäß vom Schmutz gereinigt wird.

Umweltkrankheiten

Auch der Begriff Umweltkrankheiten ist einem steten Wandel unterzogen. Hildegard verstand darunter wahrscheinlich noch etwas anderes als wir, denn schließlich hat sich unsere Umwelt seit ihren Tagen doch entscheidend verändert. Nicht immer zum Positiven, versteht sich, wenngleich man auch nicht der Versuchung erliegen sollte, die Umweltbedingungen des Mittelalters zu glorifizieren. Schließlich gab es damals keine Kanalisationssysteme, Städte wurden ab einer bestimmten Einwohnerzahl zu stinkenden Kloaken, und Hygiene war sowohl dem einfachen Landmann als

■ *Hildegard von Bingen kannte Umweltkrankheiten, auch wenn sie diese anders definierte.*

auch dem vornehmen Städter fast gänzlich unbekannt. Begriffe wie „Schadstoffbelastung der Luft", „Ozonalarm" oder „Saurer Regen" allerdings sind samt und sonders Resulate des neuzeitlichen Fortschritts. Doch körperliche Gebrechen wie „Rücken- oder Kopfschmerzen", „Magengeschwüre" oder „Hautkrankheiten" gab es schon im 12. Jahrhundert und gibt es immer noch, – ob sie nun von Mangelernährung und Fronarbeit oder von Streß, schlechter Arbeitshaltung oder Luftverunreinigungen herrühren.
Die Behandlungsmöglichkeiten haben sich in diesen Fällen also gar nicht so gravierend verändert, wie ein Blick auf die folgenden Seiten lehrt. Im Gegenteil: Zuweilen wirkt die Hildegard-Heilkunde wesentlich durchdachter und fortschrittlicher als der hektische, oftmals blinde Aktionismus unserer Tage.

Asthma

Heilmittel: Ziegenmilch

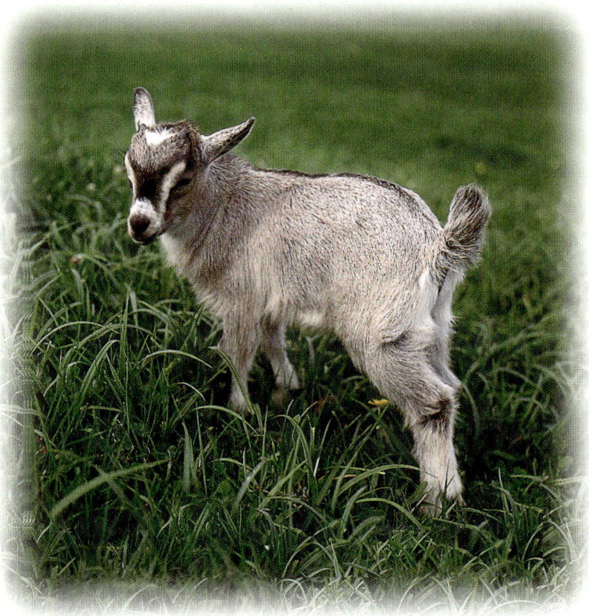

Unter dem Stichwort „Lungenkrankheiten" hat sich Hildegard von Bingen auch ausführlich der *„schmerzenden und keuchenden Lunge"* angenommen, ein Phänomen, das wir heute als Asthma bezeichnen und das mittlerweile beinahe zu einer Art Volksseuche geworden ist. Vor allem die steigende Zahl von Allergikern hat unter immer wiederkehrenden Asthmaanfällen zu leiden. Die rheinische Äbtissin schrieb dazu: *„Wenn jemand Schmerzen in der Lunge hat, dann trinke er häufig Ziegenmilch und er wird geheilt werden."*

Wenn jemand Schmerzen in der Lunge hat, dann trinke er häufig Ziegenmilch und er wird geheilt werden.

Das Rezept:

Trinken Sie täglich ein Glas frische Ziegenmilch. Frisch sollte sie schon deswegen sein, weil sich der zumeist eher ungeliebte „typische" Ziegengeschmack normalerweise erst nach 2–3 Tagen einstellt, vorher ist das Getränk der Kuhmilch auch geschmacklich sehr ähnlich. Wenngleich Hildegard keine weiteren speziellen Rezepte gegen Asthma hinterlassen hat – die Krankheit war damals wesentlich seltener als heute und befiel fast ausschließlich alte Menschen –, so hat sie doch noch einige Ernährungstips gesammelt. *„Wer jedoch auf irgendeine Weise Schmerzen in der Lunge hat, der meide fettes Fleisch und enthalte sich von Speisen, die viel Blut enthalten und ungekocht sind [...]. Aber er meide auch Erbsen, Linsen, rohes Obst, rohes Gemüse, Nüsse und Öl, weil sie Schleim in die Lunge bringen. [...] Aber Wasser trinke er nicht, weil es in der Lungengegend Schleim verursacht. [...] Doch Bier schadet ihm nicht viel, weil es gekocht ist. Aber Wein trinke er, weil er durch seine gute Wärme in der Lunge hilft."*

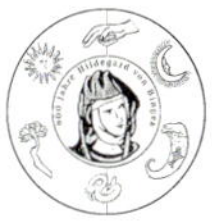

Erbsen, Linsen, rohes Obst, rohes Gemüse, Nüsse und Öl meiden, weil sie Schleim in die Lunge bringen.

Hautkrankheiten

Die Haut ist nicht nur das größte Organ des Menschen – sie ist gleichzeitig auch ein Transportmittel. Diejenigen Giftstoffe, die nicht durch die inneren Organe wie Leber, Niere, Lunge und Darm ausgeschieden werden, müssen durch die Haut abtransportiert werden oder verbleiben notgedrungen im Körper. Schon die Heilige Hildegard wußte deshalb, daß es bei Hautkrankheiten und -verunreinigungen nicht ausreichen kann, nur die befallenen Hautpartien zu behandeln, sondern daß auch innerliche Heilung vonnöten ist.

■ *Die Haut ist nicht nur das größte Organ des Menschen – sie ist gleichzeitig auch ein Transportmittel.*

Allerdings kannte Hildegard natürlich unsere derzeitigen Umweltbelastungen noch nicht – und hätte sich solche Strapazen für die menschliche Haut wohl auch kaum ausmalen können. Luftverschmutzungen und Kosmetika, Ozonbelastung und Lebensmittelgifte – die

Gefahren sind ebenso mannigfaltig wie teilweise unabänderlich. Somit bedarf es also einer gründlichen Beschäftigung mit der Hildegard-Heilkunde, um sich aus ihren Lehren das herauszuziehen, was für uns noch von Nutzen sein kann.

Fleckige Gesichtshaut (auch Akne)

Heilmittel: Quendelkrautpulver, ungeschälte Gerste

Aber wer im Gesicht eine harte und rauhe Haut hat und die sich im Wind leicht schuppt, der koche Gerste in Wasser.

Das Quendelkrautpulver dient vor allem bei immer wiederkehrender Akne als bewährtes Heilmittel. Hildegard dazu: *„Und ein Mensch, der krankes Fleisch hat, so daß sein Fleisch wie die Krätze aussieht, esse oft Quendel mit Fleisch oder Mus gekocht, und das Fleisch seines Körpers wird innerlich geheilt und gereinigt werden."*

Das Rezept:

In jedem Fleisch oder Gemüsegericht etwas Quendel mitkochen, wobei es wichtig ist, das Quendelpulver nicht erst bei Tisch über die Speisen zu streuen, sondern es unbedingt schon in den Kochvorgang miteinzubeziehen.

■ *Quendel oder Feldthymian wird auch bei Darmerkrankungen empfohlen.*

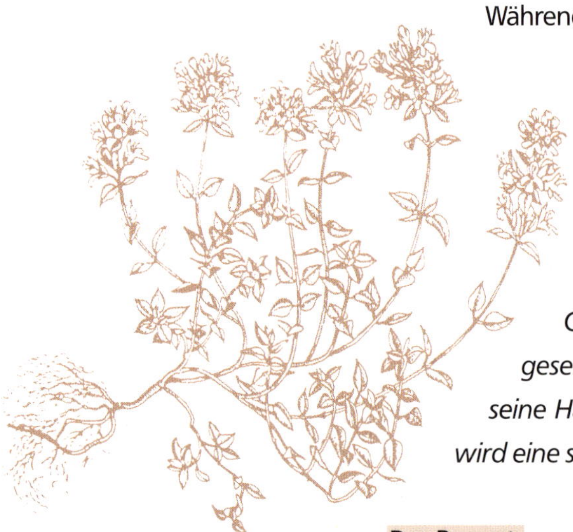

Während Quendel also von innen heraus heilt, empfahl Hildegard zur äußerlichen Anwendung die Gerste. *„Aber wer im Gesicht eine harte und rauhe Haut hat und die sich im Wind leicht schuppt, der koche Gerste in Wasser, und dann wasche er sich sanft im Gesicht mit jenem durch ein Tuch geseihten und mäßig warmen Wasser, und seine Haut wird ihm sanft und mild sein und wird eine schöne Farbe haben."*

Das Rezept:

Die Gerste 10 bis 15 Minuten lang kochen, durch ein Tuch abgießen und mit dem leicht abgekühlten Sud das Gesicht vorsichtig und schonend waschen.

Hautgeschwüre (Hautkrebs)

Heilmittel: Veilchensaft

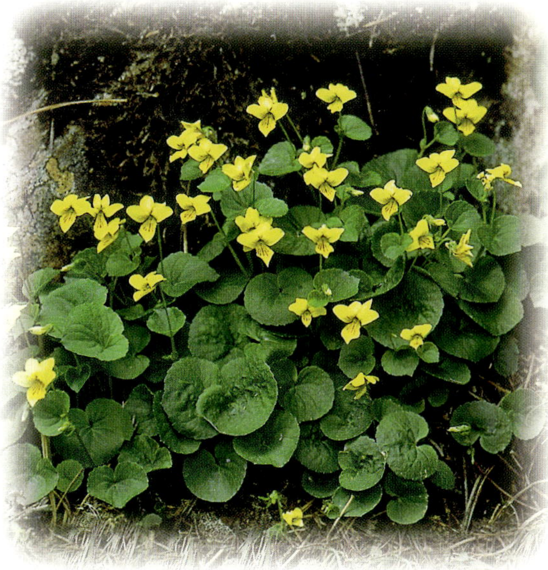

Zu entstellenden und zuweilen schmerzhaft juckenden Hautgeschwüren schrieb die heilkundige Äbtissin: *„Wer im Kopf Schmerzen hat, oder wem Krebse das Fleisch fressen, oder wer überhaupt Geschwüre am Leib hat, der nehme Veilchensaft, den dritten Teil davon Olivenöl und Bockstalg soviel als Veilchensaft und lasse alles in einem frischen Topf zusammen kochen und bereite eine Salbe. [...] Auch wo Krebs oder ein anderes Geschwür den Menschen auffrißt, dort salbe er sich, und dieser Krebs werde sterben, so er davon kostet."*

Wem Krebse das Fleisch fressen, oder wer überhaupt Geschwüre am Leib hat, der nehme Veilchensaft, den dritten Teil davon Olivenöl und Bockstalg.

Das Rezept:
Etwa 30 g Veilchensaft, in der Apotheke unter der Bezeichnung „Viola odorata" erhältlich, wird mit 10 g Olivenöl und rund 30 g Ziegen- oder Ringerfett vermischt. Diese Zutaten werden in einem sauberen Topf zusammen geschmolzen und in kleinen Behältern anschließend im Kühlschrank aufbewahrt. Mit dieser Salbe können Sie sodann die befallenen Hautpartien ein- bis zweimal täglich hauchdünn einreiben. Vorsicht: Nicht dick auftragen.
Natürlich kann dieses Rezept wirklich ausufernden Hautkrebs nicht erfolgreich bekämpfen oder gar heilen. Doch zumindest im Anfangsstadium könnte es entscheidende Verbesserung bei der Abheilung der Geschwüre mit sich bringen. Im übrigen riet Hildegard auch noch zu einer anderen Kur und empfahl, auf die entsprechenden Hautpartien kleine Stücke erwärmten Roggenbrotes aufzulegen. Am wichtigsten für die

■ *Offene Geschwüre sind ein Alarmzeichen unseres Körpers - ein Signal, das zu Hildegards Zeiten oftmals schon das letzte war.*

„innere Selbstheilung" sei allerdings die konsequente Einhaltung einer Diät, die sich in erster Linie auf Dinkel stützen sollte.

Ulcus Cruris (offene Beine, eiternde Geschwüre)

Heilmittel: Quittenfrucht, Schafgarbenkraut, Malve, Bohnenmehl

Wo sich beim Menschen Geschwüre oder Eiterungen finden, der koche oder brate eine Quittenfrucht.

Offene Geschwüre sind ein Alarmzeichen unseres Körpers – ein Signal, das zu Hildegards Zeiten oftmals schon das letzte war. Durch diesen „Notausgang" versucht der Körper Giftstoffe auszuschwemmen, die ihn belasten oder lähmen. Hildegard dazu: *„Wo sich beim Menschen Geschwüre oder Eiterungen finden, der koche oder brate eine Quittenfrucht und lege sie samt anderen Heilkräutern (gestoßene Schafsgarbe und Malve) über jene Geschwüre, und er wird geheilt werden."*

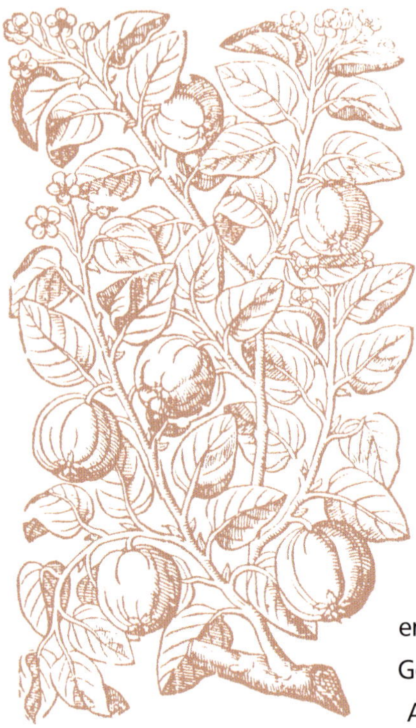

■ *Quittenmus hat sich auch bei Rheumaerkrankungen bewährt.*

Das Rezept:

Die gekochte Quittenfrucht wird zerkleinert und mit ungefähr 30 g Schafgarbenkraut sowie 30 g Malvenkraut vermengt. Die daraus entstehende dickflüssige Masse legt man auf das Geschwür oder die Eiterung und erneuert diese Auflage zumindest ein- oder zweimal täglich.

In der Hildegard-Heilkunde hat sich auch Bohnenmehl, vorzugsweise bei der Behandlung von offenen Beingeschwüren, als sehr hilfreich erwiesen: *„Und wer in seinem Fleische einen wallenden Schmerz hat, und Krätze und Geschwüre, welcher Natur sie auch seien, der nehme Bohnenmehl und füge etwas Pulver vom Fenchelsamen hinzu und mische das mit feinstem Weizenmehl in Wasser, damit es zusammenkleben kann, und so bereite er Küchlein am Feuer [...]. Und er lege sie oft auf und dies wird den Schmerz jenes Kranken herausziehen und er wird geheilt werden."*

Das Rezept:

100 g Bohnenmehl mit 20 g Fenchelpulver und 100 g Weizenmehl in Wasser zu einem zähen Brei verrühren, die Masse dünn ausrollen und in Rechtecke teilen. Diese „Küchlein" entweder in der prallen Sonne oder im Ofen leicht backen. Sorgen Sie jedoch dafür, daß sie noch weich bleiben, damit sie auf die Geschwüre aufleget werden können. Die Küchlein sollten mit einer elastischen Binde fixiert werden. Drei- oder viermal am Tag muß diese Auflage erneuert werden.

Kopfschmerzen

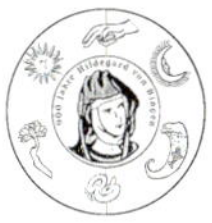

Heilmittel: Weihrauch, Tannenrinde oder -nadeln, Gundelrebenkraut

Aber wer Kopfweh hat, so daß er meint, sein Kopf werde gespalten, der lege ein so bereitetes Törtchen an beide Schläfen und binde es mit einem Tuch mäßig fest, wenn er schlafen geht.

Kopfschmerzen können mannigfaltige Ursachen haben, werden durch Verspannungen oder Streß ebenso ausgelöst, wie durch Lärm oder andere Umweltbelastungen. Auch das sogenannte „Kopfweh" ist mittlerweile fast zur „Volkskrankheit" geworden. Für die besonders schweren Fälle hatte die heilkundige Äbtissin von Bingen die folgende Rezeptur parat: *„Nimm daher Weihrauch und pulverisiere ihn, und gib dem etwas Feinmehl bei und auch Eiweiß, und mache so Törtchen und trockne sie an der Sonne oder auf einem warmen Ziegelstein und bring sie oft an deine Nase, und ihr Geruch stärkt dich und erhellt deine Augen und füllt dein Gehirn. Aber wer Kopfweh hat, so daß er meint, sein Kopf werde gespalten, der lege ein so bereitetes Törtchen [...] an beide Schläfen und binde es mit einem Tuch mäßig fest, wenn er schlafen geht [...]."*

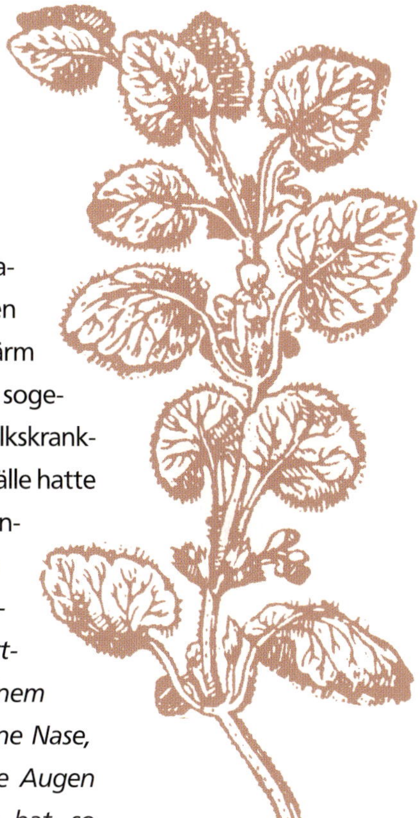

■ *Die Gundelrebe ist leicht an ihren langgestielten und herzförmigen Blättern zu erkennen.*

Das Rezept:

Zunächst vermischt man einen Eßlöffel voll pulverisierten Weihrauchs mit 2 Eßlöffeln Dinkelfeinmehl. Anschließend gibt man in dieses Pulver das Eiweiß eines Eis hinzu, formt aus dieser Masse kleine Küchlein und trocknet sie an der Sonne. Zur Not kann man auch das Backrohr benutzen, wobei die Küchlein nur getrocknet, aber auf keinen Fall gebraten werden sollten. Wenn Sie die Küchlein dann als „Schläfenauflage" benutzen wollen, müssen sie stets frisch sein.

Wenn man die Schmerzen vor allem im vorderen Schädelbereich über den Augen verspürt, ist auch die folgende Hildegard-Salbe erfolgversprechend:

„Nimm aber von der Rinde der Tanne und den Blättern dieses Baumes und schneide auch von seinem Holz einige ganz kleine Stücke, wenn der Baum grünt, so daß er seinen Saft noch nicht verloren hat, wie es im März oder auch im Mai der Fall ist, und gib von diesen das halbe Gewicht Salbei hinzu, und dann koche das gleichzeitig stark in Wasser, bis es dick wird. Gib auch Butter hinzu [...], dann seihe es durch ein Tuch und mache so eine Salbe."

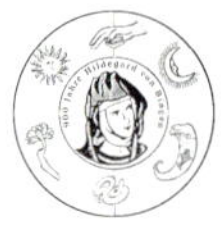

Aber wenn üble Säfte den Kopf plagen, der bringe Gundelrebe in warmem Wasser zum Sieden, und nach Ausdrücken des Wassers lege er sie so warm um seinen Kopf.

Das Rezept:

■ *Kopfschmerzen sind mittlerweile eine weit verbreitete Volkskrankheit.*

Tannenrinde, -nadeln und Tannenholz – insgesamt etwa 100 g zu gleichen Teilen – werden mit fein geschnittenen Salbeiblättern und Wasser eingekocht. Dem eingedickten Brei wird Butter hinzugefügt und das Ganze schmilzt anschließend unter ständigem Rühren zusammen. Anschließend wird die Salbe durch ein Tuch hindurch filtriert und in kleine Gefäße abgefüllt. Mit dieser Salbe können Sie sich nun zwei- bis dreimal täglich die Stirn abreiben, auch und vor allem dann, wenn Sie erst einen ersten, leichten Anflug der Kopfschmerzen spüren.

Bei sogenannten „dumpfen Kopfschmerzen" hat sich bei Hildegard die Gundelrebe bewährt. *„Aber wenn üble Säfte den Kopf plagen, so daß auch seine Ohren tosen, der bringe Gundelrebe in warmem Wasser zum Sieden, und nach Ausdrücken des Wassers lege er sie so warm um seinen Kopf [...]."*

Das Rezept:

Frisches oder getrocknetes Gundelrebenkraut wird in Wasser gekocht, anschließend das Wasser ausgedrückt und zu einer Kräuterpackung verarbeitet. Diese legen Sie möglichst warm um den ganzen Kopf und fixieren sie mit einem Tuch oder sogar einer Kappe. Bei chronischem Leiden hilft es, diese Packung täglich einmal aufzulegen (für etwa 2 Stunden) – später genügt dann eine Wiederholung der Prozedur etwa dreimal in der Woche. Übrigens: Auch Veilchensalbe (siehe Rezept bei „Hautgeschwür) kann bei Kopfschmerzen gute Dienste leisten und Linderung verschaffen. Sie sollte quer zur Stirn eingerieben werden.

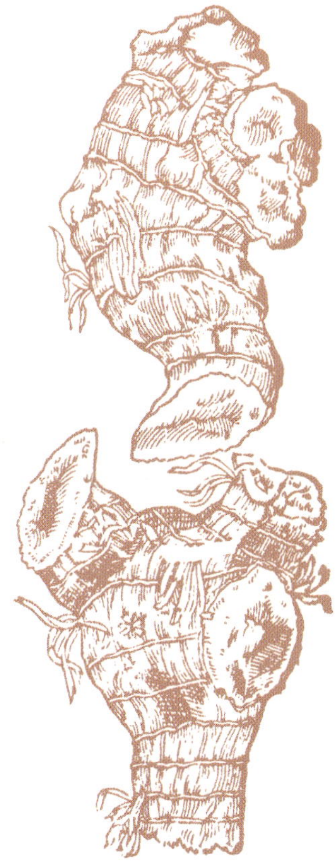

Kreuz- und Rückenschmerzen

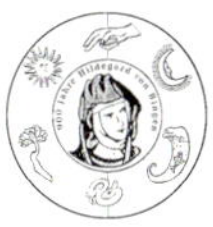

Heilmittel: Weizenkörner, Galgant

Und wer im Rücken oder in der Seite wegen übler Säfte Schmerzen hat, der koche Galgant in Wein und trinke ihn oft warm, und der Schmerz wird aufhören.

Die meisten Menschen, die von Rückenschmerzen geplagt sind, haben sogenannte Haltungsschäden. Das viele Sitzen vor Bildschirmen oder Maschinen, in unbequemen oder ungesunden Stühlen oder Sesseln ist leider heutzutage Alltag. Zwar waren diese Ursachen zu Hildegards Zeit noch nicht so weit verbreitet, doch lästige Kreuzschmerzen durch falsche Belastung und Verspannungen kannte man auch damals schon. *„Und wer im Rücken [...] Schmerz empfindet, der koche Weizenkörner in Wasser und bringe sie auf die schmerzende Stelle und die Wärme des Weizens wird die Kräfte dieser Seuche verjagen."*

Das Rezept:

Den Weizen (etwa ein Kilogramm) in Wasser weich kochen („bißfest" lassen) und damit eine Packung machen. Die beste Methode diese aufzulegen, besteht in der Regel darin, im Bett oder auf einer Liege eine Einlage aus Gummi zu legen, damit Duchnässen vermieden wird. Auf diese wasserdichte Unterlage wird

■ *Galgant wird auch in der chinesischen Naturheilkunde eingesetzt.*

ein Handtuch ausgebreitet, auf dem man die warmen, gut abgetropften Weizenkörner möglichst gleichmäßig verteilt.

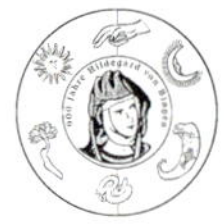

Und wer im Rücken Schmerz empfindet, der koche Weizenkörner in Wasser und bringe sie auf die schmerzende Stelle und die Wärme des Weizens wird die Kräfte dieser Seuche verjagen.

Bevor Sie sich auf diese Unterlage legen, sollten Sie sicher gehen, daß der Weizen nicht mehr so heiß ist, daß es zu Brandverletzungen kommen kann, aber immerhin noch warm genug, daß Sie diese Wärme gut spüren können. Ungefähr drei bis vier Stunden können Sie so liegen bleiben, wobei es hilfreich ist, den Körper in ein Leintuch oder eine dünne Decke zu wickeln, damit die Wärme nicht zu schnell entweicht.

Achtung: Verwenden Sie nur unbehandelten Weizen – gebeizter oder geschälter Weizen würde keinen Sinn machen.

Auch das von Hildegard sehr geschätzte Galgant kann gegen Rückenschmerzen helfen. *„Und wer im Rücken oder in der Seite wegen übler Säfte Schmerzen hat, der koche Galgant in Wein und trinke ihn oft warm, und der Schmerz wird aufhören."*

Das Rezept:

Etwa einen halben Teelöffel Galgantpulver in 150 ml Wein auflösen, kurz aufkochen und diesen Wein zweimal täglich warm in kleinen Schlucken trinken.

Achtung: Der Geschmack ist schrecklich, aber nicht gesundheitsgefährdend. Außerdem braucht diese Behandlungsmethode etwas Zeit – schnelle Erfolge bei akuten Beschwerden sind nicht zu erwarten.

Magengeschwüre

■ *Oft ist es Streß, der Magengeschwüre verursacht. Die Operation ist häufig unvermeidlich.*

Heilmittel: Edelkastanien

Vor allem beruflicher oder privater Streß, dem man über längere Zeit hinweg ausgesetzt ist, ohne die notwendigen Erholungsphasen erhalten zu haben, führt nicht selten zu schmerzhaften Magengeschwüren.

Bevor man sich jedoch „unter´s Messer" begibt oder

Antibiotika schluckt, könnte man sich auf die folgenden Sätze der Äbtissin vom Rhein besinnen:

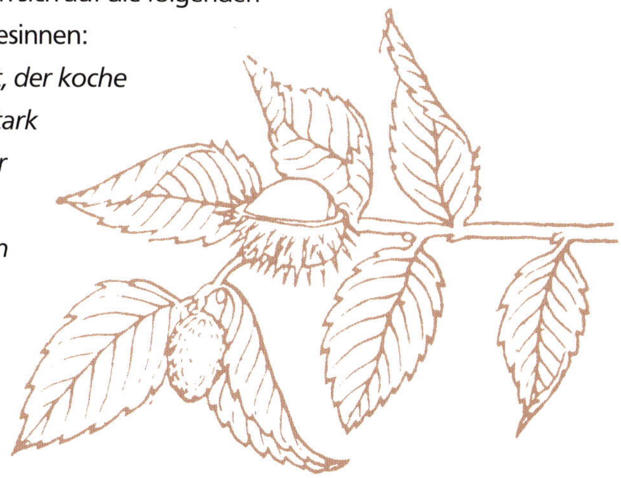

„Wer im Magen Schmerzen hat, der koche die Kerne des Maronibaumes stark in Wasser und in diesem Wasser zerstampfe er die gekochten Kerne zu Brei. Dann mische er in einer Schüssel etwas Semmelmehl mit Wasser und gebe zu diesem Mehl Süßholzpulver und etwas weniger Pulver der Marke Engelsüß, und dann koche er es nochmals mit den genannten Kernen und bereite ein Mus und esse es dann und es wird den Magen reinigen [...].

Das Rezept:

5 Edelkastanien oder 2 Eßlöffel Edelkastanienmehl
3 Eßlöffel Dinkelfeinmehl
1 Teelöffel Süßholzpulver
1 gestrichener Teelöffel Engelsüßpulver

Die geschälten Edelkastanien (Maroni) sollten kurz im Wasser weich gekocht und in diesem zerdrückt werden. In einer Schüssel werden nebenher die angegebenen Rationen Dinkelfeinmehl, Süßholzpulver und Engelsüßpulver miteinander vermengt und dieser Teig wird in den Maronibrei eingerührt. Das Ganze noch einmal kurz aufkochen lassen.

Achtung: Der Maronibrei, der täglich mindestens einmal gegessen werden sollte, ist nicht jedermanns Geschmack. Widerstehen Sie aber dennoch der Versuchung, ihn „nachzuwürzen", denn dies könnte die heilende Wirkung zunichte machen. Um den Geschmack zu verändern, ist es deswegen sinnvoller, die Menge des Pulvers zu verändern – weniger kann manchmal mehr sein. Achten Sie jedoch darauf, daß das Mischungsverhältnis nach wie vor einigermaßen den angegebenen Mengen entspricht.

■ *Nachwürzen macht die heilende Wirkung des Maronibreis zunichte.*

Wer im Magen Schmerzen hat, der koche die Kerne des Maronibaumes stark in Wasser und in diesem Wasser zerstampfe er die gekochten Kerne zu Brei.

Gicht (Rheuma)

■ *Hildegard bevorzugt die Quitte bei rheumatischen Erkrankungen.*

Heilmittel: Quittenfrüchte, Petersilie, Edelkastanienblätter, Wermutkraut, Ulmenholz, Sellerie

Die Gicht plagte den Menschen zu allen Zeiten – im Mittelalter sogar noch deutlich mehr als heute. Zum anderen liegt bei Gicht ja eine Störung des Harnstoffwechsels vor, die durchaus ernährungsbedingt sein kann. Kein Wunder also, daß Hildegard von Bingen sich intensiv mit dem Thema „Gicht" befaßte und etliche Behandlungsmöglichkeiten vorschlug. *„Denn wer gichtkrank ist, der esse oft diese Frucht (die Quitte) gekocht und gebraten, und sie unterdrückt die Gicht in ihm so, daß diese weder seine Sinne abstumpft, noch seine Glieder bricht, noch sie hilflos läßt."*

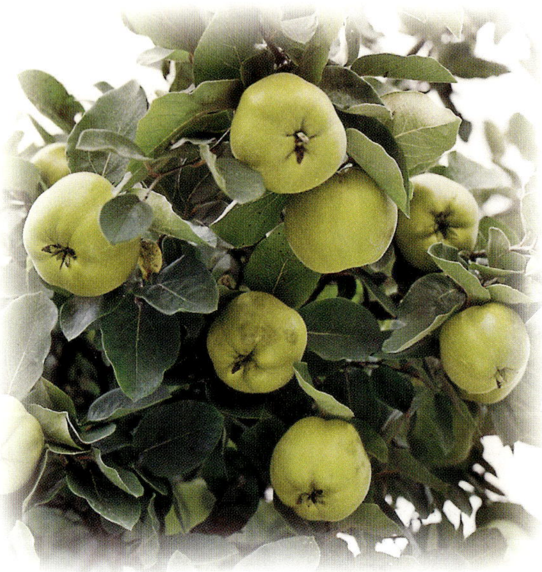

Das Rezept:

Täglich 1 bis 2 Quittenfrüchte gekocht oder gebraten essen, wobei auch Quittenmarmelade durchaus ein probates Mittel darstellt. Allerdings sollte der Zuckeranteil in ihr zugunsten einer kleinen Dosis Galgantpulver verringert werden.

Wer gichtkrank ist, der esse oft die Quitte gekocht und gebraten, und sie unterdrückt die Gicht in ihm so, daß diese weder seine Sinne abstumpft, noch seine Glieder bricht.

Ein weiteres Hildegard´sches Rezept rät zur regelmäßigen Verwendung von Petersilie – allerdings bei äußerer Anwendung.

Das Rezept:

Etwa 20 g Petersilienkraut und 80 g Raute in Olivenöl rösten und die Kräuter auf die schmerzende Stelle auflegen. Die warme Packung sollte dabei mit einem sauberen Leinentuch befestigt werden.

Übrigens: Diese Kräuterpackung leistet auch gegen Ischiasschmerzen ausgezeichnete Dienste.
Ein gutes Beispiel für die Beobachtungsgabe der Äbtissin vom Rhein und ihrer Ansicht, daß körperliche Beschwerden oftmals auch mit seelischen Zuständen zusammenhängen, sind die folgenden Sätze: *„Der Mensch, der gichtkrank ist und daher jähzornig, weil die Gicht immer mit Jähzorn einhergeht, der koche Blätter und die Fruchtschalen der Edelkastanien in Wasser und mache damit ein Dampfbad, und er mache das oft, und die Gicht wird weichen, und er wird einen milden Sinn haben."*

■ *Bei Rheuma und Gicht ist der Verzehr von Schweinefleisch äußerst schädlich für den Körper.*

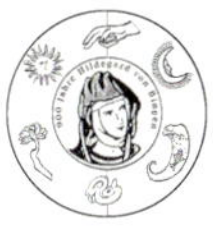

Das Rezept:

Sie sollen nur vom Ulmenholz ein Feuer anzünden und sich sogleich am Feuer wärmen. Und die Gicht wird zur Stunde weichen.

Etwa 20 Edelkastanienblätter sowie 10 der stacheligen Fruchthülsen der Kastanien werden in 2 Liter etwa 10 Minuten lang gekocht. Mit diesem Sud machen Sie sodann in einer Sauna einen Aufguß. Zwei bis drei solcher Saunadurchgänge werden empfohlen und dies etwa zweimal die Woche. Ein Durchgang sollte dabei – um Kreislaufprobleme zu vermeiden – nicht länger als 5 bis 10 Minuten dauern.
Schließlich und endlich kann auch die Sellerie dem Rheumakranken Linderung verschaffen. *„Wer aber von Gicht so geplagt wird [...], der nehme pulverisierten Selleriesamen und füge dem zu einem Drittel Raute bei und auch von Muskatnuß weniger als Rautepulver, und weniger Gewürznelken als Muskatnuß und weniger Steinbrech als Gewürznelken. Und all dies mach er zu Pulver, und er esse sowohl nüchtern wie auch nach dem Essen dieses Pulver."*

■ *Hildegard rät bei Gicht zur Verwendung von Petersilie – allerdings bei äußerer Anwendung.*

Das Rezept:

Etwa 60 g Selleriefrüchte, 20 g Weinraute, 15 g Muskatnuß, 10 g Gewürznelken und 5 g Steinbrechkraut werden pulverisiert. Vor und nach jeder Mahlzeit wird jeweils etwa ein halber Teelöffel mit diesem Pulver auf ein Stück Zwieback oder frisches Brot gestreut und verzehrt.

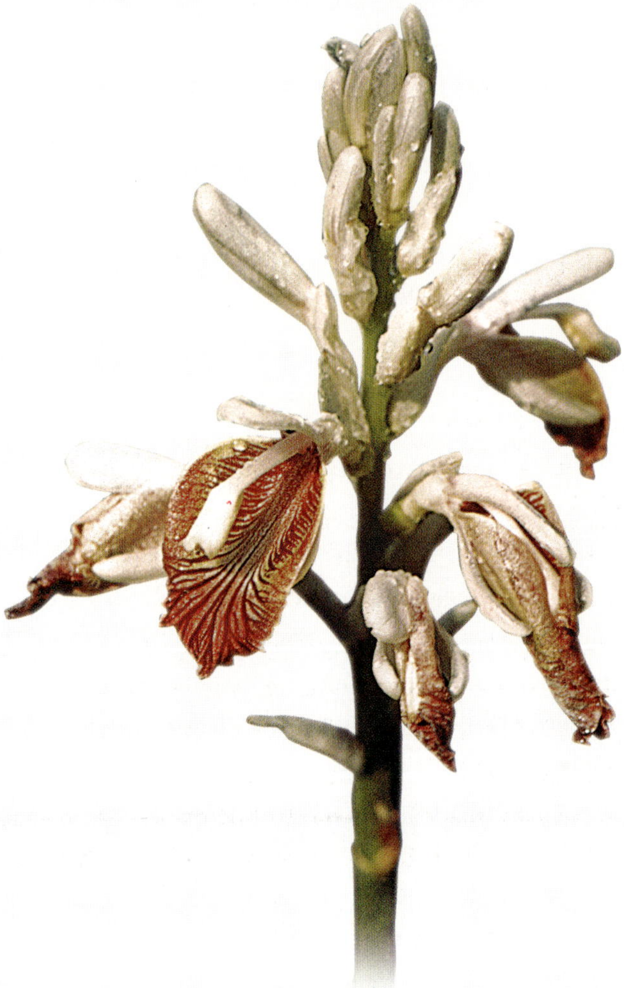

Entgiftung und Heilfasten

■ Hildegard von Bingen erkannte, daß oftmals in den Körper eingebrachte oder in ihm bestehende Giftstoffe für Krankheiten verantwortlich sind. Maßvolle Ernährung und spezielle Anleitungsverfahren helfen, schädliche Giftstoffe auszuscheiden. Heilfasten nach Hildegard von Bingen verschafft dem Körper eine Verschnaufpause, um sich von der Verarbeitung immer neuer Nährstoffmengen zu erholen, übermäßige Reserven aufzubrauchen und überflüssige und krankmachende Stoffwechselschlacken abzubauen.

Vergiftung und Entgiftung

Giftstoffe

Mit ihrer bemerkenswerten Beobachtungsgabe und ihrem außergewöhnlichen Einfühlungsvermögen erkannte Hildegard von Bingen, daß vor allem Giftstoffe im Körper des Menschen Auslöser von Krankheiten sind. In vielen ihrer Schriften finden sich entsprechende Hinweise auf die von ihr als Schwarzgalle bezeichneten im Körper wirksamen Gifte.

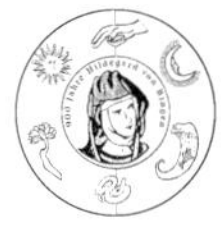

Sind bei einem Menschen die Gefäße mit Blut gefüllt, so müssen sie von dem schädlichen Schleim und dem durch die Verdauung gelieferten Saft durch einen Einschnitt gereinigt werden.

Der erste Schritt zu einer wirksamen Entgiftung ist, daß wir uns darüber klar werden, was unseren Körper vergiftet. Zuallererst ist dabei die Nahrung zu nennen. Die von uns aufgenommenen Lebensmittel müssen aufgespalten und verarbeitet werden. Dabei entstehen durch den Stoffwechsel Schlacken, bei Hildegard als schädliche Säfte oder Schleim bezeichnet, die giftig sind und schnellstmöglich ausgeschieden werden müssen. Dies ist ein natürlicher Vorgang im Körper, und solange wir das von Hildegard angesprochene „rechte Maß" bei der Nahrungsaufnahme einhalten, können die so entstandenen Giftstoffe wieder ausgeschieden werden.

Übertreiben wir es mit der Nahrungsaufnahme oder enthält diese zu viele Giftstoffe, so kann nicht mehr alles ausgeschieden werden. Die Folge davon: Der Körper lagert Giftstoffe ein. Also muß ihm bei der Ausscheidung geholfen werden.

■ *Der erste Schritt zu einer wirksamen Entgiftung ist, daß wir uns darüber klar werden, was unseren Körper vergiftet.*

Neben diesen „natürlichen" Giften gelangen über die Nahrung auch chemische Substanzen in unseren Körper. Zum einen solche Substanzen, die in der Umwelt eingesetzt werden und auf den ersten Blick überhaupt nichts mit Nahrungsmitteln zu tun haben – nehmen wir nur das jahrelang bedenkenlos eingesetzte Insektengift DDT. Über die Nahrungskette Pflanze-Tier wird das Gift meist noch angereichert und gelangt so konzentriert in unseren Körper. Andererseits werden heute sehr viele Lebensmittel chemisch behandelt oder verändert, um frischer auszusehen, länger zu halten oder resistenter gegen Schädlinge zu werden. Welche Auswirkungen diese Substanzen auf unseren Körper haben, ist nur zu einem sehr geringen Teil erforscht.

Wenn aber die Seele des Menschen fühlt, daß ihr und ihrem Leibe etwas zuwider ist, zieht sie das Herz, die Leber und die Gefäße zusammen.

Aus dem Kapitel über die Ernährungslehre Hildegards wissen wir, daß bestimmte Nahrungsmittel schlechthin Gift für unseren Körper sind und überhaupt nicht gegessen werden sollten.

Neben der Nahrung kann auch die eigene Lebenseinstellung zu einer Vergiftung des Körpers führen. Wer hat nicht schon einmal den Satz: „Der Zorn frißt mich auf" gehört oder ausgesprochen. Auch hierfür finden wir bei Hildegard eine Erklärung:

„Wenn aber die Seele des Menschen fühlt, daß ihr und ihrem Leibe etwas zuwider ist, zieht sie das Herz, die Leber und die Gefäße zusammen. Dabei erhebt sich um das Herz eine Art Nebel, hüllt das Herz in Dunkelheit, und so wird der Mensch traurig. Nach der Traurigkeit erhebt sich der Zorn. Wenn nämlich der Mensch inzwischen irgend etwas gesehen oder gehört oder gedacht hat, woher seine Traurigkeit stammt, dann bereitet der Nebel der Traurigkeit, der sein Herz befallen hat, einen warmen Rauch in allen Säften und um die Galle herum, regt die Galle auf und so erhebt sich aus der Bitternis der Galle stillschweigend der Zorn. [...] Hat aber der Zorn nicht aufgehört, [...] aktiviert er die Schwarzgalle [...]."

■ *Die Schwarzgalle ist laut Hildegard beim Sündenfall im Menschen entstanden. Sie ist in jedem Körper als chemischer Stoff vorhanden.*

So können diese negativen Gedanken und der Zorn zu ernsthaften Stoffwechselstörungen und damit zu Toxämie (Vergiftung des Blutes) führen. Umweltgifte werden in den Schriften Hildegards verständlicherweise nicht erwähnt. Diese Bedrohung erwuchs erst durch die fortschreitende Industrialisierung und den sprunghaften Anstieg der Weltbevölkerung. Besonders in Ballungszentren sind wir täglich Vergiftungen durch Autoabgase, Schwermetalle wie z. B. Blei, Schadstoffe aus Müllverbrennungsanlagen oder Industrieabgasen ausgesetzt. Dazu kommt die zunehmende Belastung des

■ *Die Belastung durch Elektrosmog hat in den letzten Jahren ständig zugenommen und wird zur Zeit eingehend erforscht.*

Menschen durch Elektrosmog. Dieser entsteht möglicherweise durch elektromagnetische und elektrische Wechselfelder (Mikrowelle, Handy, Hochspannungsleitungen, Computerbildschirme). Exakte Nachweise fehlen jedoch noch in vielen Fällen. Wir sammeln also Giftstoffe in unserem Körper auf mehrere Arten: durch die Nahrungsmittel selbst, durch den normalen Stoffwechsel, durch die in der Nahrung enthaltenen chemischen Zusatzstoffe, durch falsche Lebenseinstellung und durch die steigende Umweltbelastung. Diese Giftstoffe müssen schnellstmöglich wieder ausgeschieden werden. Stimmt das Verhältnis zwischen aufgenommener und abgegebener Giftstoffmenge langfristig nicht überein, so kommt es zwangsläufig zur Krankheit.

Entgiftung

■ *Entgiftung heißt Reinigung und ist unerläßlich. Hildegard gibt wertvolle Anregungen zur Entgiftung des Körpers. Sie beschreibt Heilmittel, Ausleitungsverfahren und das Heilfasten.*

Als Entgiftung bezeichnet man die Ausscheidung und dadurch Entfernung von Schlackestoffen aus dem Organismus. Die natürliche, automatisch ablaufende Entgiftung erfolgt über Nieren (harnpflichtige Substanzen über den Urin), Darm (Stoffwechselschlacke und unverdauliche Nahrung), Schleimhäute (Katarrh, Ausfluß, Abhusten), Lunge (Kohlendioxid), Leber (Blutreinigung), Milz und Lymphknoten (Entschlacken der Lymphflüssigkeit), Gebärmutter (Monatblutung) und Haut (Schlacke über den Schweiß).
Kommt es bei diesen Entgiftungsvorgängen zu Störungen, so ist der Körper gezwungen, Schlackenreste im Körper zu deponieren; der Mensch wird „innerlich vergiftet". Beim Abbau dieser eingelagerten Schlackenreste kann uns die Hildegard-Heilkunde wirksam unterstützen. Sei es mit Heilmitteln, die die natürliche Entgiftung des Körpers stärker in Gang bringen oder durch die von Hildegard beschriebenen künstlichen Eingriffe wie Schröpfen, Aderlaß oder Brennen, mit denen der Körper entgiftet werden kann.

Die Ausleitungsverfahren nach Hildegard von Bingen

Die nachfolgend beschriebenen Ausleitungsverfahren, der Aderlaß und das Schröpfen, gehören in die Hände von geschulten Fachleuten und dürfen in Deutschland nur von Ärzten oder anerkannten Heilpraktikern durchgeführt werden. Die Vorschriften und Bestimmungen in anderen Ländern und der EG sind bei den dafür zuständigen Stellen zu erfragen.
Deshalb wird hier nur eine grobe Übersicht über die Verfahren gegeben. Von einer Selbstbehandlung wird dringend abgeraten. Wenden Sie sich bei einem Behandlungswunsch unbedingt an einen erfahrenen Arzt oder Heilpraktiker, der mit der Hildegard-Heilkunde vertraut ist.

Daher soll der Aderlaß vorgenommen werden, wenn der Mensch nüchtern ist, damit die vom Blut getrennten Säfte um so leichter ausfließen können.

Der Aderlaß

Er dient als Vorbeugung gegen Gefäßerkrankungen, entfernt Stoffwechselschlacken und Schleimstoffe aus dem Blut. Ein Aderlaß ist die Blutentnahme aus einer Vene in einer der beiden Ellenbeugen.
Hildegard beschreibt den Aderlaß folgendermaßen: *„Sind bei einem Menschen die Gefäße mit Blut gefüllt, so müssen sie von dem schädlichen Schleim und dem durch die Verdauung gelieferten Saft durch einen Einschnitt gereinigt werden."* Und weiter heißt es: *„Will also ein Mensch eine Ader zur Verminderung des Blutes anschneiden, so soll er dies nüchtern tun, denn solange der Mensch nüchtern ist, sind die in ihm vorhandenen Säfte noch einigermaßen vom Blut getrennt, und das Blut fließt dann im Menschen in rechter Weise [...]."*

■ *Aderlaß ist die Blutentnahme aus einer Vene in der Ellenbeuge.*

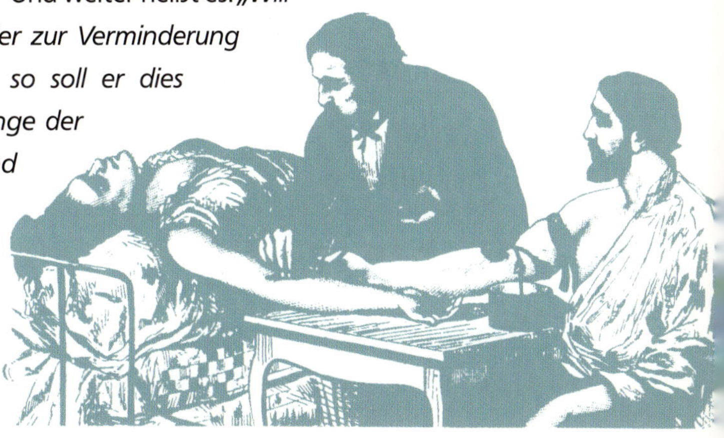

Liest man alle Beschreibungen der heilkundigen Äbtissin aus Bingen zum Aderlaß, können ihre Weisheiten nachfolgend stichpunktartig zusammengefaßt werden.

■ *Schröpfen und Aderlaß eignen sich nicht zur Selbsttherapie. Sie gehören in die Hände von Fachkräften.*

- Der Aderlaß ist nur sinnvoll, wenn der Patient nüchtern, d.h. ohne jede Nahrungs- und Getränkeaufnahme, zum Aderlassen erscheint.
- Der Aderlaß soll nur in den ersten sechs Tagen nach Vollmond durchgeführt werden.
- Das Alter des Patienten ist zu berücksichtigen.
- Je nach Krankheitssymptom entnimmt man das Blut aus der Kopf-, der Leber- oder aber der Herzader.
- Das Blut muß frei aus der Vene fließen können.
- Die Menge des ausgeflossenen Blutes ist festgelegt. Sobald die Farbe des Blutes sich deutlich sichtbar ändert, ist das ausreichende Maß erreicht.
- Nach dem Aderlaß soll für drei Tage auf ungewohnte Speisen, gebratenes Fleisch, rohes Obst und Gemüse, Käse und starken Wein verzichtet werden.
- Nach dem Aderlaß ist für drei Tage intensive Sonnenbestrahlung (Sonnenbad, Bräunungsstudio) zu meiden.

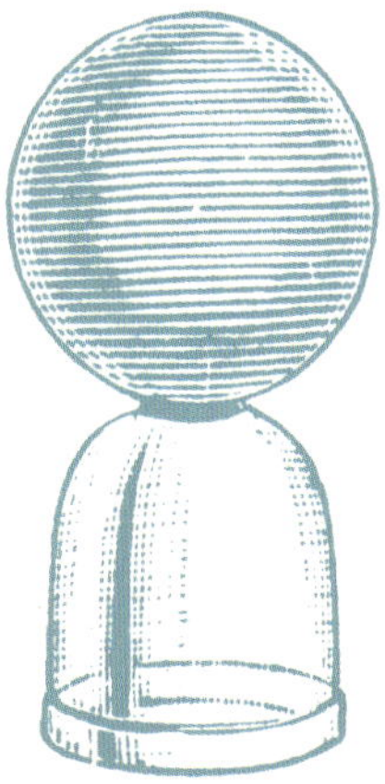

■ *Ein Schröpfkopf, der im 19. Jahrhundert noch häufig eingesetzt wurde.*

Das Schröpfen

Schröpfen entfernt Schleimstoffe und im Gewebe eingelagerte Schlackenreste und regt verschiedene Organe an. Beim Schröpfen werden dem Patienten kleine Glasglocken (die Schröpfköpfe), die vorher mit einer kleinen Flamme luftleer gemacht wurden, auf bestimmte Hautstellen aufgesetzt. Die Haut saugt sich sofort in das Glas und durch die blaurote Verfärbung wird der starke Blutandrang an dieser Stelle deutlich sichtbar.
Hildegard schätzte das Schröpfen sehr und empfiehlt seine häufige Anwendung: *„Schröpfen ist zu jeder Zeit gut und nützlich [...].“* Beim Schröpfen nach Hildegard tritt nur sehr wenig Blut in das Schröpfglas aus. Das

kommt daher, daß sie nur einen sehr kleinen Einschnitt vorschreibt: *„[...] durch das Schröpfen werden die Röhrchen (Blutgefäße), das sind die Gefäße, die das Leben des Menschen in sich tragen und den Zusammenhalt der Glieder bewirken, nicht angeschnitten. Wird nämlich ein solches Röhrchen angeschnitten, so fühlen alle anderen diesen Einschnitt und leiden mit darunter."*

Schröpfen ist zu jeder Zeit gut und nützlich, damit die schädlichen Säfte und Schleime, die sich im Menschen befinden, vermindert werden. Die Schleime sitzen zum größten Teil zwischen Haut und Fleisch, und sind dem Menschen besonders nachteilig.

Liest man alle Textstellen in den Schriften Hildegards über das Schröpfen so können ihre Aussagen stichpunktartig folgendermaßen zusammengefaßt werden.

- Wie beim Aderlaß muß der Patient nüchtern sein.
- Beim Schröpfen dürfen keine Gefäße verletzt werden.
- Die körperliche Verfassung und das Alter des Patienten müssen beachtet werden.
- Nicht alle Körperstellen sind zum Schröpfen gleich gut geeignet.
- Nach dem Schröpfen muß keine spezielle Diät eingehalten werden.

Das Setzen von Brennkegeln

Beim sogenannten Brennen wird die Haut in der Nähe der schmerzenden Stelle mit einem glimmenden Leinentuch leicht verbrannt. Die so entstandene Brandwunde wird über einen speziellen Verband über 8–12 Wochen offengehalten. Giftstoffe werden so über dieses künstlich erzeugte Geschwür ausgeschwemmt.

Das Brennen als Heilverfahren ist nicht mehr zeitgemäß und birgt eine Vielzahl an Risiken (Infektionen, Kreislaufstörungen). Daneben ist die Behandlung sehr schmerzhaft und zieht sich über einen langen Zeitraum hin. Aus den genannten Gründen wird von dieser Methode abgeraten; sie wurde hier nur der Vollständigkeit halber aufgeführt.

■ *Beim Brennen wird ein künstliches Geschwür erzeugt, das über mehrere Wochen offen gehalten wird. Diese Methode der Ausleitung ist schmerzhaft und mit vielerlei Nachteilen behaftet.*

Heilfasten

Einführung in das Heilfasten

Fasten hat nichts mit Diät oder Mangelernährung zu tun. Es ist ein bewußter Verzicht auf Nahrung.

Mit Hungern, Diät oder Mangelernährung hat bewußtes Heilfasten nichts zu tun. Es handelt sich vielmehr um einen freiwilligen, zeitlich begrenzten Verzicht auf Nahrung. So wird dem Körper eine Art Verschnaufpause verschafft, in der er sich von der Verarbeitung immer neuer Nährstoffmengen erholen, übermäßige Reserven aufbrauchen und außerdem überflüssige und krankmachende Stoffwechselschlacken abbauen kann.
Seit es Menschen gibt, wurde gefastet. Fast immer diente es als natürliche Hygiene-Maßnahme zur Erneuerung der körperlichen, geistigen und seelischen Gesundheit. In zahlreiche Religionsgemeinschaften und Kulturen hat Heilfasten eine lange Tradition. Schon Christus zog sich zum Fasten in die Wüste zurück. Bewußtes Fasten fördert die geistige Klarheit.
Als Begründer der modernen Heilfasten-Behandlung gilt der amerikanische Arzt Dr. Edward H. Dewey (1840 – 1904), der das Voll- und Morgenfasten in die Naturheilkunde einführte.

Fasten nach Hildegard von Bingen

Hildegard-Heilfasten ist eine sehr sanfte und für den Körper schonende Art des Fastens. Das Fasten ist bei ihr stark mit einer intensiven Hinwendung zu Gott verbunden.

Hildegard von Bingen schlägt eine Fastenzeit von sechs bis zehn Tagen vor. In dieser Zeit wird völlig auf den Genuß von fester Nahrung verzichtet, aber sehr viel getrunken. Unterstützend soll mindestens einmal täglich, eventuell sogar zweimal eine Fastensuppe zu sich genommen werden.
Zur Herstellung dieser Suppe verwendet Hildegard ihr „Lieblingsgetreide“, den Dinkel. Dazu gibt sie noch verschiedene, saisonale Gemüse, Kräuter und Gewürze. Die Suppe sollte nach den Ernährungsratschlägen von Hildegard nicht zu heiß und nicht zu kalt zu sich genommen werden.

Als Getränk wird bei dieser Fastenkur hauptsächlich Fencheltee getrunken, den wir uns leicht selbst aus Fenchelkörnern oder auch mit Aufgußbeuteln zubereiten können.

Das nötige Abführen geschieht bei Hildegard nicht mit dem eher unangenehmen und „aggressiven" Glaubersalz. Sie fand einen wesentlich besseren Weg mit den von ihr kreierten Ingwer-Abführkeksen (siehe im anschließenden Rezeptteil). Sollten diese einmal ausnahmsweise nicht ausreichen, so kann mit einem Klistier oder durch einen Einlauf nachgeholfen werden.

■ *Die Ingwer-Ausleitungskekse bestehen aus Ingwer, Dinkelmehl, Zitwer, Süßholz und Wolfsmilchsaft.*

Um die bei jeder Fastenkur auftretenden natürlichen Umstellungsprobleme des Kreislaufes – wie abfallenden Blutzuckerspiegel oder Kopfschmerzen – besser in den Griff zu bekommen, hat uns Hildegard ein wunderbares Mittel zur Hand gegeben, – ihren Herzwein (Rezept siehe anschließenden Rezeptteil).

Dadurch wird das Fasten nach Hildegard von vielen Menschen als nicht so belastend wie in anderen Fastenkuren empfunden. Durch das viele Trinken und die Fastensuppe kommt es sehr selten zu einem Hungergefühl; der Körper wird immer ausreichend mit Spurenelementen versorgt und der wichtige Elektrolyt-Haushalt bleibt im Gleichgewicht.

■ *Durch das viele Trinken und die Fastensuppe kommt es sehr selten zu einem Hungergefühl, der Körper wird immer ausreichend mit Spurenelementen versorgt und der wichtige Elektrolyt-Haushalt bleibt im Gleichgewicht.*

Aber Fasten ist bei Hildegard mehr als nur eine Entgiftung des Körpers. Es ist eine religiöse Angelegenheit mit dem tieferen Sinn einer Selbst- und Gotterkenntnis: Durch die Reduzierung aller äußerlichen sprich körperlichen Bedürfnisse und der Konzentration auf „die wesentlichen Dinge". Fasten ist in erster Linie eine geistige Leistung, die als positiven Nebeneffekt zu einer Steigerung der Gesundheit und zu einer Verbesserung der Lebensqualität des Fastenden führt. Erst wenn der Fastende beide Ziele verbindet, kann Fasten seine volle, heilbringende Wirkung entfalten.

Was beim Fasten im Körper geschieht

Wenn dem Körper keine Nahrungsmittel mehr geliefert werden, muß er sich zwangsläufig auf eine andere Form der Energiegewinnung umstellen. In den ersten 24 Stunden ohne Nahrungszufuhr greift er seine eingelagerten Reserven an und entzieht den Muskeln und der Leber die dort gespeicherten Glykogen-Reserven. Glykogene sind leicht in Energie umwandelbare Kohlenhydrate, die z. B. zur Ernährung des Gehirns notwendig sind. Als nächstes werden die Eiweiß-Reserven aus dem Blut, den großen und kleinen Gefäßen, der Leber, der Bauchspeicheldrüse und dem Darm verbraucht. Nach etwa zweitägigem Fasten werden auch die körpereigenen Fettdepots angegriffen und eingeschmolzen. Erster sichtbarer Effekt einer solchen strengen Null-Diät ist ein Gewichtsverlust.

■ *Fasten ist in erster Linie eine geistige Leistung, die der Steigerung der Gesundheit und einer Rückbesinnung auf Gott dient.*

Die gesundheitsfördernde Wirkung des Heilfastens ist aber primär, daß der Körper jetzt alle Energie, die er bisher zum Verarbeiten der täglichen Nahrung aufwenden mußte, und das sind immerhin ca. 35%, anderweitig nutzen kann. Sinnvollerweise verwendet er sie zum Entschlacken und Entgiften. Die dabei entstehenden Stoffwechselschlacken werden durch Leber, Lunge, Nieren, Blase, Darm, Haut und Gebärmutter ausgeschieden. Daneben wird auch das Blut von Giftstoffen und ungesunden Zell-Abbauprodukten gereinigt. Beim Fasten wird außerdem die zirkulierende Blutmenge verdünnt und besser verteilt. So wird die Arbeit des Herzens erleichtert, Blutstauungen lösen sich auf, niedriger Blutdruck normalisiert sich häufig, erhöhter Blutdruck sinkt.

■ *Die gesundheitsfördernde Wirkung des Heilfastens ist primär, daß der Körper alle Energie, die er bisher zum Verarbeiten der täglichen Nahrung aufwenden mußte, nun zur Entschlakkung verwenden kann.*

Wer darf nicht fasten

Nicht fasten dürfen selbstverständlich Patienten mit akuten Infektionskrankheiten, schweren organischen Erkrankungen der Leber oder der Nieren. Abzulehnen ist das Heilfasten aus schulmedizinischer und naturheilkundiger Sicht bei Kindern, Heranwachsenden und Patienten mit zehrenden Krankheiten (z.B. Krebs oder Tuberkulose) oder mit schweren Herz-Kreislauf-Leiden, sowie bei Menschen, die über siebzig Jahre alt sind. Auch bei schwerer Schilddrüsenüberfunktion und schwerer Diabetes mellitus muß auf das Fasten verzichtet werden. Ferner sollten schwermütige Patienten und solche, die sich in psychotherapeutischer Behandlung befinden, davon Abstand nehmen.

Selbstverständlich ist auch vor jedem Heilfasten genauestens zu prüfen, ob nicht etwa „Magersucht" vorliegt. Sicherheitshalber immer eine heilkundige Fachkraft befragen!

■ *Magersucht hat nicht mit Fasten zu tun und gehört dringend in ärztliche Behandlung.*

Was man zum Fasten braucht

Gesundes und richtiges Fasten bedarf einiger Vorbereitung. Betrachten Sie diese Vorbereitungen nicht als lästige Aufgabe, sondern eher als Einstimmung auf das Fasten. Sie werden schon bald feststellen, daß sich der kleine Aufwand mehr als bezahlt macht.

■ Fastengemeinschaft

Jemand, der noch nie gefastet hat, sollte die ersten Male in einer Gruppe fasten. Man befindet sich so in einer Gemeinschaft von Menschen, die für mehrere Tage ein gleiches Ziel verfolgen. In einer Gruppe können Tiefpunkte sehr viel besser verarbeitet werden. Hier findet man Verständnis bei anderen Gruppenmitgliedern oder beim Fastenleiter, denen die Probleme und Nöte schon bekannt sind und die einem über kritischen Momente hinweg helfen können.

Durch diese gleichgesinnten Menschen kommt es zu einem Gruppenerlebnis, und so ist Gruppenfasten, besonders für einen Neuling, sehr viel wirksamer als ein alleiniger Versuch. Je nach eigener Verfassung benötigt man Hilfe oder kann selbst Hilfe und Trost spenden. Dieses Tragen und Getragen-Werden ist auch ein Teil des

■ *Durch den vorübergehenden Verzicht auf feste und flüssige Nahrung kann eine Besserung oder sogar das Überwinden von Krankheiten erreicht werden, die mit einer ungesunden Ernährung zusammenhängen.*

Fastenprozesses. Man gibt seine Selbstsucht auf und ist für andere da. Hier wird die Brücke vom reinen Fasten zum religiösen Fastengedanken der heiligen Hildegard sehr deutlich.

■ Getränke

Beim Hildegard-Fasten wird nur Fencheltee getrunken. Sollten jedoch Abneigung oder Ekel gegen Fencheltee auftreten, so ist hier, ganz im Sinne Hildegards, der Stimme seiner Seele zu folgen und man verzichtet auf den Tee.

■ Wer das erste Mal fastet, sollte sich unbedingt einer Fastengruppe anschließen. Das gemeinsame Tun motiviert und stärkt das Durchhaltevermögen.

Entweder beschränken Sie sich dann nur auf abgekochtes Wasser, das über den Tag in einer Edelstahlthermoskanne warm gehalten werden kann, oder aber trinken in diesem Ausnahmefall Gemüse- oder Obstsäfte – aber niemals in konzentrierter Form. Unser Körper sollte in der Phase der Entschlackung und Reinigung nicht unnötig der aggressiven Obstsäure ausgesetzt werden. Deshalb empfiehlt es sich, Obstsäfte immer sehr stark mit natriumarmen und nur leicht kohlesäurehaltigem Mineralwasser oder noch besser mit abgekochtem Wasser zu verdünnen.

■ Wärmezufuhr

Zum Erhalt der Körpertemperatur benötigt der Organismus Energie und Brennstoff. Beim Fasten fehlt jedoch der Brennstoff, während die meiste Energie in den Entgiftungsprozeß fließen soll. Der Körper schaltet auf „Sparflamme". Durch dieses Absinken des Kreislaufes friert man leichter. Deshalb sollten Sie sich vorsorglich um warme Kleidung bemühen. Daneben leistet eine Wärmflasche (keine elektrische Heizdecke – Vorsicht Elektrosmog!), wertvolle Dienste.

Was gibt es schöneres, als abends in ein mollig warmes Bett zu steigen? Nutzen Sie die Wämflasche vor allem für die Füße. Da diese vom Herzen am weitesten entfernt sind, sind sie meist die ersten Stellen am Körper, die frieren. Warme Füße sind eine der wichtigsten Vor-

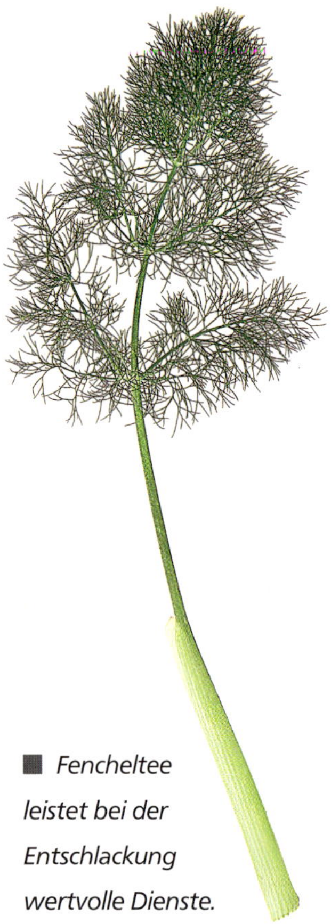

■ Fencheltee leistet bei der Entschlackung wertvolle Dienste.

aussetzungen für einen guten und gesunden Schlaf. Tagsüber wird die Wärmflasche zur Auflage auf die Leber verwendet. Sie ist die größte Drüse im menschlichen Körper und massiv am Entgiftungsprozeß beteiligt. Für jede Unterstützung, die ihr gegeben wird, ist sie äußerst dankbar.

■ *Warme Füße sind eine der wichtigsten Voraussetzungen für einen gesunden und tiefen Schlaf.*

■ Fasten und Meditation

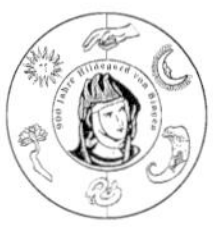

Wir müssen auf die Stimme unserer Seele hören, wenn wir gesunden wollen!

Wie schon gesagt, ist Fasten auch eine geistige Leistung und eine zutiefst spirituelle Angelegenheit. Im Fastenprozeß werden die geistige Leistungsfähigkeit beflügelt und das seelische Befinden positiv beeinflußt. In der Meditation soll der Geist über die banalen weltlichen Dinge hinaus erhoben und gereinigt werden. Seele und Geist sollen miteinander verschmelzen, zu tieferen bzw. höheren Bewußtseinsschichten vordringen und, im Falle der letztendlichen „Erleuchtung", sogar „Gott schauen".

Die Meditation sollte an einem ruhigen, nicht zu hellen Ort, an dem man eine gewisse Zeit völlig ungestört sein kann, stattfinden. Zum Meditieren nehmen wir eine bequeme, aber aufrechte Sitzhaltung am Boden ein. Die Kleidung sollte uns nirgends beengen oder gar einschnüren.

Bei der Meditation ist es wichtig, auf den Atemgang zu achten. Dabei sollte man sich nicht krampfhaft auf das Atmen konzentrieren, sondern den Atem frei fließen lassen. Nun konzentriert man sich beim Einatmen auf einen einzigen Gedankengang. Ebenso beim Ausatmen. Die Gedanken sollten am besten in kurze und einprägsame Sätze gefaßt werden. So kann man beim Einatmen denken: „Führe mich, Gott!" und beim Ausatmen: „Dir will ich folgen!" Natürlich können Sie auch ihre eigenen Sätze wählen. Behalten Sie diese jedoch während der Fastenzeit bei.

■ *Meditation soll den Geist über die banalen weltlichen Dinge erheben und reinigen. Seele und Geist sollen miteinander verschmelzen.*

Verzweifeln Sie nicht, wenn Ihnen nicht gleich alles richtig gelingt. Tiefes Meditieren ist eine Kunst, die geübt sein will!

Der Wasserhaushalt

Beim Fasten gilt der Leitsatz: Viel trinken ist Pflicht! Mit der getrunkenen Flüssigkeit steht und fällt der Erfolg bei der Kur.

Hildegard von Bingen hat zum Trinken eine eindeutige Meinung. Sie schreibt: *„Denn wenn der Mensch bei Tisch, nämlich zwischendurch beim Essen, nicht tränke, würde er schwerfällig in geistiger und körperlicher Hinsicht. Es würde auch keinen guten Blutsaft herbeiführen, und er könnte darum keine gute Verdauung haben."* Auch hier verweist sie auf das rechte Maß in allen Dingen (discretio): Zu viel trinken während des Essens ist ebenfalls unbekömmlich und der Verdauung abträglich.

Denn wenn der Mensch bei Tisch, nämlich zwischendurch beim Essen, nicht tränke, würde er schwerfällig in geistiger und körperlicher Hinsicht. Es würde auch keinen guten Blutsaft herbeiführen, und er könnte darum keine gute Verdauung haben.

Für die Verdauung benötigt der Mensch eine unwahrscheinliche Menge an Flüssigkeit. Über den Tag verteilt sieht das etwa folgendermaßen aus:

Für Speichel (etwa 1–1,5 Liter), Magensäfte (auch ca. 1–1,5 Liter), Gallenflüssigkeit (ca. 1–1,5 Liter), Verdauungssaft der Bauchspeicheldrüse (2–3 Liter) und Verdauungsflüssigkeit des Zwölffingerdarms und des Dünndarms (nochmals 2–3 Liter, von den Darmdrüsen erzeugt) werden gut und gerne 7–10 Liter Flüssigkeit benötigt. Das entspricht einem vollen Putzeimer!

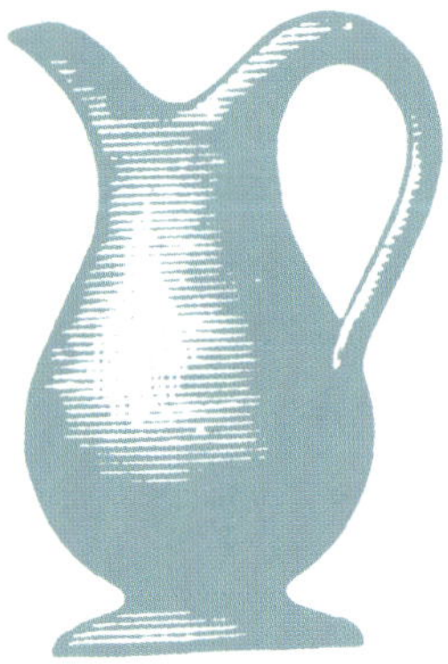

■ *Viel trinken ist Pflicht! Mit der getrunkenen Flüssigkeit steht und fällt der Erfolg bei der Kur.*

Natürlich trinken wir keine 7 Liter Flüssigkeit am Tag. Statt dessen hat unser Körper ein raffiniertes Recyclingsystem. Jeder Tropfen Flüssigkeit wird immer wieder, wenn er als Verdauungssaft nicht mehr benötigt wird, an anderer Stelle transportiert und dort weiter verwendet. Der Transport zu den verschiedenen Verdauungssaftdrüsen geschieht über den Kreislauf, der eben die Hauptverbindung im Körper darstellt. Wird zu wenig Flüssigkeit aufgenommen, ist dieser Verkehrsweg unterversorgt und kann seiner Aufgabe nicht mehr im vollem Umfang nachkommen. Es wird ein Notprogramm gefahren, um wenigstens irgendwie die wichtigsten Organe zu versorgen.

Der Kreislauf und damit der ganze Organismus leidet unter diesem Flüssigkeitsmangel. Es kann jedoch nicht alle Flüssigkeit beliebig oft und lange wiederverwertet werden. Denn der Mensch verliert über die verschiedensten Wege im Laufe des Tages einiges an Flüssigkeit:

- Haut: Mit etwa zwei Quadratmeter Fläche ist sie neben dem Darm das größte Ausscheidungsorgan des Körpers und gibt täglich, auch wenn man nicht schwitzt, eine ganze Menge Wasser an die Umgebung ab;
- Urin: Abfallstoffe, die über die Nieren ausgeschieden werden sollen, benötigen eine gewisse Menge Wasser und bilden so den Urin;
- Stuhlgang: Auch der Darm benötigt eine Menge Wasser, damit die Giftstoffe gebunden und abtransportiert werden können;
- Atmung: Bei jedem Ausatmen wird etwas Wasser an die Umgebung abgegeben. Beschlagene Scheiben sind ein guter Beweis dafür. Das liegt daran, daß die sensiblen Schleimhäute immer feucht sein sollen.

Trinkt der Mensch aber zu viel beim Essen, dann macht das in den Säften seines Körpers einen üblen Schwall von Sturmfluten, so daß die rechten regelmäßigen Säfte in ihm zersprengt würden.

Der Mensch besteht aus ca. 60 % Wasser. Dieser Wert muß einigermaßen konstant gehalten werden. Der Flüssigkeitsverlust über die eben aufgeführten Ausscheidungen beträgt, wenn der Mensch normal trinkt und nicht außergewöhnlich schwitzt, täglich ca. 35 ml pro Kilogramm Körpergewicht. Das sind bei einem Menschen mit 70 kg Körpergewicht um die 2,4 Liter Flüssigkeit. Trinken wir weniger, muß der Körper haushalten und kann nicht so viel ausscheiden. Er spart – was zu einer Mangelfunktion führt.

■ *Zu wenig Flüssigkeit zwingt den Körper dazu, ein „Notprogramm" zu fahren, dabei werden nicht alle Organe ausreichend versorgt.*

Wird die abgegebene Menge Flüssigkeit nicht regelmäßig aufgefüllt, kommt es zu Gallen- und Nierensteinen, Stuhlverstopfung, Kreislaufstörungen, aber auch zu Schrumpfungsprozessen in den Bandscheiben und den Gelenkknorpeln. Sie trocknen schlicht und einfach aus! Ein Mensch kann wesentlich länger ohne Nahrung als ohne Flüssigkeit auskommen.

In der normalen Nahrung (ohne Getränke) sind ca. 1/2 bis 3/4 Liter Flüssigkeit enthalten. Diese Flüssigkeit fehlt uns beim Fasten und muß zusätzlich aufgenommen werden. Nur wenn genügend Flüssigkeit im Körper vorhanden ist, können Giftstoffe schnell und effizient abgebaut und ausgeschwemmt werden.

■ *Der natürliche Flüssigkeitsverlust des Mensch beträgt täglich ca. 35 ml pro Kilogramm Körpergewicht.*

Um einen genauen Überblick über die im Verlauf des Tages aufgenommenen Flüssigkeitsmenge zu erhalten, ist es sinnvoll, den gesamten Fencheltee für den Tag schon am Morgen zuzubereiten. Oder aber man füllt mehrmals täglich eine Thermoskanne mit frisch zubereitetem Tee. Mit Hilfe einer Strichliste behält man den Überblick über die bereits zu sich genommene Menge. Am Abend muß dann aller vorbereiteter Tee getrunken sein.

Versuchen Sie bitte nicht, alles auf einmal in sich hinein zu schütten. Wie beim Essen, sind auch hier „kleinere Portionen" über den Tag verteilt getrunken, wesentlich sinnvoller. So können Sie zum Beispiel jedesmal im Verlauf des Tages, wenn Sie Hunger verspüren, ein Glas Fencheltee trinken. Damit tun Sie sich und ihrem Körper etwas gutes und ganz nebenbei dämpfen Sie noch das Hungergefühl.

Reaktionen des Körpers in der Fastenzeit

■ *Trinken Sie regelmäßig über den Tag verteilt in kleinen Schlucken mindestens die für ihr Körpergewicht errechnete Flüssigkeitsmenge (Körpergewicht x 0,035 = Literzahl).*

Irgendwann zeigen sich bei jedem Fastenden – bei den einen früher, den anderen später – körperliche Reaktionen, die man als eine Antwort des Körpers auf das Fasten verstehen muß. Mit dem Hildegard-Fasten wird der Körper entgiftet und von eingelagerten Schlackestoffen befreit. Dies hat zur Folge, daß es anfangs zu einer massiven Anhäufung von Giftstoffen im Blut kommt, da der Körper zuerst alle alten und kranken Zellen verbrennt. Es entstehen in vermehrtem Maße Homotoxine (Menschengifte). Durch die plötzliche Anhäufung dieser Giftstoffe ist der Organismus kurzzeitig bis an die Grenze seiner Leistungsfähigkeit gefordert, es kommt zur sogenannten Fastenkrise:

- Es treten, besonders am zweiten oder dritten Tag, Kopfschmerzen auf. Hier verschafft viel Trinken meist Linderung.
- Bei Rheumatikern verstärkt sich in der Regel der Schmerz in den ersten drei bis vier Tagen, dann sollte allerdings eine Besserung eintreten.
- Der Blutzuckerspiegel sackt ab, was wir an einer leichten inneren Unruhe und leichten Kopfschmerzen feststellen. Mit einem Schluck des von Hildegard empfohlenen Herzweins geht es einem meist sehr bald besser. Eventuell kann man auch noch zu ein paar Galgant-Tabletten greifen.

Daneben gibt es noch die verschiedenartigsten Reaktionen der Teilnehmer einer Fastenkur. Im allgemeinen reagieren die verschiedenen Organe auch verschieden auf die Fastenkur, jeder Mensch ist nun einmal ein Individuum mit einer ihm eigenen (Krankheitsvor-) Geschichte. So stellen die nachfolgend aufgeführten Reaktionen nur eine grobe Übersicht dar.

■ *Mundgeruch und intensiverer Körpergeruch sind normale Begleiterscheinungen während des Fastens. Achten Sie daher in dieser Zeit besonders auf Körperpflege.*

Die Atmung ändert sich, wird zum Teil stärker, da größere Mengen an Kohlendioxyd, also gasförmige Schlackenstoffe, über die Atmung ausgeschieden werden. Die Ausatemluft wird dadurch manchmal etwas „anrüchig". Mundgeruch ist also eine normale Reaktion. Ebenso wird der Körpergeruch durch das Schwitzen der Haut und auch alle anderen Ausscheidungen im Geruch etwas intensiver.

Der Stoffwechsel wird verlangsamt, der Energiehaushalt reduziert, was die Kälteempfindlichkeit deutlich erhöht. Die Produktion von Sexualhormonen wird verringert, dadurch nimmt das sexuelle Verlangen etwas ab. Die Insulinproduktion nimmt ab, da während der Fastenzeit kein Insulin gebraucht wird. Einige Faster brauchen weniger Schlaf, andere Faster viel mehr als zuvor, das ist individuell sehr verschieden.

Das Spektrum der Stimmungsschwankungen reicht von leichten Depressionen bis zu einem absoluten psychischen und/oder geistigen Hoch, wobei die Hochpha-

sen meist überwiegen. Auslöser dafür sind die im Körper während der Fastenzeit ausgeschütteten Endorphine (morphiumähnliche Stoffe). Das führt dazu, daß viele Fastende geistige und körperliche Höchstleistungen erzielen und regelrecht „gepusht" werden.
Bei Frauen kann sich der Menstruations-Rhythmus etwas verschieben, pendelt sich aber nach der Kur wieder ein. Häufig werden Zyklusbeschwerden gemildert oder verschwinden ganz, und sogar auf Wechseljahrsbeschwerden hat das Fasten eine positive Auswirkung.
Der Urin kann zwischendurch immer wieder einmal ganz dunkel werden und sehr intensiv, zum Teil sehr sauer, riechen. Sie durchlaufen dann eine starke Ausscheidungsphase, die beim Fasten immer wieder vorkommt und ganz normal ist.
Eine Ausscheidungsreaktion, in diesem Fall über die Schleimhäute der Bronchien, kann zu starken Hustenreaktionen mit enormem Auswurf führen, ohne daß eine Erkältung vorliegt. Gleiches kann mit den Nasenschleimhäuten geschehen: Es kann sich starker Schnupfen einstellen, ohne daß eine Erkältung vorliegt.
Oftmals kommt es auch zu Magenschmerzen mit saurem Aufstoßen, obwohl nur Fencheltee und die Fastensuppe getrunken werden. Hier helfen nach Hildegard die Fencheltabletten. Zur Unterstützung mehrmals täglich drei Tabletten in den Mund nehmen und lutschen, erstmals morgens nüchtern drei Tabletten nehmen.

■ *Durch die Endorphinausschüttungen neigt man schon mal dazu, sich selbst zu überschätzen und sollte dementsprechend vorsichtig sein.*

Während eines Fastenkurses nach Hildegard kann es als ebenfalls positive Nebenwirkung zu einer Blutdruckregulierung kommen. Bei Menschen mit Bluthochdruck kommt es zu einer gesunden Absenkung, bei niederem Blutdruck zu einer leichten Belebung.
Bei manchen Fastern werden während des Fastens versteckte Krankheitsherde aufgewühlt, die zum Teil starke Schmerzen verursachen können, z. B. an den Zähnen, den Mandeln oder in den Nebenhöhlen. Diese Schmerzen sind vom Fasten unabhängig und sollten fachlich behandelt werden!

Ernährung vor und nach dem Fasten

■ In den Entlastungstagen:

An diesen Tagen sollte man auf alles tierische Eiweiß verzichten und nur noch leicht verdauliche Speisen zu sich nehmen. Im Rezeptteil bei der Ernährungslehre (Kap. 1) finden sich sicherlich für jeden einige schmackhafte Rezepte. Besonders gut eigenen sich rein pflanzliche Speisen, die leicht verdaulich zubereitet sein sollten. Vielleicht lassen Sie ja schon das üppige Frühstück ausfallen und begnügen sich statt dessen mit mäßig Obst bis zum Mittag. Daneben bieten sich noch Dinkelvollkornbrot, Vollkornreis, Kartoffelbrei und Salate an. Sehr gut sind auch die von Hildegard so hoch geschätzten Äpfel: *„Aber die Frucht (der Apfel) jenes Baumes ist zart und leicht verdaulich, und roh genossen schadet sie gesunden Menschen nicht [...]. Den Kranken aber schaden die rohen Äpfel eher, weil sie schwächlich sind. Aber die gekochten und gebratenen Äpfel sind sowohl für die Kranken als auch für die Gesunden gut."* Durch den Genuß von Äpfeln wird auch schon eine erste Entgiftung des Darmes erreicht.

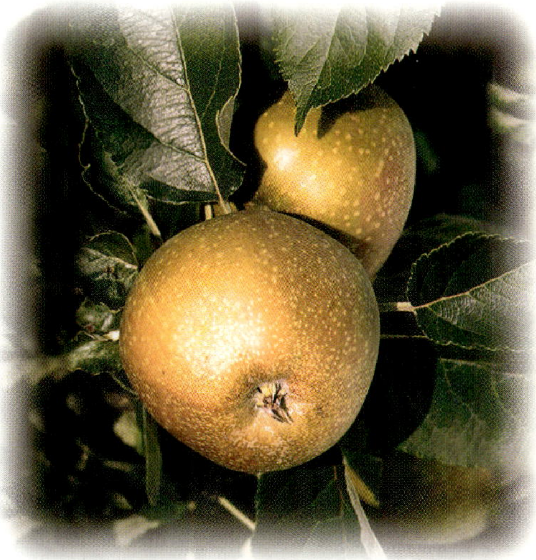

Aber der Apfel jenes Baumes ist zart und leicht verdaulich, und roh genossen schadet er gesunden Menschen nicht [...]. Den Kranken aber schaden die rohen Äpfel eher, weil sie schwächlich sind. Aber die gekochten und gebratenen Äpfel sind sowohl für die Kranken als auch für die Gesunden gut.

■ In den Aufbautagen:

Nach einer Heilfastenkur muß sich der Körper erst allmählich wieder an normale (Vollwert-)Kost gewöhnen. Man darf also nicht gleich hemmungslos „drauflosfuttern", sondern braucht mehrere Tage lang leichte Schonkost (ein üppiges Mahl mit Fett und Fleisch würde nur übel bekommen und müßte mit schweren Verdauungsstörungen „bezahlt" werden). Das Frühstück am ersten Aufbautag besteht aus einem Bratapfel. Zur Zubereitung wird der gewaschene Apfel auf ein Backblech gesetzt und für ca. 30 Minuten bei mittlerer Hitze in den Backofen geschoben. Zum Essen kann der

■ *Sparen Sie nicht mit dem Trinken. Wann immer Sie Durst verspüren, folgen Sie der Stimme ihres Körpers und trinken Sie Fencheltee.*

Apfel noch mit ausreichend Zimt, dem Hildegard ebenfalls eine entschlackende Wirkung zuschreibt, bestreut werden.

Zum Mittag- und Abendessen gibt es eine dünne Dinkelsuppe. In dieser sind die Körner und das Gemüse enthalten. Um dem Körper die Verdauung so leicht wie möglich zu machen, sind die Zutaten sorgfältig zu kauen, mindestens dreißig Mal. Dies bewirkt eine mechanische Zerkleinerung der Nahrung und eine hervorragende Durchspeichelung der Nahrungsmittel, was eine anschließende Aufspaltung der Nahrung wesentlich erleichtert. Verdauung beginnt schon im Mund!

Und wer den Zimt oft ißt, mindert er die üblen Säfte und bereitet gute Säfte in ihm.

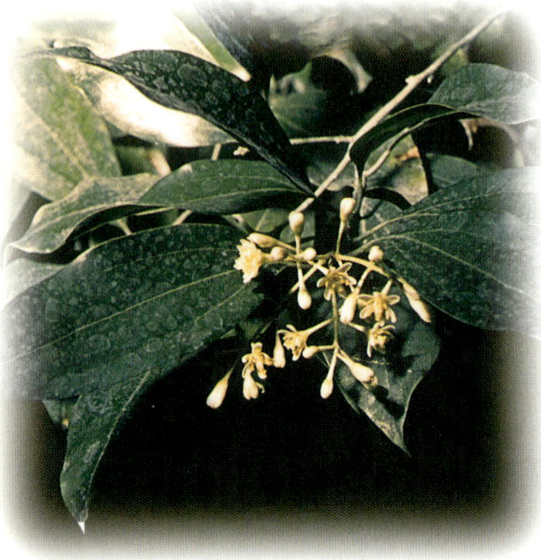

■ *Hildegard empfiehlt Zimt zur Entschlackung.*

Am zweiten Aufbautag ist immer noch auf leichte und bekömmliche Kost zu achten. Morgens empfiehlt sich das Aufbau-Frühstück. Mittags sollte wieder ein Dinkelgericht gegessen werden. Bereiten Sie einen Dinkelreis oder eine kräftigere Dinkelsuppe zu. Später kann mit einer Hühnerbrühe abgewechselt werden. Für das Abendbrot bietet sich Dinkelbrot mit einem vegetarischen Brotaufstrich und etwas Butter an. Sollten Sie gleich wieder Lust auf Fleisch haben, so begnügen Sie sich vorerst mit etwas Hühner- oder Putenfleisch.

Ab dem dritten Tag kann wieder fast normal gegessen werden. Denken Sie aber immer an das rechte Maß und überfordern Sie ihren Körper nicht. Essen Sie mit Genuß und in aller Ruhe. Verzichten sie noch einige Tage auf schwer Verdauliches, insbesondere Schweinefleisch und stark fetthaltiges Fleisch und Wurst. Es ist sinnvoller mehrere kleinere Mahlzeiten über den Tag verteilt einzunehmen, als mit drei üppigen Essen den Organismus zu überfordern.

■ *Die Aufbautage dienen dazu, den Körper wieder an Nahrungsmittel zu gewöhnen. Über drei Tage muß noch eine Diät eingehalten werden.*

Als sehr hilfreich hat sich in den Aufbautagen Flohsamen erwiesen. Wir nehmen bei leichter Verstopfung den Flohsamen bis zu dreimal täglich ein, indem wir die Menge eines Teelöffel mit einem Glas Wasser oder Tee hinunterspülen. Dabei den Flohsamen in den Mund nehmen und sofort mit der Flüssigkeit hinunterspülen. Daran denken, daß der Samen genügend Flüssigkeit zum Quellen benötigt, also reichlich trinken.

Das Abführen

Das Abführen oder Purgieren erfolgt beim Fasten nach Hildegard von Bingen mit Ingwer-Ausleitungskeksen und Flohsamen.

Verstopfung und Darmträgheit ist eine weitverbreitete Zivilisationskrankheit. Auch während einer Fastenkur kann es hiermit Probleme geben. Verstopfung hat oftmals psychische Ursachen. Hier lohnt es sich, genauer in sich hineinzuhorchen. Bin ich in der Lage loszulassen, sowohl im Bereich meiner Gefühle als auch meines Körpers? Halte ich oftmals alles zurück und bin dadurch verkrampft und verspannt? Die Befreiung der Psyche von allen Verkrampfungen fängt oftmals mit dem Darm an.

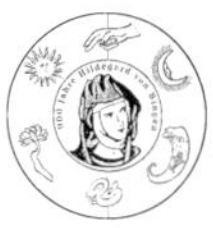

Aber auch der Mensch, der Abführgetränke bereiten und einnehmen will pulverisiere und seihe Ingwer.

Als erstes sollten während einer Fastenkur (übrigens auch, wenn man Probleme in dieser Art hat) die Ingwer-Ausleitungskekse eingenommen werden.

Bei Hildegard von Bingen findet sich unter dem Stichwort „Ingwer": *„Aber auch der Mensch, der Abführgetränke bereiten und einnehmen will pulverisiere und seihe Ingwer [...]."*

Bei anderen Fastenkuren nimmt man am Abführtag oder auch während einer ganzen Fastenkur jeden Morgen Glaubersalz zu sich. Der Geschmack dieser Glauber- oder Bittersalze ist nicht besonders gut und führt oftmals zu Brechreiz. Beim Hildegard-Fasten erfolgt dieses Abführen wesentlich schonender und angenehmer mit den Ingwerkeksen. Diese sind besonders herzschonend, weil damit nur die schlechten und krankmachenden Säfte des Körpers über die Nieren und den Darm ausgeschieden werden, während die guten Säfte im Körper verbleiben.

■ *Denken Sie aber immer an das rechte Maß und überfordern Sie ihren Körper nicht. Essen Sie mit Genuß und in aller Ruhe.*

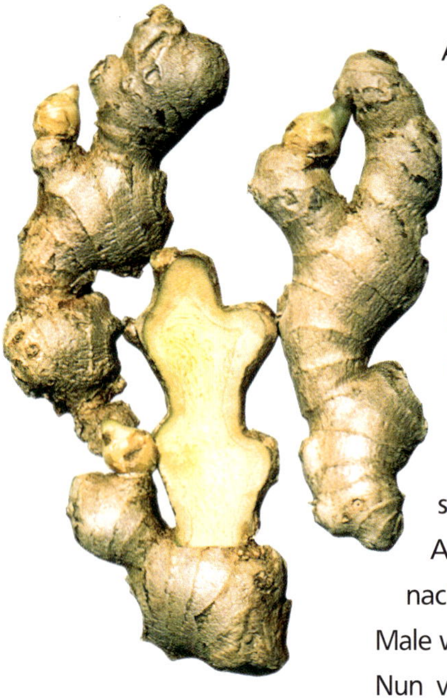

Am ersten Morgen sollte nur ein Keks gegessen werden, eventuell zusammen mit einem Schluck Herzwein. Sollte sich der gewünschte Effekt nicht einstellen, dann nimmt man am zweiten Morgen zwei Ingwerkekse. Wenn am dritten Tag noch kein Erfolg erzielt wurde, dann kann zusätzlich ein Klistier gemacht werden. Dabei füllt man den Gummiball des Klistiers mit lauwarmem Wasser, so daß keine Luft mehr im Ball ist. In einer Hockstellung nun den Einfüllstutzen des Klistiers vorsichtig ca. 7 cm in den After einführen und den Gummiball entleeren. Je nach Größe des Balles kann dieser Vorgang mehrere Male wiederholt werden (zwei- bis viermal).

Nun versuchen wir das warme Wasser so lange wie möglich im Darm zu halten, damit sich Verklumpungen oder Verhärtungen lösen können. Schließlich entleeren wir den Inhalt in die Toilette. Die ganze Prozedur kann mehrere Male wiederholt werden, bis der Darm völlig entleert ist.

Selbst wenn man gar nichts ißt, erzeugen die Darmbakterien pro Tag ca. 50 Gramm Abfall, der ausgeschieden werden sollte. Eine Darmentleerung jeden zweiten Fastentag ist völlig ausreichend, noch besser ist natürlich täglicher Stuhlgang.

■ *Bei Problemen mit Verstopfung haben sich Ingwer-Abführkekse sehr bewährt. Sie unterstützen den Darm auf natürliche Weise.*

Aber auch der Mensch, der Abführgetränke bereiten und einnehmen will pulverisiere und seihe Ingwer [...] Aber bevor jemand diesen Trank nimmt, wärme er sich, wenn er kalt ist, und so nehme er ihn. Und wenn er ihn genommen hat, ruhe er ein wenig wach im Bett, und wenn er dann aufsteht, gehe er ein wenig hin und her, jedoch so, daß er keine Kälte leidet.

Fastenfahrplan

Vorbereitende Entlastungstage:
Diese sollten drei bis vier Tage vor dem eigentlichen Fasten beginnen. Sie dienen dazu, die Ernährung langsam umzustellen. Trinken Sie sehr viel, besonders den Fencheltee. Neben der Änderung der Eßgewohnheiten sollten man sich auch geistig auf das Fasten vorbereiten. Beginnen Sie schon jetzt mit der Meditation, schränken Sie das Zeitungslesen ein, schrauben sie den Fernseh- und Radiokonsum zurück, überdenken Sie eingefahrene, schädliche Gewohnheiten. Besinnen Sie sich auf Wesentliches und öffnen Sie sich für das Geistige.

■ Der Abführtag (1. Fastentag)
Wir empfehlen, auf das bei anderen Fastenkuren übliche Glaubersalz zu verzichten und statt dessen morgens einen Ingwerkeks einzunehmen. Dieser wird am besten noch im Bett gegessen. Anstatt eines Frühstücks stehen einige Äpfel auf dem Speiseplan, jedoch nicht mehr so viele wie an den Entlastungstagen. Mittags die Fastensuppe, zwischendurch immer wieder Fencheltee.

■ Die Fastentage (2. – 10. Tag)
Heute wird mit dem Vollfasten begonnen. Lassen Sie sich mit dem Aufstehen Zeit, werden Sie erst richtig wach, nehmen Sie dann den Ingwerkeks ein und bleiben noch eine Weile liegen. Das „Frühstück" besteht aus Fencheltee und/oder Dinkelkaffee. Die ersten beiden Vollfastentage kann noch normal gearbeitet werden, danach sollten Sie etwas kürzertreten und Ihrem Körper mehr Ruhe gönnen. Mittags gibt es eine nicht zu heiße Fastensuppe.
Danach kommt der heiße Leberwickel zur Anwendung. Dafür sollten Sie sich mit einem feucht-heißen Wickel auf der Leber für etwa eine halbe Stunde ins Bett zurückziehen. Den Wickel aus einem zusammengelegten Frotteehandtuch machen, das mit heißem Wasser

■ *Der Leberwickel besteht aus einen mit heißem Wasser übergossenen Frotteehandtuch und einer Wärmflasche. Beides wird nach dem „Essen" auf den Oberbauch gelegt.*

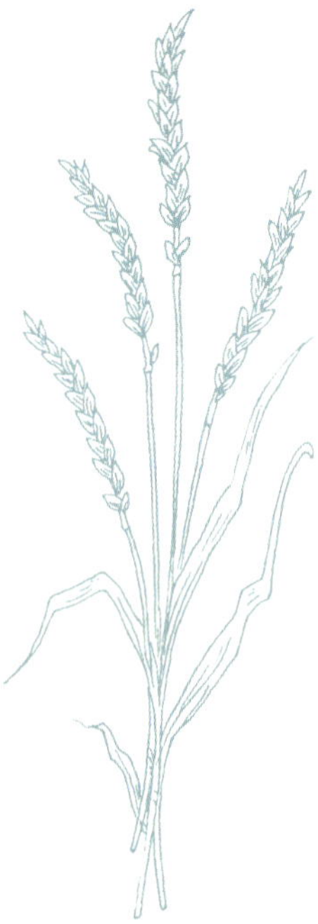

■ *Dinkel unterstützt den Fastenden mit wertvollen Inhaltsstoffen und seinem basischen Verhalten.*

getränkt ist. Dieses auf den Oberbauch legen und noch eine heiße Wärmflasche obendrauflegen. Die feuchte Wärme des Leberwickels unterstützt die Leber bei ihrer Entgiftungsarbeit. Danach bietet sich ein Verdauungsspaziergang an der frischen Luft an.
Wenn Sie Lust und Zeit haben, können Sie sich mehrmals über den Tag verteilt zur Meditation zurückziehen.
Abends gibt es dann noch einmal eine heiße Dinkelbrühe, eventuell wieder mit einem Leberwickel. Hören Sie auf Ihren Körper und gehen Sie rechtzeitig ins mit der Wärmflasche vorgewärmte Bett.
Sollten Sie auf eigene Faust und zu Hause fasten, so beträgt die maximale Fastenzeit eine Woche!

■ Die Aufbautage (ca. 3 Tage)

Der Körper sollte erst allmählich wieder an Nahrungsaufnahme gewöhnt werden. Lassen Sie es beim Essen und auch bei körperlicher Arbeit langsam angehen. Längeres Fasten zehrt auch an der Muskulatur.

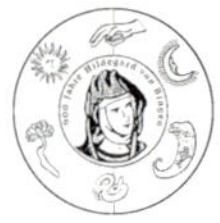

Und wenn einer so krank ist, daß er vor Krankheit nicht essen kann, dann nimm die ganzen Körner des Dinkels und koche sie in Wasser [...] und gib das dem Kranken zu essen, und es heilt ihn innerlich wie eine gute und gesunde Salbe.

Rezepte

Die Fastensuppe

■ *Eine Tasse Dinkelkörner zusammen mit etwas Suppengemüse, Sellerie, Fenchel, Karotten ca. eine halbe Stunde leicht köcheln lassen. Dazu geben Sie je nach Geschmack Basilikum, Dill, Petersilie und Bertram. Mit Galgant und einer Prise Salz wird abschließend gewürzt. Dann die Suppe durch ein Sieb in eine große Tasse geben und warm trinken.*

Der Herzwein (Petersilienwein):

■ *Ein Bund Petersilie (ca. 8 – 10 Stengel) 5 bis 8 Minuten in 1 Liter gutem Weißwein kochen, Kräuter abseihen, dann 1 – 2 EL Weinessig und 250 g Honig (für Diabetiker ca. 70 g) beigeben, nochmals kurz erhitzen und drei bis vier Minuten kochen lassen, dann heiß in sterile Flaschen abfüllen. Zwei- bis dreimal täglich ein Likörglas davon trinken.*

Ingwerkekse:

■ *Da die Herstellung sehr kompliziert ist, besorgt man sich diese Kekse am besten in einer Apotheke, die mit der Hildegard-Heilkunde vertraut ist, bzw. einer Drogerie, die Hildegard-Produkte im Sortiment führt (siehe auch Bezugsquellen im Anhang).*

Aufbaufrühstück:

■ *Man mischt ca. 50 g Dinkelflocken mit ca. 0,4 l Wasser. Dazu einen kleingeschnittenen Apfel, je eine Prise Galgant, Zimt und Bertram. Abgerundet wird mit einem Löffel Honig. Alles zusammen ca. 3 Minuten kochen. In den Aufbautagen kann vor dem Essen noch ein Eßlöffel Flohsamen untergerührt werden.*

Bezugsquellen für Hildegard-Heilmittel und Kontaktadressen

(Bitte jeweils Bestell-Listen anfordern)

Deutschland

■ Abtei St. Hildegard, Postfach 1320, 65378 Rüdesheim
■ Bäckerei Holstein, August-Borsig-Str. 3, 78467 Konstanz
■ Bastei-Apotheke, Frau Angelika Huber, Karl-Theodor-Str. 38, 80803 München
■ Brunner-Versand – Gesundes Leben aus dem Internet: www.brunner-versand.de, e-mail: mail@brunner-versand.de
■ Geisarieder Lädele, Rosenweg 2, 87616 Marktoberdorf-Geisenried
■ Holstein Naturkost GmbH, Zum Riesenberg 6a, 78476 Allensbach
■ JURA-Naturheilmittel, Nestgasse 2, Wolfgang Gollwitzer, 78464 Konstanz
■ Kobler-Mühle, Sägmühle 1, 84367 Tann
■ Klösterl-Apotheke, Herr Zeise-Wallbrecher, Waltherstr. 32, 80337 München
■ Max-Emanuel-Apotheke, Belgradstr. 21, 80796 München
■ Mühldorfer Naturkornmühle GmbH
■ Mühlenstr. 15, 84453 Mühldorf/Inn
■ Naturwaren Karin Schiller, Pecheigen 1, 84384 Wittibreut
■ Salvator Mundi, Kapuzinerstr. 7, 84495 Altötting
■ Sponheimer-Hof, Familie H. Schütz, Sponheimer Str. 19-23, 56850 Enkirch/Mosel
■ Teuto-Apotheke, Frau Doris Cichon, Heckenweg 1, 49536 Lienen

Dinkelbier

■ Apostelbräu, Eben 11-15, 94051 Hauzenberg

Wein aus biologischem Anbau

■ Weingut Stephanshof, Reinhold Kiefer & Sohn, Jahnstr. 42, 67487 St. Martin/Weinstraße

Leinenstoffe

■ Wegscheider Webergenossenschaft e.G., Handweberei, Marktstr. 27, 94110 Wegscheid

Edelsteine

■ Schleiferstüble G. Mehl, Wessenbergstr. 31, 78462 Konstanz
■ Dietlinde van der Zalm, Heilsteine nach Hildegard, Hochstr. 6, 65558 Ruppenrod
■ Dieter Stark, Mainzer Str. 24, 55743 Idar-Oberstein
■ Gundolf Fischer, Am Gänsberg 2, 86673 Unterstall

Samen- und Pflanzenbezugsquellen

■ Fa. Blauetikett Bornträger GmbH, 67591 Offstein
■ Fa. Conrad Appel, Abt. Wildpflanzensamen, Bismarckstr., 59, 64293 Darmstadt
■ Fa. „Berg Garten Wildkräuter", Wolfhart Lau, Lindenweg 17, 99518 Großherrischwand
■ Fa. Baumgartner Baumschule (seltene, alte Obstsorten), Hofstarring 57, 84419 Steinkirchen

Österreich

■ Hönegger Handelsgesellschaft mbH, Außerhof 32b, A - 5163 Mattsee
■ Helmut Posch, Weinbergweg, A - 4880 St. Georgen/Attergau
■ Salvator Mundi, Kartäuserstr. 2, A - 3292 Gaming

Holzbadewannen

■ Josef Kachlgruber, A - 4775 Taufkirchen/P.

Schweiz

■ Hildegard-Vertriebs-AG, Aeschenvorstadt 24, CH - 4010 Basel

Literaturhinweise

Hildegard von Bingen (Werke)

- Scivias – Wisse die Wege, übers. u. hrsg. v. Walburga Storch, Augsburg 1991
- Physica – Heilkraft der Natur, hrsg. v. der Basler Hildegard-Gesellschaft, Augsburg 1993
- Causa et Curae - Heilwissen, hrsg. v. Manfred Pawlik, Augsburg 1990
- Das Buch vom Wirken Gottes – Liber divinorum operum, übers. u. hrsg. v. Mechthild Heieck, Augsburg 1998
- Liber vitae meritorum - Der Mensch in der Verantwortung, übers. u. erl. v. Heinrich Schipperges, Salzburg 1972/1985
- Im Feuer der Taube - Die Briefe, übers. u. hrsg. v. Walburga Storch, Augsburg 1997
- Lieder, hrsg. v. P. Barth OSB, I. Ritscher OSB, J. Schmidt-Görg, Salzburg 1969

Zur Hildegard-Heilkunde

- Hertzka, Dr. Gottfried:
So heilt Gott, Stein am Rhein, 1970
Wunder der Hildegard-Medizin, Stein am Rhein, 1988
- Hertzka, Dr. Gottfried/Strehlow, Dr. Wighard:
Die Küchengeheimnisse der hl. Hildegard, Freiburg 1984
Die Edelsteinmedizin der hl. Hildegard, Freiburg 1985
Handbuch der Hildegard-Medizin, Freiburg 1987
Große Hildegard-Apotheke, Freiburg 1989
- Posch, Helmut:
Was ist Hildegard-Medizin?, St. Georgen/Attergau 1983
- Pukownik, Peter: Hildegard. Almanach der Jahreszeiten, Augsburg 1994
- Schiller, Reinhard:
Hildegard Medizin Praxis, Augsburg 1990
Hildegard Pflanzen Apotheke, Augsburg 1991
Hildegard Entgiftung, Augsburg 1994
Hildegard Ernährungslehre, Augsburg 1994
Atlas der Edelsteine und Metalle, Augsburg 1993

Biographie

- Das Leben der heiligen Hildegard von Bingen, von Gottfried und Theoderich, übers. v. Adelgundis Führkötter, Salzburg 1980
- Gronau, Eduard: Hildegard von Bingen, Stein am Rhein 1985
- Rosel Termolen, Hildegard von Bingen. Biographie, Augsburg 1989

Kochrezeptbücher

- Basler Hildegard-Gesellschaft: Dinkelkochbuch, Augsburg 1991
- Basler Hildegard-Gesellschaft: Edelkastanien Koch- und Backbuch, Augsburg 1992
- Freundeskreis Ellgau: Kochrezeptbüchlein gemäß den Küchengeheimnissen der hl. Hildegard von Bingen, Ellgau 1987
- Schinnerl, Helga: Kochbuch für Hildegard-Freunde, Weyregg/Attersee 1990

Allgemeine Literatur

- Käthe Bachler: Der gute Platz, Linz 1992
Georges Boros: Heil- und Teepflanzen, Stuttgart 1980
- Georges Boros: Unsere Küchen- und Gewürzkräuter, Stuttgart 1981
- Buff/von der Dunk: Giftpflanzen in Natur und Garten, Augsburg 1980
- Hans E. Laux: Wildbeeren und Wildfrüchte, Stuttgart 1982
- Jörg Raithelhuber: Beeren und Wildfrüchte, Niedernhausen 1977
- John Seymour: Selbstversorgung aus dem Garten, Ravensburg 1978

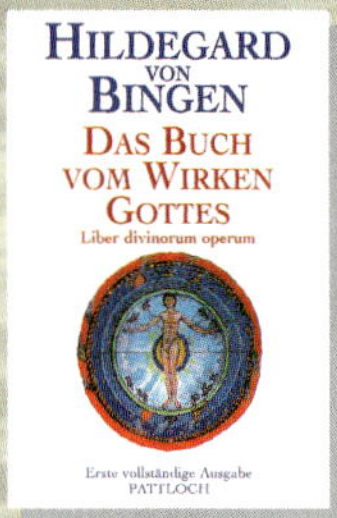

Mechthild Heieck
Hildegard von Bingen
Das Buch vom Wirken Gottes
Liber divinorum operum
464 Seiten, 16 Farbtafeln
aus dem Lucca-Kodex
DM 39,90/öS 291,–/sFr. 37,–
ISBN 3-629-00889-5

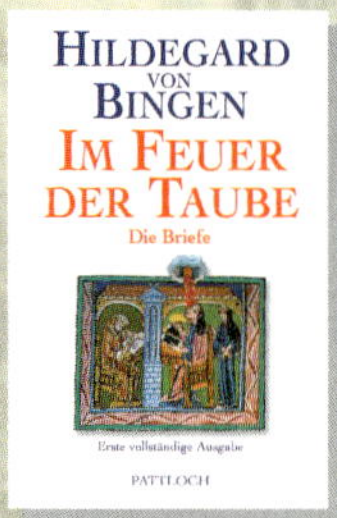

Walburga Storch (Hrsg.)
Hildegard von Bingen
Im Feuer der Taube
Die Briefe
640 Seiten
DM 39,80/öS 291,–/sFr. 37,–
ISBN 3-629-00885-2

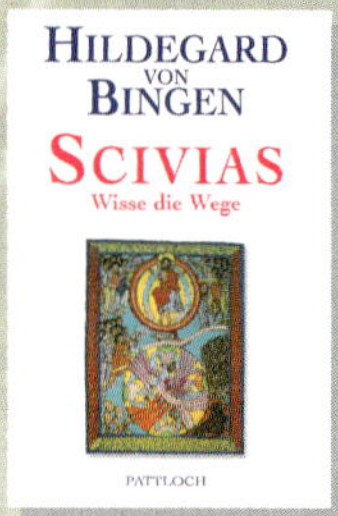

Walburga Storch (Hrsg.)
Hildegard von Bingen
Scivias – Wisse die Wege
614 Seiten, 35 s/w Bildtafeln
aus dem Rupertsberger Kodex
DM 39,80/öS 291,–/sFr. 37,–
ISBN 3-629-00594-2

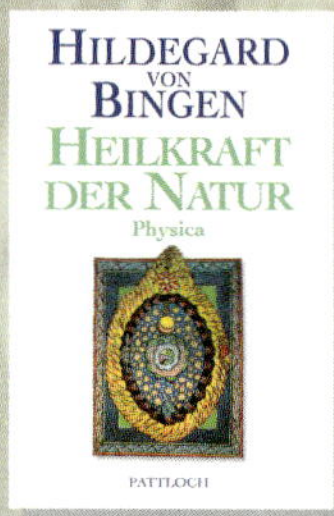

Basler Hildegardgesellschaft
(Hrsg.)
Hildegard von Bingen
Heilkraft der Natur – Physica
552 Seiten
DM 39,80/öS 291,–/sFr. 37,–
ISBN 3-629-00567-5

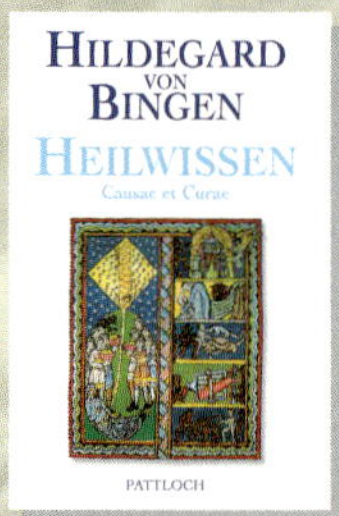

Manfred Pawlik (Hrsg.)
Hildegard von Bingen
Heilwissen – Causae et Curae
308 Seiten, 8 s/w Abbildungen
DM 29,80/öS 218,–/sFr. 27,50
ISBN 3-629-00541-1

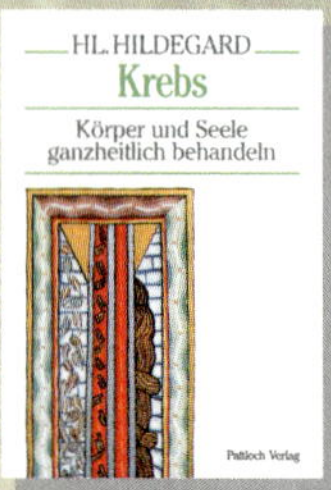

Dr. med.
Claus Schulte-Uebbing
Hl. Hildegard
Krebs – Körper und Seele
ganzheitlich behandeln
208 Seiten, Schmuckfarbe
DM 24,80/öS 181,–/sFr. 23,–
ISBN 3-629-00883-6

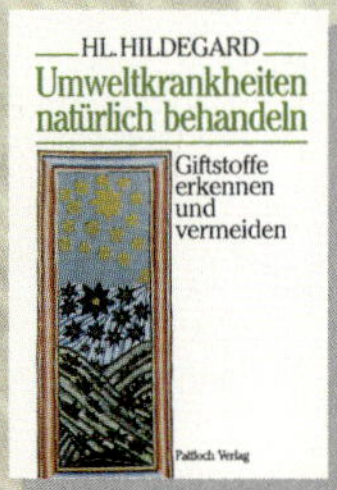

Dr. med.
Claus Schulte-Uebbing
Hl. Hildegard
Umweltkrankheiten
natürlich behandeln
192 Seiten, Schmuckfarbe
DM 24,80/öS 181,–/sFr. 23,–
ISBN 3-629-00882-8

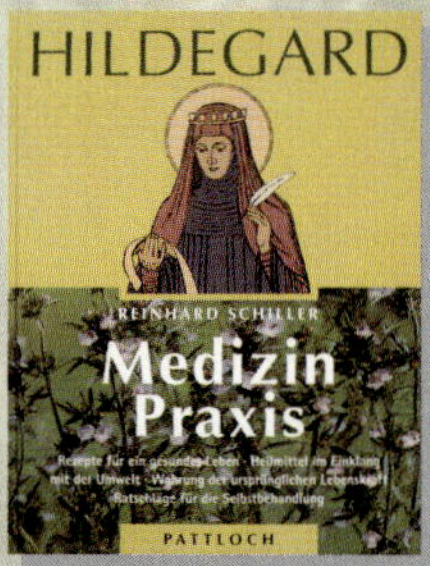

Reinhard Schiller
Hildegard
Medizin-Praxis
192 Seiten, Schmuckfarbe,
40 s/w Strichzeichnungen
DM 24,80/öS 181,–/sFr. 23,–
ISBN 3-629-00019-3

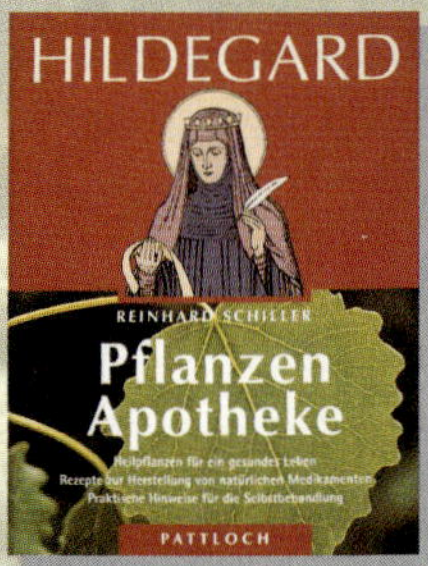

Reinhard Schiller
Hildegard
Pflanzenapotheke
128 Seiten, 68 Farbfotos
DM 24,80/öS 181,–/sFr. 23,–
ISBN 3-629-00036-3

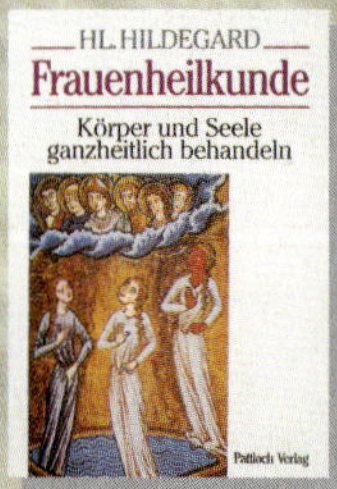

Dr. med.
Claus Schulte-Uebbing
Hl. Hildegard
Frauenheilkunde
224 Seiten, Schmuckfarbe
DM 24,90/öS 182,–/sFr. 23,–
ISBN 3-629-00880-1

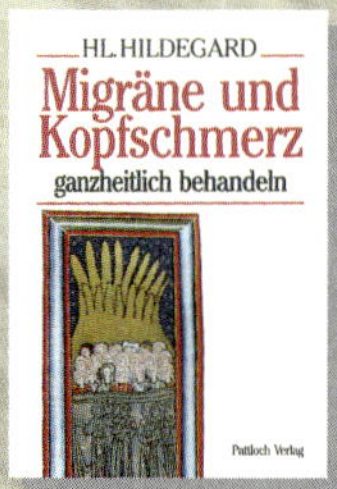

Peter Pukownik
Hl. Hildegard
Migräne und Kopfschmerz
ganzheitlich behandeln
184 Seiten, 5 s/w-Zeichnungen
DM 24,80/öS 181,–/sFr. 23,–
ISBN 3-629-00884-4

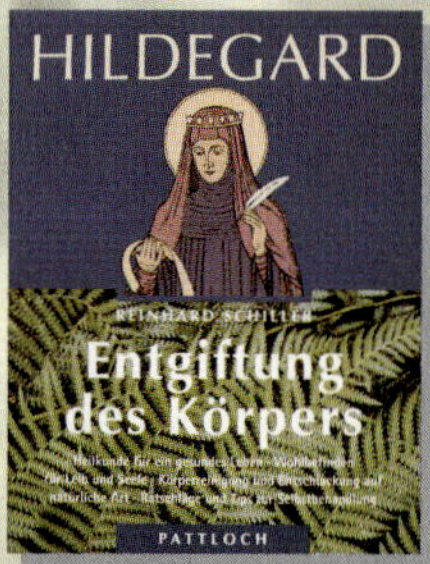

Reinhard Schiller
Hildegard
Entgiftung des Körpers
128 Seiten, 40 Farbfotos
DM 24,80/öS 181,–/sFr. 23,–
ISBN 3-629-00879-8

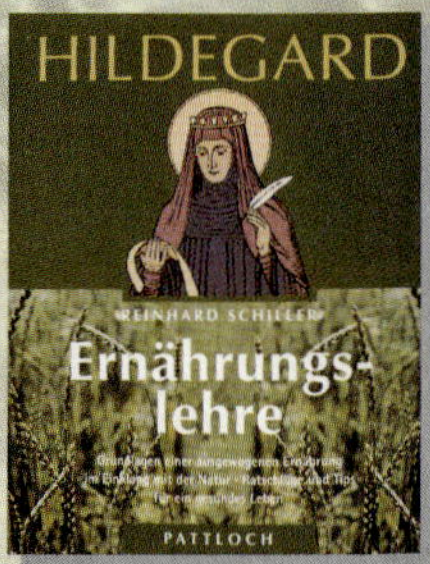

Reinhard Schiller
Hildegard
Ernährungslehre
144 Seiten, 30 Farbfotos
DM 24,80/öS 181,–/sFr. 23,–
ISBN 3-629-00877-1

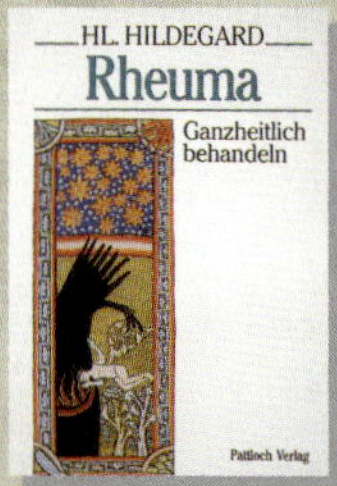

Peter Pukownik
Hl. Hildegard
Rheuma
224 Seiten, Schmuckfarbe,
20 Abbildungen
DM 24,80/öS 181,–/sFr. 23,–
ISBN 3-629-00878-X

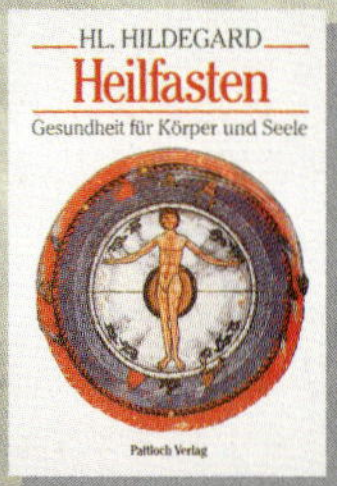

Peter Pukownik
Hl. Hildegard
Heilfasten
120 Seiten
DM 19,80/öS 145,–/sFr. 19,–
ISBN 3-629-00870-4

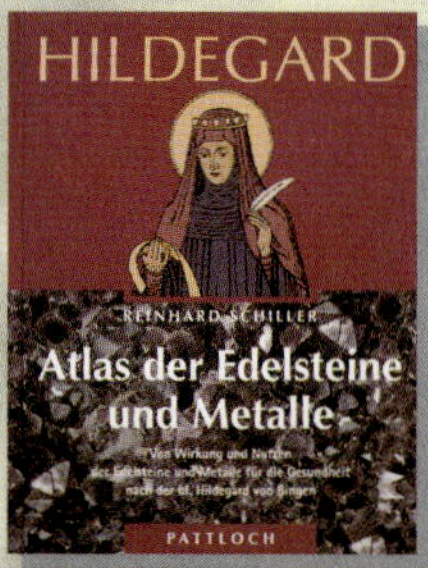

Reinhard Schiller
Hildegard
Atlas der Edelsteine
und Metalle
112 Seiten, 26 Farbfotos
DM 24,90/öS 182,–/sFr. 23,–
ISBN 3-629-00071-1

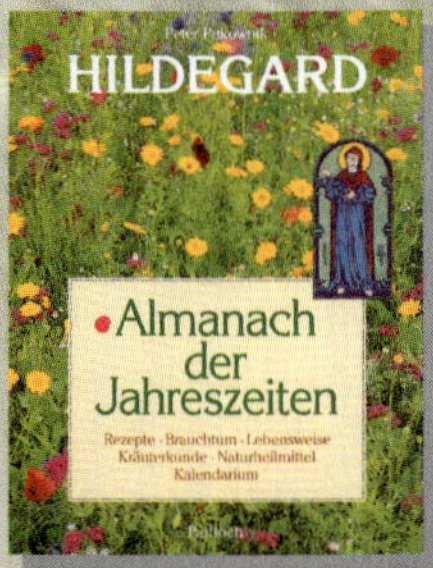

Peter Pukownik
Hildegard
Almanach der Jahreszeiten
240 Seiten,
durchgehend farbig illustriert
DM 29,90/öS 219,–/sFr. 27,50
ISBN 3-629-00876-3